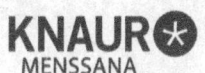

Dr. Malte Rubach

88 ERNÄHRUNGS-MYTHEN

Was Sie über
Ihr Essen wissen sollten

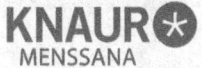

KNAUR
MENSSANA

Besuchen Sie uns im Internet:
www.mens-sana.de

Aus Verantwortung für die Umwelt hat sich die Verlagsgruppe
Droemer Knaur zu einer nachhaltigen Buchproduktion verpflichtet.
Der bewusste Umgang mit unseren Ressourcen, der Schutz unseres Klimas und
der Natur gehören zu unseren obersten Unternehmenszielen.
Gemeinsam mit unseren Partnern und Lieferanten setzen wir uns für
eine klimaneutrale Buchproduktion ein, die den Erwerb von Klimazertifikaten
zur Kompensation des CO_2-Ausstoßes einschließt.
Weitere Informationen finden Sie unter: www.klimaneutralerverlag.de

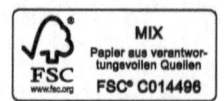

Originalausgabe 2022
Knaur MensSana
© 2022 Knaur Verlag
Ein Imprint der Verlagsgruppe
Droemer Knaur GmbH & Co. KG, München
Alle Rechte vorbehalten. Das Werk darf – auch teilweise – nur mit
Genehmigung des Verlags wiedergegeben werden.
Redaktion: Ralf Lay
Covergestaltung: Isabella Materne, München
Coverabbildung: Stock.Adobe.com / DiViArts
Illustrationen im Innenteil: Stock.Adobe.com / DiViArts
Satz: Adobe InDesign im Verlag
Druck und Bindung: GGP Media GmbH, Pößneck
ISBN 978-3-426-65905-2

2 4 5 3 1

»Gegen Fakten gibt es keine Argumente.«
Brasilianisches Sprichwort

INHALT

VORWORT

»An apple a day keeps the doctor away« heißt es in einem englischen Sprichwort. Aber hilft ein Apfel am Tag tatsächlich dabei, gesund zu bleiben? In dem Spruch ist durchaus etwas Wahres: In Äpfeln stecken viele Vitamine und Spurenelemente, die unser Körper gut gebrauchen kann. Auf der anderen Seite existiert bis heute kein Beweis dafür, dass der Verzehr von einem Apfel pro Tag besser dabei helfen würde, Krankheiten abzuwehren, als andere Lebensmittel es tun oder eben nicht tun. Doch wo beginnt die Grenze zwischen Mythen und Fakten, und wo endet sie?

Man kann den Bogen sogar noch weiter spannen, wenn wir beim allseits beliebten Apfel bleiben, denn er wird nicht immer nur mit dem Guten verbunden. Wir alle kennen das grimmsche Märchen »Schneewittchen und die sieben Zwerge«. Die böse Stiefmutter vergiftet einen Apfel und macht sich verkleidet auf den Weg zur Hütte der Zwerge, wo ihre ahnungslose Stieftochter sie freundlich empfängt, den Apfel annimmt und davon probiert. Zum Glück lässt der Prinz Schneewittchen am Ende dieses Märchens mit einem Kuss wiederauferstehen. Und in der biblischen Erzählung kostet auch Eva im Paradies von einem Apfel, der ihr von der Schlange angeboten wird. Dann wird sie aus dem Paradies vertrieben, die Erbsünde der Menschheit ist begangen.

Ob es nun um Märchen oder eine biblische Erzählung geht, im letzten Fall glaubten viele Menschen in der christlichen Tradition jahrhundertelang fest daran, dass der Apfel etwas Sündhaftes an sich hat. Diese störende Funktion teilte er im frühen Mittelalter noch mit der Feige und der Traube. Später war er dann allein. Zeitgenössische Bibelausleger sind jedoch überzeugt, dass vor allem der Apfel wohl kaum mit der Erbsünde in Verbindung stehen kann, die das erste Menschenpaar beim Essen der verbotenen Frucht begangen hat. Die Begründung klingt so einfach wie logisch: Mit naturwissenschaftlichen Methoden lässt sich die Existenz des Apfelbaums in Mesopotamien, der Region zwischen den Flüssen Tigris und Euphrat im Nahen Osten, etwa die Fläche des heutigen Iraks, zu jener Zeit einfach nicht nachweisen. Dort befand sich aber laut Bibel der Garten Eden.

Was uns dieser kurze Ausflug in die Welt der Mythen, Märchen und Erzählungen am Beispiel des Apfels zeigen kann, ist die enge Verknüpfung von Glauben, Kultur, Religion und Realität in unserem Bewusstsein. Mythen entstanden in einer Zeit, in der Menschen und Völker noch keine Schrift hatten und sich Geschichten mündlich weitererzählten. Märchen sind meistens mündlich überlieferte Erzählungen mit unbekanntem Autor und kommen in allen Kulturen vor. Sie alle transportieren nicht nur Inhalte leicht verständlich und oftmals kindgerecht, sondern tragen auch dazu bei, dass manche Inhalte besser begreifbar werden. Sie stimulieren das Denken und regen die Fantasie an. Sie können einem jeden das schenken, woran es ihm im realen Leben manchmal fehlt – die Zauberkraft, die ewige Jugend, überirdische Schönheit, Gesundheit oder das Gefühl der Ruhe und Geborgenheit. Selbst dann, wenn die harten Fakten dagegensprechen.

Letztlich müssen wir dennoch alle in der realen Welt bestehen. So unterhaltsam, hoffnungsvoll und glücklich uns manche Märchen, Mythen und Erzählungen stimmen können, so wichtig ist es, dass wir unsere alltäglichen Entscheidungen nicht von ihnen abhängig machen, sondern von erwiesenen Fakten. Gerade bei den Themen »Ernährung«, »Lebensmittel«, »Gesundheit« und »Nachhaltigkeit« stehen wir oftmals einer schier unüberschaubaren Flut von Informationen gegenüber, von denen sich viele beim zweiten Blick als reiner Mythos entpuppen. Im besten Fall schaden sie weder der Gesundheit noch der Umwelt, im schlimmsten Fall tun sie beides.

Mit den *88 Ernährungs-Mythen* möchten wir Sie deshalb einladen, die Welt der Ernährung und Lebensmittel aus einem anderen Blickwinkel zu betrachten. Wir wünschen viel Vergnügen bei der Lektüre!

Marjorie und Malte Rubach

EINLEITUNG

Dieses Buch handelt von den häufigsten Ernährungs-Mythen in unserer Zeit. Viele Mythen sind Ihnen möglicherweise schon selbst im Alltag begegnet, manche sicherlich nicht. Von anderen wiederum werden Sie denken, dass es sich nicht um Mythen handelt, sondern um die Wahrheit. Umgekehrt dürfte Ihnen die faktische Wahrheit an anderer Stelle auch als Mythos verkauft worden sein.

An dieser Stelle wird eines bereits klar: Die Welt der Ernährungs-Mythen ist sehr unübersichtlich. Es ist also an der Zeit, hier wieder etwas Ordnung reinzubringen. Was als Mythos angesehen wird, liegt auch immer im Auge des Betrachters, des aktuellen Zeitgeistes und nicht selten in dem Wunsch nach einer Erklärung für Dinge, die wir noch nicht richtig verstehen können. Daher ist der Mythos an sich auch gar nichts Schlimmes, im Gegenteil, er war neben den durch gesicherte Erfahrungen gesammelten Fakten auch eine der Grundlagen, auf denen all unser heutiges Wissen aufbaut. Mythen sind anfänglich nichts anderes als Gedankenbrücken gewesen. Die bekanntesten Mythen sind jene über die Götter des Olymps.[1]

Die Menschen im antiken Griechenland begannen der Überlieferung zufolge damals, die Welt ein bisschen besser zu verstehen, und die berühmten Philosophen von Sokrates über Platon bis zu Archimedes und Anaximander waren die ersten Universalgelehrten, von denen eine wissenschaftliche Herangehensweise an die Phänomene dieser Welt gut dokumentiert ist. Und selbst sie mussten sich oftmals Gedankenbrücken basteln, mit denen sie die häufig auftauchenden Täler des Unwissens überqueren konnten, um überhaupt einen Schritt weiter denken zu können.

Mythen waren schon damals in aller Munde, nicht zuletzt, um die Welt auch denen zu erklären, die gar kein Grundverständnis von Philosophie und Wissenschaft hatten. Mythen sind wie Märchen, nur mit etwas mehr Wahrheit, aber sie sind nicht die Wahrheit. Und Mythen haben auch ein Ablaufdatum, wenn sie widerlegt werden. Der Historiker Richard Tarnas beschreibt in seinem Monumentalwerk *Das Wissen des Abendlandes* nicht umsonst eines der Prinzipien auf dem Weg zu mehr Erkenntnis, indem er sagt: »Kein Denksystem ist endgültig, und die Suche nach Wahrheit muss sowohl kritisch als auch selbstkritisch sein. Menschliches Wissen ist relativ und fehlbar und muss im Licht neuer Befunde und weiterer Analysen immer wieder revidiert werden.«[2] Das Problem in Ernährungsfragen ist nun, dass zwar auch dort dieses Prinzip gilt, aber im Gegensatz dazu viele »Ernährungsexperten« in Medien, sozialen Medien und bei sonstigen Gelegenheiten ihr Wissen eben gerade nicht anhand neuer Erkenntnisse erweitern, sondern an veralteten und teils ideologischen Glaubenssätzen festhängen. Zudem verbreiten sich abstruse Hypothesen über Ernährung im Zeitalter des Internets rasend schnell; und sind sie einmal in die Welt gesetzt, ist es schwer, sie wieder einzufangen. Dazu werden Ernährungsthemen von einer unüberschaubaren Zahl von Influencern, Bloggern, Ernährungsratgebern und Marketingkampagnen sowie politisch oder anders ideologisch motivierten Quellen kommentiert, verbreitet und manchmal sogar neu erfunden. Eine Qualifikation in Sachen Ernährung durch ein Studium oder eine Ausbildung ist oftmals Fehlanzeige. Und selbst wenn doch, dann ist dies immer noch kein Garant für mythenfreie Ernährungskommunikation.

Es gibt inzwischen sogar ein eigenes Forschungsfeld, das sich mit der fehlgeleiteten Kommunikation von Ergebnissen der Ernährungsforschung beschäftigt. Der australische Professor für Ernährungspolitik Gyorgy Scrinis hat dazu den Begriff »Nutritionismus« kreiert. Dazu sind zwanzig Charakteristika benannt, die eine übertriebene, monokausale, deterministische oder zu reduktionistische Ernährungskommunikation kennzeichnen.[3] Hierzu zählt zum Beispiel, einen Lebensmittelinhaltsstoff allein für bestimmte Erkrankungen verantwortlich zu machen oder auch für deren Heilung. Oder einen Blutwert als alleiniges Signal für ein Erkrankungsrisiko heranzuziehen, obwohl viele weitere Faktoren Einfluss nehmen können. Genauso werden oft kleine

Unterschiede zwischen verschiedenen Ernährungsweisen so interpretiert, als würden diese auf die gesamte Lebenszeit eines Menschen einen großen Einfluss nehmen, obwohl in Studien schon rein aus Kostengründen noch nie ausreichend Menschen über eine gesamte Lebensspanne untersucht werden konnten. Viele Ergebnisse aus Ernährungsstudien sind deshalb nur bedingt aussagekräftig. Doch wie der Statistiker George Box sagte: »Alle Modelle sind falsch, aber einige immerhin nützlich.«[4] Studien sind nicht deshalb schlecht, weil sie niemals das reale Leben abbilden können, sondern die aus ihnen gezogenen Schlussfolgerungen für die Ernährung sind nur in seltenen Fällen lebensentscheidend. Die Menschheit isst zum Beispiel seit Jahrtausenden Fleisch. Was bedeutet nun die Einstufung der Weltgesundheitsorganisation (WHO), dass rotes Fleisch krebserregend sein könnte, für das reale Leben?

Hier kommen zwei wichtige Punkte zum Vorschein, die bei der Aufklärung vieler Mythen eine Rolle spielen: Erstens sind die Warnungen oftmals im Konjunktiv geschrieben, was bedeutet, dass es noch keine absolute Sicherheit gibt. Zweitens würde sich laut WHO das Risiko nur für Darmkrebs erhöhen, und diese Risikoerhöhung beträgt 18 Prozent pro 100 Gramm rotes Fleisch. Es wäre aber in der Realität niemals überprüfbar, ob tatsächlich eine Steigerung der Erkrankungen an Darmkrebs um 18 Prozent auf zu viel rotes Fleisch zurückzuführen ist. Zumal die Darmkrebserkrankungen in Deutschland seit über zwanzig Jahren ohnehin rückläufig sind. Dennoch wurde und wird seit der Einstufung von rotem Fleisch als »wahrscheinlich krebserregend« durch die WHO im Jahr 2015 durch verschiedene Akteure die Angst vor Krebs durch Fleischkonsum geschürt. Fakt ist, dass der Konsum von Fleisch in vielen Regionen der Erde mehr zur Deckung der Nährstoffversorgung und somit zur Vermeidung von Krankheiten beitragen kann, als er Krebserkrankungen verursachen würde. Zumal die WHO in der Vergangenheit ihre Einstufungen auch immer wieder zurückgenommen hat, wenn die Studienlage dies erforderlich machte.[5]

So wie mit diesem Beispiel verhält es sich mit vielen Ernährungsthemen. Dieses Buch ist in zehn unterschiedliche Themenfelder aufgeteilt, von der eigenen Körpergesundheit über Esskultur, Ernährungsweisen, Diäten, Kochen, die Landwirtschaft bis zu Lebensmittelhandel und -verarbeitung sowie Nahrungsergänzungsmitteln. Die Themenfelder sind absichtlich so gewählt, dass wir uns mit Mythen befassen, die ausgehend von unserem eigenen Körper bis zur gesamten Ernährungsumgebung um uns herum präsent sind. Dabei wird auf zwei Seiten jeweils der Hintergrund zu dem jeweiligen Mythos erläutert und anschließend der Versuch zur Aufklärung unternommen.

Sicher gibt es zu manchen Fragen immer auch diese und jene Studie, die den Mythos bestätigt und die Aufklärung in Zweifel ziehen könnte. Aus diesem Grund habe ich mich bei medizinischen Fragen so weit möglich immer auf die Übersichtsarbeiten der Cochrane-Stiftung bezogen, die als Goldstandard zum aktuellen Stand der Wissenschaft gelten und die vielen existierenden Studien unabhängig und nach Qualität filtern, um dann den aktuellen Forschungsstand zusammenzufassen. Ansonsten habe ich zahlreiche Primärstatistiken ausgewertet, die öffentlich zugänglich sind, um mich nicht ausschließlich auf Zweit- und Drittquellen verlassen zu müssen.

Oftmals lassen sich so schon einzelne Mythen aufklären, etwa wenn Fleisch das Leben verkürzen soll, obwohl zum Beispiel Hongkong die höchste Lebenserwartung hat und gleichzeitig zu den Ländern mit dem weltweit höchsten Fleischkonsum zählt.[6] Manche Mythen, wie etwa die Vorzüge der Säure-Basen- oder der Rohkost-Ernährung, sind wissenschaftshistorisch längst überholt, werden aber weiterhin vielfach angepriesen. Hier ist ein Blick in die bestehende Literatur sinnvoll, um für Klarheit zu sorgen.

Lassen Sie uns beginnen, die Aufklärung beginnt jetzt!

I.
KÖRPER UND
GESUNDHEIT

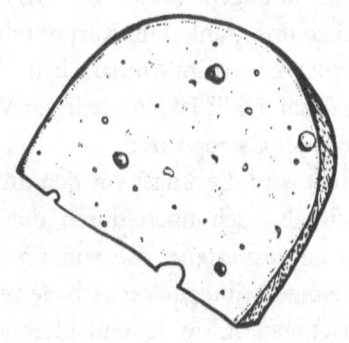

1 BLUTWERTEN KANN MAN IMMER VERTRAUEN

Wir haben das Glück, dass sich in Deutschland statistisch gesehen 4,5 Ärzte und Ärztinnen um tausend Einwohner kümmern können.[1] In der Regel nehmen diese gern auch mal etwas Blut ab, um Diagnosen zu stellen oder eine Therapie zu überwachen. Gerade wenn es um die Frage einer gesunden Ernährung geht, sind Blutzucker, Blutfette und Leberwerte wichtig. Und auch Einzelwerte können sinnvolle Hinweise geben, zum Beispiel für Eisen oder bestimmte Vitamine. Aber was ist, wenn die Blutwerte zu hoch oder zu niedrig sind? Wenn ein bestimmter »Grenzwert« über- oder unterschritten wird? Viele Menschen sind zu Recht verwirrt oder haben sogar Angst, dass dann etwas nicht stimmt. Lauern »stille Entzündungen« (siehe auch das Kapitel »Stille Entzündungen machen uns krank«) im Körper oder gar eine Krebserkrankung? Ist ein Diabetes im Anmarsch, droht bald eine Herzattacke oder ein Gichtanfall? Ist ein niedriger Vitamin-D-Spiegel schon der Vorbote der Osteoporose?

Schön untermalt wird die Angst vor den drohenden Gesundheitsgefahren oftmals auch noch durch die Heilsversprechen diverser »Ernährungsexperten«, die von unserer Angst leben. Ebenso setzen einige windige Vertriebsnetze von Nahrungsergänzungsmittelanbietern,[2] in denen leider auch mancher Arzt einen Euro mehr verdient, alles daran, mit der Angst vor Mangel und Krankheit Kasse zu machen. Dabei ist es ausgerechnet gerade immer der Arzt, der ein qualitativ hochwertiges Präparat nach pharmazeutischen Standards aus der Apotheke empfehlen und verschreiben kann, wenn es nötig ist. Das Vertrauen in den Arzt ist also das höchste Gut und darf nicht verloren gehen. Doch was bedeuten Blutwerte tatsächlich für die eigene Ernährung und Gesundheit? Und was können die Zahlen auf den Laborzetteln wirklich aussagen, wenn man sich selbst ein Bild machen will? Das schauen wir uns einmal kurz gemeinsam an.

Blutwerte sind deshalb so interessant und nützlich, weil sich Blut leicht abnehmen lässt und so ziemlich alles, was in unseren

Körper hereinkommt, früher oder später auch im Blut landet. Wann ein Stoff im Blut erscheint, hängt von dem Zeitpunkt ab, zu dem wir zum Beispiel etwas gegessen haben. Zusätzlich auch von der Tageszeit, körperlichen Aktivität und dem allgemeinen Gesundheitszustand. Alle diese Faktoren unterscheiden sich natürlicherweise von Mensch zu Mensch. Daher hat die Medizin einen »Normalbereich« bestimmt, der so »normal« ist, wie die gegenwärtige Forschungslage es eben zulässt. Die ändert sich bekanntlich immer mal wieder. Zum Beispiel ab welchem morgendlichen Blutzuckerwert ein Diabetes vorliegt. 1980 war ein Wert von 140 Milligramm pro Deziliter Blut der Grenzwert, heute gilt er schon ab 125 Milligramm. Oder der Cholesterinspiegel: Früher war er über 260 Milligramm pro Deziliter erhöht, heute ist er es ab 200 Milligramm.[3] Das Prinzip: Je früher das Risiko erkannt wird, desto besser ist die Vorbeugung. Der »Normalbereich« verändert sich also immer wieder mal. Was bedeutet das für Sie und Ihre Ernährung? Es ist nicht verkehrt, jährlich einmal ein großes Blutbild machen, Blutzucker und Blutfette kontrollieren zu lassen. So erkennen Sie früh genug, falls Ihr aktueller Lebensstil nicht ganz so gesundheitsfördernd ist. Nur genauso wichtig ist, wegen zu hohen oder zu niedrigen Werten nicht direkt Medikamente oder Nahrungsergänzung einzunehmen. Der erste Schritt sollte immer zu einer zertifizierten Ernährungsberatung führen, damit lässt sich meist ohne große Hürden und schnell gegensteuern. »Zertifiziert« ist allerdings das Stichwort, denn leider darf sich in Deutschland jeder Mensch »Ernährungsberater*in« nennen. Aber: Es darf nicht jeder mit der Krankenkasse abrechnen. Fragen Sie daher direkt bei Ihrer Krankenkasse nach. Wichtig ist die direkte Absprache mit Ihrem Arzt, denn neben der Ernährung als Einflussfaktor sollten auch andere mögliche Ursachen abgeklärt werden. Am wichtigsten: Bleiben Sie bei alldem gelassen, denn dafür gibt es keinen Grenzwert!

2 ÜBERGEWICHT LIEGT IN DEN GENEN

Angeblich gibt es gute und schlechte Gene. Sie haben das sicher auch schon mal erlebt: Da steht jemand am Büfett und lädt sich den Teller voll. Oder die beste Freundin vertilgt wann immer möglich einen hochkalorischen Nachtisch. Und sowohl der Büfett-Gast als auch die beste Freundin haben eins gemeinsam: Sie sind gertenschlank, und das auch noch, ohne Sport zu treiben. Darüber hinaus erzählen sie gern, wie sehr sie es genießen zu essen.

Die einzige Erklärung kann nur lauten: Das liegt sicher an den Genen. Und die Vermutung ist ja durchaus sinnvoll, schließlich reichen schon minimale Veränderungen in unserer Genetik aus, damit Haare blond statt braun und die Nase groß statt klein sind. Warum soll also nicht auch unser Körpergewicht genetisch gesteuert werden? Und dann existieren inzwischen auch noch diverse Anbieter von sogenannten Gen-Diäten. Das Versprechen: Mit einer Analyse von mehreren Genen, die an der Steuerung des Stoffwechsels beteiligt sind, wird ein persönlich zugeschnittener Ernährungsplan erstellt. Perfekt zum Abnehmen natürlich. Auch das klingt erst mal logisch, schließlich lässt nichts tiefer in unseren Körper blicken als die einzelnen Moleküle der DNA. Selbst ein Müsli-Hersteller wirbt mit einem DNA-Test: »Personalised Nutrition. Die passende Ernährung für deine Gene«[1] – da muss doch etwas dran sein, wenn es sogar beim Müsli funktioniert, oder? Die Verbraucherzentrale dagegen bewertet das folgendermaßen: »Es gibt keinen wissenschaftlichen Beleg dafür, dass eine Diät, die an das genetisch vorgegebene Stoffwechselprofil angepasst ist, besser ist als eine ganz normale Diät – zumal die Auswertung auf einige wenige Gene beschränkt ist.[2] Ein Selbsttester kommt zu dem Schluss »Ein Klick auf die Empfehlungen der deutschen Gesellschaft für Ernährung hätte es eben auch getan.«[3] Wie stark ist also nun der Einfluss der Gene wirklich?

Machen wir uns nichts vor, die Gene sind ziemlich mächtig. Schon eine kleine Veränderung in manchen Genen kann über

I. Körper und Gesundheit

unser Leben entscheiden, bevor wir überhaupt das Licht der Welt erblickt haben. Allerdings gibt es eine Menge davon, aktuell geht man von rund 21 000 aus. Es ist jedoch schier unmöglich, ein komplexes Phänomen wie unser Körpergewicht auf ein paar Gene zurückzuführen. Eine Analyse aller bekannten Gene und Stoffwechselreaktionen, die in der wissenschaftlichen Literatur bekannt sind und im Zusammenhang mit schwerem Übergewicht stehen, kam auf 510 Proteine, 115 Gene, 62 Molekülkomplexe, 23 RNAs, 83 einfache Moleküle und drei äußerliche Körpermerkmale.[4] Jedes einzelne Gen oder Molekül könnte bereits ausschlaggebend sein oder auch erst in Verbindung mit einem weiteren oder zweien oder eben allen. Die Möglichkeiten sind fast unendlich, und daher ist ein einfacher Gentest nicht aussagefähig, um danach die Ernährung anzupassen. Oder wie es eine der renommiertesten Ernährungsforscher*innen Deutschlands, Prof. Dr. Hannelore Daniel, auf einer Konferenz für personalisierte Ernährung sagte: »Hierzu liegen aus wissenschaftlichen Studien überwiegend eher ernüchternde Ergebnisse vor.«[5] Noch aussagekräftiger sind Ergebnisse aus Zwillingsstudien. Zwei Menschen mit denselben Genen entwickeln ein unterschiedliches Körpergewicht, wenn sie in unterschiedlichen Umgebungen und mit unterschiedlichen Ernährungsgewohnheiten aufwachsen. Das heißt: Wir sind genetisch über Jahrhunderte oder sogar Jahrtausende an unsere Umgebung angepasst, sodass unser »angeborenes« Körpergewicht tatsächlich zu 70 Prozent genetisch festgelegt ist.[6] 30 Prozent liegen in Ihrer Hand, und die können bei Fehlernährung zu Übergewicht führen. Solange wir nicht zu viel essen, uns mit möglichst regionalen, saisonalen, gering verarbeiteten Lebensmitteln versorgen, hält unser Körper sein Gewicht wie von selbst. Umgekehrt die gute Nachricht: Mit einer Ernährungsanpassung dieser Art können Sie zu viele Kilos auch wieder loswerden.

3 MEHR PROTEIN GLEICH MEHR MUSKELN

Wenn sich eines mindestens schon seit der Antike bis heute gehalten hat, dann, dass ein muskulöser Körper dem Schönheitsideal entspricht. Nur, wie wir schon beim Kapitel über die Blutwerte erfahren haben: Die Realität entspricht meistens nicht dem Ideal und umgekehrt. Dennoch werden wir allerorten mit Bildern durchtrainierter Menschen berieselt, es gibt Kleidungsgrößen für Erwachsene, in die vielleicht Kinder reinpassen, und Nahrungsergänzungs- wie auch Lebensmittel, die Fett schmelzen und Muskeln wachsen lassen sollen. Laut den Konsumtrends der Gesellschaft für Konsumforschung (GfK) sind auch die Umsätze mit Proteinprodukten 2020 noch mal über 30 Prozent gewachsen.[1] Die Regalmeter in Supermärkten füllen sich mit Skyr, dem skandinavischen Trendgetränk, und allerlei Proteinkonzentraten.[2] Natürlich fehlt es auch nicht an »Ernährungsexperten«, die immer mehr Protein als die Lösung für alles verkaufen. Wahlweise als Wundersubstanz zum Abnehmen, in Form von Shakes und High-Protein/Low-Carb-Diäten oder als »Gesundheits-Booster«, der gegen alle möglichen Zivilisationskrankheiten eingesetzt werden kann (engl. *carb:* Abkürzung für *carbohydrates* [Kohlenhydrate]). Und als wenn das nicht schon kompliziert genug wäre, soll es auch noch darauf ankommen, ob das Protein nun aus Pflanzen oder Tieren stammt. Oder welche einzelnen Aminosäuren, die Bestandteile der Proteine, nun besser oder schlechter für das Muskelwachstum sind.

Die größte Verwirrung stiften allerdings mal wieder Behauptungen, die ganz Deutschland einen Proteinmangel unterstellen. Woraufhin Millionen Leser sich fragen dürften, was sie bisher falsch gemacht haben und welche Konsequenzen das für ihre Gesundheit haben könnte. Und den Schlussstrich ziehen dann auch noch die Verfechter der »Säure-Basen-Ernährung« (siehe das Kapitel »Basenpulver hilft gegen Zivilisationskrankheiten«), nach deren Auffassung zu viel tierisches Protein den Körper übersäuert und alle möglichen Leiden verursacht, die das moderne Leben so mit sich bringt. Wie wichtig ist nun Protein für die Muskeln?

Das ist eigentlich ganz einfach. Die Muskelmasse macht nur etwas, wenn sie bewegt wird. Muskelmasse verbraucht zwar auch in Ruhe mehr Energie als Fettmasse, so richtig zum Verbrennungsmotor für Kalorien wird sie aber erst in Bewegung. Darin liegt dann auch ihr tieferer Sinn: Egal, wie klein ein Muskel ist, sobald er zum Einsatz kommt, fängt er nicht nur an, Kalorien zu verbrennen, sondern auch zu wachsen. Und dann immer mehr Kalorien zu verbrennen, je größer er wird. Es macht einen deutlichen Unterschied, wie lange und wie dynamisch der Muskel benutzt wird. Joggen oder Schwimmen lässt den Muskel anders wachsen als ein Krafttraining. Beides ist aber wichtig, um ihn optimal zu nutzen – in Ruhe und in Aktion. Wie groß, kräftig und ausdauernd ein Muskel ist, bestimmt dabei ein Stück weit unsere individuelle Natur. Möglichst viel Masse zu erreichen ist deshalb nicht sinnvoll, wenn das Lebensziel nicht ausgerechnet Mister oder Miss Universe lautet. Bereits schnelles Spazierengehen und regelmäßige Kräftigung durch Fitnessübungen, Pilates, Yoga – oder was immer gefällt – reichen aus, um die Muskeln zu stimulieren und von ihnen zu profitieren. So früh wie möglich damit zu beginnen lohnt sich. Ab dem Alter von dreißig Jahren schwinden die Muskeln langsam, aber sicher, wenn sie nicht benutzt werden.

Und der Einfluss der Ernährung? Der wird weitaus überschätzt. Es sei denn, Sie haben auch hier Ambitionen, Bodybuilding-Wettbewerbe zu gewinnen. Oder sonstigen Hochleistungssport zu absolvieren. Leider wird genau mit solchen Vorbildern geworben, wenn es um das Thema Ernährung und Sport geht. Als müsste »man« oder »frau« sich genauso ernähren. Fakt ist, dass Ihr Körper mit einer üblichen Mischkost bestens mit Protein und allem anderen versorgt ist. Sogar überversorgt: Männer nehmen täglich bereits rund 85 und Frauen etwa 65 Gramm Protein zu sich, während 68 beziehungsweise 55 Gramm ausreichen dürften.[3] Die Hauptquellen sind Fleisch, Wurst, Milch und Käse. Etwas weniger davon wäre also gar kein Problem.

4 KNOBLAUCH SCHÜTZT VOR HERZINFARKT

Knoblauch scheint ein Alleskönner zu sein. Zu den häufigsten Suchanfragen im Internet zählen solche, bei denen die Menschen nicht nur wissen wollen, ob Knoblauch gegen Pickel, Herpes und Erkältungen hilft, sondern auch gegen Maulwürfe, Marder, Würmer, Wühlmäuse und Blattläuse. Und natürlich Vampire …[1] Neben diesen »Alltagsbeschwerden« beruhen die größten Hoffnungen allerdings auf dem weitverbreiteten Glauben, dass Knoblauch gegen Herzinfarkte schütze. Und da wird es durchaus ernst. Herzinfarkte sind letztlich ja auch nur die Endpunkte einer Reihe vorangegangener Grunderkrankungen, wie zum Beispiel Bluthochdruck, Arteriosklerose, erhöhte Blutfette, Übergewicht, Diabetes, oder gleich einer Kombination davon. Das hat dazu geführt, dass Herz-Kreislauf-Erkrankungen in Deutschland immer noch die Todesursache Nummer 1 sind. Es wäre also doch eine tolle Sache, wenn Knoblauch dagegen schützen könnte, oder?

Wie so oft, wenn sogenannte Superfoods geschickt vermarktet werden, fangen manche Menschen an, diese im Übermaß zu essen. »Viel hilft viel«, lautet das Motto. Bei Knoblauch kann das zu sozialen und verdaulichen Störungen führen, was den Trend möglicherweise früh gebrochen hat. Dennoch ist der Glaube an Knoblauch und seine Breitenwirksamkeit in allen Lebensbereichen und speziell gegen den Herzinfarkt offensichtlich immer noch sprichwörtlich »in aller Munde«. Die frohe Nachricht von den herzschützenden Eigenschaften kam ursprünglich aus dem Kaukasus und den mediterranen Ländern, in deren Küchen Knoblauch seit Jahrtausenden eine große Tradition genießt. Forscher stellten fest, dass die Menschen dort seltener an Herz-Kreislauf-Erkrankungen litten als in der westlichen Welt. Handelt es sich dabei also nun um einen Zufall, oder ist Knoblauch tatsächlich ein Wunderlebensmittel, das wir deutlich häufiger essen sollten? Und ist die mediterrane Ernährung (später dazu mehr) wirklich so herzgesund? Eins steht schon einmal fest: Für viele Rezepte ist er eine absolut aromatische Bereicherung. Was kann er also noch?

Zunächst mal stecken im Knoblauch tatsächlich ein paar gute Sachen drin: auf 100 Gramm immerhin 14 Milligramm Vitamin C und fast 1,5 Gramm Eisen sowie kleinere Mengen an B-Vitaminen und Mineralstoffen.[2] Nur essen wir in der Regel ja nicht 100 Gramm Knoblauch, sondern vielleicht eine Zehe von 10 Gramm im Kochtopf für die ganze Familie. Es soll aber auch Menschen geben, die es drauf anlegen und direkt mehrere Knoblauchzehen auf einmal essen. Wem das zu riskant ist, der kann es mit Knoblauchpulver, -kapseln oder -öl probieren. Und tatsächlich, die Substanz Allicin wirkt desinfizierend und soll auch den Blutdruck senken. Die desinfizierende Wirkung gilt als gut belegt, daher könnte eine Knoblauchtinktur auf entzündeten Hautstellen tatsächlich etwas bewirken.

Eine senkende Wirkung auf den Blutdruck würde zudem auch für ein geringeres Risiko bei Herz-Kreislauf-Erkrankungen sprechen, wenn es denn so wäre. Weil es bei solchen Fragen immer Studien gibt, die eine Wirkung gefunden haben wollen, und wiederum Studien, die das Gegenteil behaupten, existiert zum Glück ein Goldstandard für Studien, um der Sache auf den Grund zu gehen: sogenannte placebokontrollierte Studien, bei denen die Teilnehmer nicht wissen, ob sie eine Kapsel mit Knoblauchpulver bekommen oder nur eine mit einem gleich aussehenden und auch sonst nicht zu unterscheidenden Doppelgänger aus weißem Pulver (lat. *placebo* [ich will gefallen]). So lässt sich eine eingebildete Wirkung, eben der Placeboeffekt, von einer tatsächlichen Wirkung des Knoblauchpulvers trennen.

Es gab nach langer Suche gerade mal zwei solcher Studien, und aus ihnen ging hervor, dass Knoblauchpulver nicht besser gegen Bluthochdruck oder die Sterblichkeit durch Herz-Kreislauf-Erkrankungen schützte als eine Kapsel ohne Knoblauchpulver.[3] Auch gegen Erkältungen war das Immunsystem nicht besser geschützt, wie eine weitere Auswertung von Studien ergab.[4]

Wir halten fest: Knoblauch im Essen ist auf keinen Fall verkehrt, aber gegen Herzinfarkt & Co. hilft nur ein insgesamt gesunder Lebensstil.

5 JE WENIGER KÖRPERFETT, DESTO BESSER

Jeder kennt die kleinen oder größeren Polster, die sich vor allem an Bauch, Beinen und Po bilden – Fett. Grob gesagt: Menschliches Gewebe besteht zu etwa 75 Prozent aus fettfreier Masse inklusive Wasser. Da sich Fett bekanntlich nicht mit Wasser mischt, bleibt das Körperfett meist unter sich. Viele Menschen fragen sich, wie sie den Anteil der Fettmasse in ihrem Körper reduzieren können. Dabei sollen alle möglichen Maßnahmen helfen: Diäten, Ernährungsumstellungen und Fitnessprogramme. Und es soll auch Lebensmittel geben, die die Fettverbrennung ankurbeln, sogenannte Stoffwechsel-Booster oder Fatburner. Und noch besser: Spezielle Fitnessübungen und Lebensmittel sollen sogar exakt das unbeliebte Fett am Bauch verbrennen. Grundsätzlich stellt sich die Frage, ob das Fett in unserem Körper wirklich so schlimm ist und, falls ja oder nein, wie viel ist normal? Oder besser gesagt: Wie viel ist optimal?

Noch verwirrender dürfte es sein, dass wir ständig auf Nachrichten in Medien, Social Media und sicher auch im Bekanntenkreis treffen, die uns suggerieren, dass Körperfett ungesund sei. Ein Thema sind zum Beispiel die sogenannten TOFIs: Das Akronym steht für *thin outside, fat inside*: Menschen, die nach außen hin schlank aussehen, gesund sind und sich auch gesund fühlen. Und da lauert die Gefahr: Gerade diese Fetteinlagerungen in der Bauchdecke sollen das Risiko für Herzerkrankungen bis zum Herzinfarkt steigern. Und auch für Diabetes. Hat »man« oder »frau« also ein schlankes Äußeres und fühlt sich damit pudelwohl, was ja bereits für viele Menschen ein unerreichbares Ideal bleibt, und hat damit trotzdem noch nicht viel gewonnen? Worauf können wir uns also verlassen? Unser Spiegelbild, die normale Badezimmerwaage oder die spezialisierte Körperfettwaage? Den Body-Mass-Index, den Taillen- oder Hüftumfang? Und hat Körperfett nicht möglicherweise auch einen Sinn?

Schlüsseln wir das alles einmal ganz genau auf. Erst mal gibt es eine große Spannbreite für den Körperfettanteil, der sich je nach

Geschlecht auch unterscheidet. Frauen haben mehr Körperfett als Männer. Das ist auch absolut sinnvoll, denn Frauen können bekanntlich Kinder kriegen, und bereits eine Schwangerschaft kommt nach neun Monaten auf 80 000 Kilokalorien Extrabedarf. Zum Stillen sind es dann im Anschluss noch mal 500 Kilokalorien pro Tag.[1] Weil also so viel Energie nötig ist, um überhaupt ein neues Leben entstehen zu lassen und dann zu unterhalten, fällt bei Frauen unterhalb eines bestimmten Körperfettanteils auch der Eisprung aus. Ein Schutzprogramm der Natur.

Ein Körperfettanteil zwischen 15 und 30 Prozent gilt bei Männern und Frauen als normal. Bei Hochleistungssportlern kann er auf unter 7 Prozent sinken. Die große Frage lautet: Wie lässt sich der Körperfettanteil überhaupt senken? Die Antwort: weder durch spezielle Lebensmittel noch durch einzelne Fitnessübungen. Zwar können Ernährungsweisen mit einem geringen Anteil an Kohlenhydraten oder auch Intervallfasten die Fettspeicher etwas schneller angreifen als nur die reine Kalorienreduktion. Letzteres ist aber langfristig trotzdem entscheidend.

Da unser Energieumsatz direkt mit dem Körpergewicht zusammenhängt, hilft es auch, ein Ganzkörperkrafttraining durchzuführen. Mehr Muskelmasse bedeutet im Umkehrschluss weniger Körperfett und zusätzlich mehr Energieverbrauch in Ruhe und Bewegung. Regelmäßige Bewegung im mittleren Herzfrequenzbereich unterstützt zusätzlich die Fettverbrennung.

Der Erfolg lässt sich am besten mit der normalen Körperwaage und einmal im Monat durch den Hüft- und Taillenumfang messen. So können Sie Ihren Body-Mass-Index (BMI) bestimmen und das Hüft-zu-Taille-Verhältnis (HTV). (BMI = Körpergewicht geteilt durch das Quadrat der Körpergröße in Metern [als Idealwert gilt laut WHO ein BMI zwischen 18,5 und 24,9]. HTV = Hüftumfang in Zentimetern geteilt durch Taillenumfang in Zentimetern.) Nur BMI oder HTV allein sagen nichts über die Fettverteilung aus, wie bei den TOFIs. Liegt der BMI unter 25 beziehungsweise der HTV unter 0,8 (Frauen) oder 0,9 (Männer), ist alles im grünen Bereich.

6 ALLEIN EINE FALSCHE ERNÄHRUNG FÜHRT ZU KREBS

Es gibt wenige Erkrankungen, die so komplex und vielfältig sind wie Krebs. Das deutsche Krebsregister des Robert Koch-Instituts zählt über dreißig unterschiedliche Krebsarten.[1] Und Krebs ist immer noch eine der häufigsten Todesursachen in Deutschland und anderen Industrieländern. Neben einer wirklich sehr großen Anzahl von Umwelteinflüssen, unseren Genen und der gesamten Lebensweise hat natürlich auch die Ernährung eine Bedeutung, sowohl für die Vorbeugung von Krebs als auch während einer Behandlung.

Nachdem wir diese Tatsachen zunächst einmal nüchtern festgestellt haben, kommen wir zu einem weiteren Fakt: Der Markt für Anti-Krebs-Diäten oder -Ernährung ist riesig. Ebenso die Versprechungen nicht weniger Akteure, dass dieses oder jenes Lebensmittel das Krebsrisiko senkt oder steigert. Gar nicht zu reden davon, dass direkt gesamte Lebensmittelgruppen krebserregend seien oder eben davor schützen sollen. In der Regel haben sich die populärwissenschaftlichen Ratgeber auf Fleisch und Wurst sowie Milch und Milchprodukte oder direkt alle tierischen Lebensmittel eingeschossen. Vor allem tierisches Protein soll der Übeltäter sein. Dagegen sollen sämtliche pflanzlichen Lebensmittel und davon wieder einzelne Superfoods und Ähnliches wahre Wunder bei der Vorbeugung oder Behandlung von Krebs bewirken. Pseudowissenschaftliche Empfehlungen reichen daher von reiner Rohkost-Ernährung über Veganismus bis hin zu Nahrungsergänzungsmitteln, die vor Krebs schützen sollen. Medial werden solche speziellen Erzählweisen vor allem in sozialen Medien auf die Spitze getrieben und mittlerweile oftmals auch von seriöseren Medien ungeprüft übernommen.

Eine weitere Ernährungsweise, die immer wieder im Kampf gegen den Krebs ins Feld geführt wird, ist die ketogene Ernährung (siehe das Kapitel »Ketogene Ernährung ist für jeden geeignet«). Sie ist extrem kohlenhydratarm, und da Krebszellen besonders viel Energie aus Zucker benötigen, bestand Hoffnung, so ließe sich Krebs regelrecht »aushungern« oder vermeiden. Was ist nun richtig, und was ist falsch?

Fangen wir zunächst mit einer positiven Nachricht an: Die Krebserkrankungsrate und auch die Todesfälle durch Krebs insgesamt sind in Deutschland seit Jahrzehnten abnehmend. Ein Zusammenhang mit Ernährung kann bei Krebserkrankungen vor allem dieser Organe vorliegen (nach abnehmender Häufigkeit): Brust, Prostata, Darm, Gebärmutterkörper, Bauchspeicheldrüse, Magen, Mundhöhle und Rachen, Gebärmutterhals, Leber, Schilddrüse und Speiseröhre. Eine Zunahme der Erkrankungsraten war nur noch bei Dünndarmkrebs festzustellen, aber nicht bei Dickdarmkrebs. Interessant ist nun, dass sich laut den Erhebungen des Nationalen Ernährungsmonitorings (NEMONIT) im nahezu gleichen Zeitraum nur der Verzehr von Obst, Fruchtsäften, Kaffee und Wasser verändert hat.[2] Noch interessanter ist, dass sowohl Frauen als auch Männer etwa ein Viertel weniger Obst am Ende der Erhebung konsumierten als am Anfang und 92 beziehungsweise 76 Prozent weniger Fruchtsäfte. Dafür aber um mehr als die Hälfte respektive mehr als doppelt so viel Wasser und Kaffee.

Auch wenn das individuelle Krebsrisiko des Einzelnen durch deutlich mehr als nur die Ernährung beeinflusst wird, so wird daraus eines klar: Weder kann weniger Obst- und Fruchtsaftkonsum ausschlaggebend für die sinkenden Krebsraten in Deutschland sein noch mehr Wasser- und Kaffeetrinken. Definitiv kann der schützende Einfluss einzelner Lebensmittel wie Obst also nicht so groß sein wie oftmals verkündet. Genauso wenig hat sich bisher erwiesen, dass ketogene Ernährung Krebs aushungern könnte – so die Studienlage.[3]

Was hingegen als gesichert gilt: Übergewicht und besonders Adipositas (starkes Übergewicht) erhöhen das Risiko für fast alle Krebserkrankungen im zweistelligen Prozentbereich. So soll Adipositas für 7 Prozent aller Krebsfälle in Deutschland mitverantwortlich sein. Und auch hier hilft es, abzunehmen: Ab etwa 10 Kilogramm Gewichtsreduktion sinkt auch das Krebsrisiko zweistellig.[4]

Vielleicht haben Sie den flotten Spruch ja schon mal gehört: »Die Leber wächst mit ihren Aufgaben.«[1] Auch diese Aufgaben sind in den letzten Jahrzehnten offenbar stetig angewachsen. In Deutschland heißt das pro Tag 1833 Kilokalorien für Frauen und 2413 Kilokalorien für Männer, darin enthalten sind 68 Gramm Fett für Frauen und 92 Gramm für Männer. Und außerdem 64 Gramm freier Zucker für Frauen und 79 Gramm für Männer bezogen auf die tägliche Kalorienaufnahme.[2]

Ich zähle das so explizit auf, weil es nicht nur unbedingt auf die Kalorien oder das Fett ankommt, sondern auch auf den Überschuss an Zucker, den wir aufnehmen. Die Weltgesundheitsorganisation empfiehlt nicht mehr als 50 Gramm freien Zucker pro Tag, besser sogar nur 25 Gramm.

Was hat das nun mit unserer Leber zu tun? Das ist relativ kurz erklärt: Überschüssiger Zucker wird im Körper bekanntlich in Fettpolstern angelegt. Speziell Fruchtzucker (Fruktose) wird allerdings vorher in der Leber in Traubenzucker (Glukose) umgewandelt, bevor es weitergehen kann. Unser Haushaltszucker und auch manche Süßungsmittel wie Glukose-Fruktose-Sirup bestehen zur Hälfte oder mehr aus Fruchtzucker. Bei hohem Konsum wird daher in der Leber erst mal sehr viel Traubenzucker aus Fruchtzucker gebildet und anschließend direkt dort als Fett gespeichert. Die Leber verfettet somit, und der Arzt beziehungsweise die Ärztin spricht von einer »nicht alkoholischen Fettleber (NAFL)«, denn solche Verfettungen finden sich sonst besonders häufig beim Alkoholmissbrauch. Und Deutschland wäre nicht Deutschland, wenn die Zunahme dieser »nicht alkoholischen Fettlebern« keine massenweisen Angebote für Nahrungsergänzungsmittel, Diät-Ratgeber und sogenannte Leberfasten-Konzepte nach sich zöge. Aber was davon ist eigentlich sinnvoll? Und falls ja, für wen? Bisweilen spitzt sich die Debatte sogar so weit zu, dass Fruchtzucker geradezu verteufelt wird, egal, ob er aus einem Sirup oder von Obst stammt. Da tut Aufklärung not!

Zunächst einmal: Der Fruchtzucker aus ganzem Obst ist vollkommen unbedenklich, solange Sie es nicht kiloweise essen. Daraus ergibt sich, dass Smoothies und Fruchtsäfte nur in kleinen Mengen getrunken werden sollten, denn darin steckt der Fruchtsaft aus mehreren Früchten. Dagegen ist die Aufnahme von Fruchtzucker in Form von gesüßten Tees, Softdrinks oder sonstigen sogenannten Erfrischungsgetränken vollkommen überflüssig und sollte, wo es geht, vermieden werden. Gleiches gilt auch für Fertiglebensmittel, wo Zucker schon an erster oder zweiter Stelle der Zutatenliste steht. Wobei ein selbst gebackener Kuchen von der Liebsten oder dem Liebsten natürlich immer eine Ausnahme ist.

Nun haben Sie schon einen Risikofaktor für die »nicht alkoholische Fettleber« ausgeschaltet. Der weitaus größere Risikofaktor ist allerdings wie immer nicht ein einziges Lebensmittel oder eine Zutat, sondern Übergewicht. Von einer Leberverfettung sprechen Mediziner, wenn die Leber zu mehr als 5 Prozent Fett eingelagert hat. Und das ist erst Grad 1. Wenn mehr als zwei Drittel aus Fett bestehen, liegt Grad 3 vor, und spätestens dann hat man ein ernsthaftes Problem. Die Leber entzündet sich, es entstehen Vernarbungen (Leberfibrose), und Lebergewebe stirbt ab (Leberzirrhose). Dabei kann auch noch Leberkrebs entstehen, wenn die Leberzellen entarten.[3]

Grund genug also, dem vorzubeugen; und das geht neben dem vernünftigen Konsum von Zucker am besten, wenn kein hohes Übergewicht vorliegt.

Ein weiterer Faktor ist Bewegungsmangel. Wer bereits also übergewichtig ist, kann tatsächlich mit einer bis zu 14-prozentigen Gewichtsabnahme die Leberverfettung schon um bis zu 81 Prozent reduzieren. »Leberfasten« hat bei Betroffenen also durchaus seinen Sinn, allerdings muss dazu kein spezielles Produkt oder »Superfood« genutzt werden, sondern jede Art von langfristiger Ernährungsumstellung ist sinnvoll.

Für Gesunde gibt es neben dem maßvollen Zuckerkonsum einen weiteren – sehr alltagstauglichen – Tipp mit hoher Evidenz: Kaffee trinken, das senkt das Risiko für NAFL um fast ein Drittel.[4]

8 STILLE ENTZÜNDUNGEN MACHEN UNS KRANK

Es gibt eine Reihe von alltäglichen Beschwerden, die wohl jeden Menschen schon einmal geplagt haben: Müdigkeit, Blähungen, unreine Haut, Kopfschmerzen oder ein allgemeines Unwohlsein, verbunden mit einer gewissen Trägheit. Ein aktueller Trend will für all solche Unpässlichkeiten eine neue Ursache ausgemacht haben: »stille« Entzündungen. Sie sollen uns die Energie rauben, und damit laufen wir irgendwann nur noch auf Sparflamme – was natürlich noch schlimmere Folgen haben soll.

Doch was sind diese stillen Entzündungen überhaupt? Tja, da fängt es schon an, denn eine besondere Eigenschaft solcher Mikro-Entzündungen ist es, dass ihre Ursachen ohne größeren Aufwand kaum nachweisbar sind. Es sind ja schließlich »stille« Entzündungen. Tatsächlich gibt es solche Mikro-Entzündungen bei Menschen, die zum Beispiel von einer entzündlichen Darm-erkrankung wie Colitis ulcerosa oder Morbus Crohn betroffen sind. Sie können über Gewebeproben nachgewiesen werden und zeigen, dass auch während beschwerdefreier Phasen entzündliche Vorgänge ablaufen – also durchaus ein wichtiges diagnostisches Mittel, um eine Therapie zu steuern und schwerere Entzündungs-anfälle zu vermeiden. Das gilt auch für eine Vielzahl weiterer chronisch-entzündlicher und Autoimmunerkrankungen. Aber welche Rolle spielt das für gesunde Menschen? Hier wird gern von einem »Schwelbrand« unter der Oberfläche fabuliert, der je-derzeit ausbrechen kann. Oder eben von den »Energiefressern«, die zu den eingangs erwähnten Alltagsbeschwerden und Schlim-merem führen. Vor diesem Trend war es die »Übersäuerung« des Körpers, mit der viele Menschen zu eingebildeten Kranken gemacht wurden. Übersäuerung ist jetzt nur noch ein weiterer Faktor, der Mikro-Entzündungen anfeuert. Tierisches Protein solle man auch meiden, heißt es in vielen Ratgebern. Abhilfe sol-len dann eine sogenannte antientzündliche Ernährung, basische Ernährung und Vitaminpillen schaffen.[1] Wie schlimm ist es also wirklich?

Entzündungen sind zwar meist unangenehm, aber erst einmal sinnvoll und nützlich, denn unser Immunsystem bekämpft auf diese Weise Krankheitserreger. Ein natürlicher Aspekt unserer Immunabwehr ist es auch, dass sie permanent mit der Abwehr von Krankheitserregern beschäftigt ist, ohne dass wir das unbedingt bemerken. Das ist auch eine Art Trainingsprogramm, denn ansonsten hätten wir schon bei kleinsten Infektionen eine hohes Sterberisiko. Ein gewisses Entzündungsgeschehen in unserem Körper ist also »normal«. Problematisch wird es deshalb nur dann, wenn wir es mit Krankheitserregern zu tun haben, die unser Immunsystem entweder noch nicht kennt oder die in übermächtiger Anzahl auftreten. Etwas ganz anderes ist es auch, wenn sich unser Immunsystem gegen den eigenen Körper wendet, also bei den sogenannten Autoimmunkrankheiten. Hier handelt es sich um eine oft genetisch mitbedingte Fehlsteuerung der Immunreaktion, die auch tatsächlich durch eine begleitende Ernährungstherapie gemildert werden kann, zum Beispiel bei rheumatisch-entzündlichen Erkrankungen.

Aber wie sind Mikro-Entzündungen einzuordnen? Sie sind zu einem guten Teil ebenfalls »normal«. Ein Blutwert, der über das Entzündungsgeschehen im Körper Auskunft geben kann, ist das sogenannte C-reaktive Protein. Deutschen Referenzlaboren zufolge sollte der Wert unter 5 Milligramm pro Liter Blut liegen, während er bei akuten Entzündungen auf über 100 Milligramm ansteigen kann.[2] Laut der größten Erfassung in Deutschland liegt der Wert bei Menschen zwischen 18 und 79 Jahren im Durchschnitt bei gut 1 Milligramm.[3] Aber: Bauchfett kann das C-reaktive Protein deutlich erhöhen. Gewichtsabnahme dagegen konnte den Spiegel laut einer Studie von 123 auf 35 Milligramm senken.[4]

Gewichtsabnahme ist also das beste Mittel gegen Mikro-Entzündungen, nicht basische Ernährung, Pillen, Pulver oder der Verzicht auf tierische Lebensmittel. Lassen Sie im Zweifelsfall einen Bluttest machen, und bei einer Erhöhung des Werts können Sie bei Ihrer Krankenkasse nach einer zertifizierten Ernährungsberatung fragen.

9 STÄRKERE NERVEN DURCH GINSENG, GINKGO, VITAMIN B$_{12}$ & CO.

Wann ging Ihnen zuletzt mal so richtig etwas auf die Nerven? Wahrscheinlich ist das gar nicht so lange her. Oder wann fühlten Sie sich das letzte Mal total gestresst? Vermutlich liegt das auch nicht allzu weit zurück. Dann geht es Ihnen so, wie es den meisten Menschen geht und auch schon immer gegangen ist. Es existiert – vermutlich mit Ausnahme des Faultiers – wohl kein Lebewesen auf dem Planeten, das im alltäglichen Überlebenskampf nicht eher häufiger als seltener unter Stress gesetzt wird. Das betrifft auch und besonders unsere moderne Zivilisation. Schließlich haben wir uns weit entwickelt, die Lebenserwartung ist in den letzten hundert Jahren um gut vierzig Jahre angestiegen; und wer länger lebt, ist bekanntlich kürzer tot ...

Dafür schleichen sich mit einem längeren Leben aber vermehrt diverse Alterserscheinungen in unseren Körper ein. Dazu zählen auch die sogenannten neurodegenerativen Erkrankungen wie Demenz, Alzheimer und Parkinson. Eine weitere neurodegenerative Erkrankung, die allerdings auch durch die Beteiligung unseres eigenen Immunsystems verursacht wird, ist die Multiple Sklerose (MS). Die genannten Erkrankungen sind deutlich von Stressreaktionen und nervigen Alltagsangelegenheiten zu unterscheiden, das ist klar. Doch auch hier existiert ein unüberschaubarer Markt der Versprechungen, wie man starke Nerven behält. Dabei schwingt nicht selten auch die Hoffnung auf den Schutz vor den wirklich schlimmen neurodegenerativen Erkrankungen mit. Von Ginseng über Vitamin B$_{12}$ bis zu spezieller Nervennahrung soll man wahlweise entspannter oder auch leistungsfähiger durch den Alltag kommen. Fakt ist, dass die Erkrankungshäufigkeit von Parkinson und MS in Deutschland glücklicherweise rückläufig beziehungsweise stark rückläufig ist. Demenz und Alzheimer sind dagegen im kontinuierlichen Anstieg.[1] Wie lässt sich also am wirksamsten gegen Alltagsstress, schwache Nerven und schwere Nervenerkrankungen vorbeugen?

34

Unsere Nervenfunktion hängt im Alltag im Wesentlichen von zwei Faktoren ab: Belastung und Regeneration. Beides sollte im Gleichgewicht liegen, und für beides ist eine ausreichende Flüssigkeitszufuhr unbedingt notwendig, damit genug Wasser und Elektrolyte im Kreislauf vorhanden sind. Außerdem sind Ruhephasen, insbesondere Schlaf, die Voraussetzung, um eine Überlastung durch zu häufige Reizüberflutung im Vorfeld zu vermeiden. Auch die Versorgung mit Energie in Form von Kohlenhydraten ist essenziell, weil das Nervensystem vorrangig Glukose als Energieträger bevorzugt. Weiterhin spielt eine möglichst hohe Abwechslung von Reizen und neuen Eindrücken eine große Rolle, um unsere kognitiven Nervenstrukturen zu formen. Bewegung jeder Art ist ebenfalls wichtig, um die Nerven gesund zu halten, die Durchblutung zu fördern und auch unser bewusstes Denken im Sinne von Entspannung zu entlasten. Dass einzelne Bewegungsarten wie Tanzen besser seien als andere, hat sich bisher nicht bestätigt. Trotzdem, alle diese genannten Maßnahmen können Sie jederzeit beherzigen.

Da Frauen mehr als doppelt so oft von Demenz und Alzheimer betroffen sind als Männer, scheint es auch eine genetische Komponente zu geben. Nun lautet aber die Frage: Wie groß ist der Einfluss der Ernährung? Zum einen zeigen Auswertungen der Cochrane-Stiftung, dass weder die Nahrungsergänzung etwa mit Vitamin B_{12}, B_1 oder B_6 noch Ginkgo, Ginseng oder Omega-3-Fettsäuren Demenz und Alzheimer vorbeugen können oder den Krankheitsverlauf beeinflussen. Gibt es aber bestimmte Lebensmittel, die etwas bewirken? Ja, übermäßiger Alkoholkonsum ist wie immer abträglich, denn das Abbauprodukt von Alkohol in unserem Körper, Acetaldehyd, ist ein echtes Nervengift. Ansonsten ist eine ausgewogene Ernährung, die Übergewicht vermeidet, wie so oft die beste Prophylaxe gegen jede Art von neurodegenerativen Erkrankungen. Ein Getränk allerdings scheint das Risiko, an Alzheimer zu erkranken, um rund 30 Prozent senken zu können: Kaffeetrinker erkranken deutlich seltener daran.[2]

10 VIEL KALZIUM HILFT GEGEN KNOCHENSCHWUND

Im Jahr 2014 war es mal wieder so weit. Eine schwedische Studie mit dem vielsagenden Titel »Milchverzehr und das Risiko für Tod und Knochenbrüche bei Frauen und Männern«[1] erschien, und Medien, Tierrechtsorganisationen, vegane Influencer und Rohköstler überboten sich mit verkürzten Aussagen über den Gesundheitswert von Milch. Die Studie ergab, dass erhöhter Milchverzehr bei Frauen kein geringeres Knochenbruchrisiko bewirkte. Dabei heißt es ja immer, Milch sei gut für die Knochen. Und Käse auch, denn da steckt noch mehr Kalzium drin als in der Trinkmilch, und Kalzium ist schließlich die Hauptbausubstanz unseres Skeletts. Auch das sonst seriöse Magazin *GEO* stellte die Frage: »Ist Milch wirklich gut für die Knochen?«[2] Dabei warnten die Autoren der Originalstudie in ihrer Schlussfolgerung explizit davor, diese Ergebnisse als abschließend zu betrachten. Überhaupt müssten die Resultate erst einmal repliziert werden, und für Ernährungsempfehlungen könne man sie schon gar nicht nutzen.

Auch wäre den Urhebern diverser Missinterpretationen beziehungsweise Falschinformationen bei etwas eigener Recherche aufgefallen, dass weder Milch noch irgendein anderes Lebensmittel ein Monopol auf Kalzium hat und auch nicht alleinig die Festigkeit unserer Gebeine beeinflusst. Diverse Lebensmittel, unter anderem auch Gemüsesorten wie Brokkoli, liefern gute Mengen Kalzium im Rahmen einer ausgewogenen Ernährung, was hier gar nicht berücksichtigt wurde. Selbst pflanzliche Milchalternativen sind inzwischen extra mit Kalzium angereichert, da bei veganer Ernährung ansonsten schnell eine Unterversorgung mit diesem Mineral auftreten kann. Aber auch bei normaler Ernährung erreichen gerade Frauen in den jungen und älteren Jahren dennoch oftmals nicht die Zufuhrempfehlungen für eine ausreichende Kalziumversorgung. Wie man es macht, ist es scheinbar falsch, oder?

Nicht ganz, eigentlich ist es ganz einfach. Zum einen sind Studien wie die genannte aus Schweden reine Beobachtungsstudien.

Sie sind nicht dazu geeignet, das Auftreten von Erkrankungen oder Todesfällen auf einen einzigen Risikofaktor zurückzuführen. Dazu ist das Leben viel zu komplex: Alter, Geschlecht, Bewegung, Gesundheitsversorgung, Einkommen, Bildung, Schlaf, Hormonumstellungen und vieles mehr müssen neben der Ernährung berücksichtigt werden. Zwar können die Wissenschaftler den Einfluss mancher dieser Faktoren statistisch berücksichtigen, allerdings niemals alle. Damit sind reine Beobachtungsstudien zwar hilfreich, um überhaupt mögliche Einflussfaktoren für Erkrankungen oder Todesfälle zu identifizieren, doch dann müssen sogenannte randomisierte und kontrollierte Interventionsstudien (*randomized controlled intervention studies* beziehungsweise *randomized controlled trials* [RCT]) folgen, um auch einen kausalen Zusammenhang zu belegen. Da dies äußerst schwierig ist, warnen Wissenschaftler meistens selbst davor, die Ergebnisse ihrer Beobachtungsstudien überzubewerten.

Was gilt also nun für Kalzium und die Knochengesundheit? Egal, wie viel Kalzium Sie aufnehmen und aus welchem Lebensmittel, Ihr Körper benötigt darüber hinaus zweierlei, um daraus feste Knochen zu machen: Vitamin D und Bewegung. Viel Bewegung ist das beste Mittel gegen Knochenschwund. Wenn sie an der frischen Luft stattfindet, ist auch die Vitamin-D-Versorgung verbessert. Studien haben allerdings auch gezeigt, dass Vitamin-D-Präparate, kombiniert mit Kalzium, Knochenschwund zumindest verlangsamen können, wenn aus bestimmten Gründen keine ausreichende Bewegung möglich ist.[3]

Generell gilt: Je mehr Knochenmasse Sie bis Mitte Ihrer Zwanzigerjahre aufgebaut haben, desto länger halten Ihre Knochen. Kinder und Jugendliche sollten also viel an die frische Luft, und ein Glas Milch am Tag schadet sicher nicht.

II.
KOCHEN UND KÜCHE

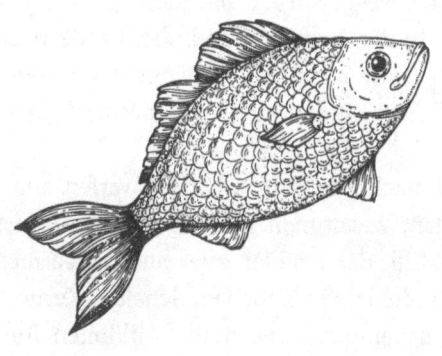

11 DAS MINDESTHALTBARKEITSDATUM IST SCHULD AN DER LEBENSMITTELVERSCHWENDUNG

Lebensmittel sollten nicht im Müll enden, so viel ist klar. Leider landet aber der Welternährungsorganisation FAO zufolge weltweit rund ein Drittel aller Lebensmittel, die erzeugt werden, im Abfall, entweder bereits auf dem Feld oder direkt nach der Ernte oder auf dem Weg bis auf unsere Teller.[1] Und danach auch noch, weil wir unsere Nahrung nicht aufessen oder Speisereste und andere Lebensmittel nicht rechtzeitig verzehrt werden. Die Gründe dafür unterscheiden sich stark, je nachdem, ob es sich um sogenannte Industrie- oder sich entwickelnde Länder handelt. Ausgerechnet bei uns in den Industrieländern wird etwa die Hälfte aller Lebensmittel erst weggeworfen, nachdem wir sie gekauft oder gekocht haben. In den sich entwickelnden Ländern ist es umgekehrt, dort gehen die meisten Lebensmittel verloren, bevor sie überhaupt auf dem Markt oder im Supermarkt angekommen sind.

Schauen wir nach Deutschland: Hier werfen alle deutschen Haushalte im Jahr zusammen gut 7 Millionen Tonnen Lebensmittel in den Müll, dazu zählen aber auch unvermeidbare Lebensmittelbestandteile wie Knochen, Schalen, Kerne, Käserinde und anderes. Vermeidbar wären rund 3 Millionen Tonnen. Oder anders ausgedrückt: Jeder Deutsche wirft im Durchschnitt jährlich gut 85 Kilogramm Lebensmittel weg, und davon wären 37 Kilogramm vermeidbar. Diese Zahlen beziehen sich auf eine Erhebung für das Jahr 2015. Im Vergleich zum Jahr 2012 hatte sich daran so gut wie nichts geändert,[2] und voraussichtlich ist das seit 2015 bis heute auch nicht der Fall. Wer die Debatte in den Medien verfolgt, könnte den Eindruck gewinnen, dass es eine Hauptursache für das Wegwerfen von Lebensmitteln im Haushalt gibt: das sogenannte Mindesthaltbarkeitsdatum (MHD). Hier scheint massive Aufklärung notwendig, damit die wahren Ursachen ans Licht kommen.

Was ist überhaupt das MHD? Das MHD ist nichts anderes als

ein Qualitätsversprechen des Herstellers. Es garantiert, dass Geschmack, Aroma, Konsistenz und vor allem die gesundheitliche Unbedenklichkeit eines Lebensmittels bis zu diesem Datum einwandfrei sind. Wie auch bei vielen anderen Produkten, die wir im Alltag konsumieren, kann sich der Händler durch das MHD darauf verlassen, dass er seinen Kunden qualitativ hochwertige Ware verkauft und nicht später für Produktmängel in Haftung genommen wird, die er gar nicht zu verantworten hat. Bei Lebensmitteln heißt ein Ablauf des MHD deshalb auch keinesfalls, dass nach diesem Datum prinzipiell Gefahr droht. Milch und andere Molkereiprodukte sind oft noch Tage bis Wochen nach Ablauf ohne Bedenken genießbar. Das Gleiche gilt auch für viele trockene Lebensmittel wie Gebäck, Nudeln, Bohnen oder Linsen. Konserven haben ebenfalls eine deutlich längere Haltbarkeit, ein Warnzeichen ist allerdings immer eine Wölbung des Deckels oder entweichende Luft beim Öffnen. Kritisch sind vor allem rohe Fleisch- und Fischwaren sowie Rohmilchprodukte zu sehen. Soweit diese fertig abgepackt gekauft werden, tragen sie deshalb kein MHD, sondern ein Verzehrdatum. Nach Ablauf dieses Datums sollten die Lebensmittel aufgrund ihrer natürlichen Belastung mit Mikroorganismen nicht mehr konsumiert werden. Ansonsten innerhalb von ein bis zwei Tagen, wenn sie lose erworben wurden.

Für alle anderen unverpackten Lebensmittel wie Obst und Gemüse gilt außerdem das Gleiche wie für Produkte, deren MHD abgelaufen ist: Erscheint es verdorben, sollte man es erst einmal gründlich ansehen, daran riechen und, falls es noch in Ordnung zu sein scheint, eine winzige Menge probieren. Dann erst im Zweifelsfall entsorgen. Und so machen es die meisten auch, denn als Wegwerfgrund für Lebensmittel ist laut Studien nur in 5 Prozent der Fälle ein überschrittenes MHD verantwortlich.[3] Falsche Lagerung, zu große Einkaufs- und Kochmengen sind dagegen die Hauptursachen!

12 KOCHEN IST NUR ETWAS FÜR GOURMETS

Einer der besten Ratschläge für eine abwechslungsreiche und ausgewogene Ernährung ist: möglichst oft selbst kochen. Auch bei mir, in meinen Büchern und in jedem Ernährungsratgeber, den ich bisher gelesen habe, liest man diesen Ratschlag. Und der Markt für Kochbücher boomt wieder. 2018 war er mit 1740 erschienenen Titeln zwar wieder etwas abgekühlt, nachdem es 2016 noch rund 2000 Titel rund ums Essen und Trinken waren. Doch durch die ersten Lockdowns während der Corona-Pandemie 2020 kam es zu einer Art Herdzwang, und die Neuerscheinungen stiegen wieder an – der Trend hält sich bis heute.[1] Plötzlich waren Brotbacken und Selbstverpflegung angesagt, denn Betriebskantinen und Restaurants hatten geschlossen. Davor hieß es lange Zeit, die Deutschen wären »Kochmuffel« und sie bauten Küchen nur als persönlichen Showroom in die Neubauwohnung. Kochbücher sollten dann den Anschein erwecken, es werde tatsächlich auch viel gekocht.

Üblich sind auch die Vergleiche mit der Gourmetnation Frankreich und den Genussnationen Italien und Spanien. Sie sind immer die passenden Vorbilder, wenn es darum geht, die fehlenden Kochkompetenzen der Deutschen anzuprangern.[2] Dabei ist klar, dass Kochen einiges an Zeit benötigt und wir Deutschen nun einmal einen völlig anderen Umgang mit dem teuren Gut der Zeit pflegen als Franzosen, Italiener, Spanier oder andere Nationen und Kulturen. Trotzdem lässt sich nicht leugnen, dass mit weniger Kochpraxis auch ein Teil der Esskultur verloren geht. Ebenso fehlt ein Großteil der direkten Auseinandersetzung mit Lebensmitteln, was Informationen über ihre Herkunft, Inhaltsstoffe, mögliche gesundheitliche Nutzen oder Risiken und Verarbeitungsmöglichkeiten betrifft. Ganz zu schweigen von dem Genuss, den auch alle Hobbyköche und Hobbyköchinnen verspüren, wenn ihnen ein Rezept besonders gut gelungen ist. Wir sollten uns den deutschen »Kochmuffel« und seine Natur also vielleicht doch einmal etwas genauer ansehen.

Wie schlimm stehen wir eigentlich da? Und ist es wirklich so schlimm? Laut einer Befragung der Gesellschaft für Konsumforschung (GfK) in 22 Ländern mit 27 000 Verbrauchern im Jahr 2015 verbringen wir Deutschen im Durchschnitt 5,4 Stunden pro Woche mit Kochen. Die Gourmets in Frankreich kommen jedoch auch nur auf 5,5. Spanier und Italiener bringen es auf 6,8 beziehungsweise 7,1 Stunden. Zwischenfazit: Mit gut eineinhalb Stunden mehr pro Woche lässt sich nicht täglich ein Festmahl zubereiten, das ist klar. Inder stehen mit 13,2 Stunden an der Spitze und Südkoreaner mit 3,7 Stunden am unteren Ende der Fahnenstange. Zwischen Südkorea und uns stehen nur Türken und Brasilianer mit 4,9 und 5,2 Stunden Kochzeit pro Woche. All diese Nationen haben zudem eine sehr ausgeprägte Kochkultur, verglichen mit deutscher Hausmannskost.[3]

Fazit: Es scheint also nicht unbedingt am Zeitbudget zu liegen, ob täglich gekocht wird. Und tatsächlich geben 39 Prozent der Deutschen an, dass sie so gut wie jeden Tag kochen, und 40 Prozent zwei- bis dreimal pro Woche. Der Rest kocht mindestens einmal pro Woche.[4] In Spanien und Italien kochen hingegen 65 beziehungsweise 79 Prozent der Menschen täglich.[5] Wie geht das bei nur eineinhalb Stunden mehr Kochzeit? Ganz einfach: Übung macht den Meister. Und Kochmuffel sind wir trotz aller Unkenrufe auch nicht, denn an Grundausstattung mangelt es sicher nicht. Durchschnittlich 6700 Euro gibt der Deutsche für eine neue Küche aus,[6] und Kochbücher sind wie gesagt beliebt wie eh und je. Der Grund liegt viel eher in einem praktischen Segment des Lebensmitteleinzelhandels, das sich »Fertigprodukte« nennt. Der Umsatz mit diesen Produkten ist zwischen 2015 und 2020 um 48 Prozent gestiegen.[7] Diese Produkte sind nicht nur oftmals teurer als die frischen Zutaten, sondern enthalten oft auch mehr Zucker, Salz und Fett als nötig. Wer einmal in Übung kommt, spart deshalb nicht nur Zeit und Geld, sondern isst laut Deutscher Gesellschaft für Ernährung auch gesünder:[8] Es landen mehr Gemüse und Obst auf dem Tisch, dafür aber weniger Süßigkeiten, Snacks und gesüßte Getränke.

13 KÜCHENKEIME SIND HARMLOS

Wer arbeitet, dem unterlaufen Fehler. Wer selbst kocht, bei dem kommen selbstredend mehr Fehler vor als bei jemandem, der nicht kocht. Aber natürlich läuft auch in Restaurants, Großküchen und im Imbiss an der Ecke nicht alles glatt.

Heute können wir uns glücklich schätzen. Noch vor circa hundert Jahren waren Lebensmittelinfektionen eine allgegenwärtige Gefahr im Bewusstsein der Menschen. Erst mit der Möglichkeit zur Kühlung gelang es, Krankheitserreger in frischen Produkten in Schach zu halten. Heute ist dies in vielen Ländern mit einem geringeren wirtschaftlichen und technologischen Entwicklungsstand immer noch nicht der Fall, wenn rohes Fleisch nach wie vor blutig auf dem Wochenmarkt unter der Mittagssonne von Holztischen verkauft wird. Oder eng zusammengepfercht lebende beziehungsweise tote und zerlegte Tiere in Markthallen ihre Käufer finden.

Man mag der Technologisierung der Lebensmittelkette in manchen Punkten kritisch gegenüberstehen, doch eines hat sie uns ohne Zweifel in den letzten hundert Jahren beschert: sicherere Nahrungsmittel und damit weniger Lebensmittelinfektionen. Das betrifft selbstverständlich nicht nur tierische Produkte, sondern ebenso pflanzliche: Pilzerkrankungen durch belastetes Getreide und Nüsse haben einst ebenso die Menschen dahingerafft. Dennoch kommt es nach Angaben des Bundesinstituts für Risikobewertung (BfR) in Deutschland zu mehr als 100 000 Lebensmittelinfektionen jährlich.[1] Die harmlosen Varianten sind Bauchschmerzen und leichter Durchfall. Viele Infektionen werden daher auch nicht statistisch erfasst. Hochinfektiöse Ausbrüche mit schweren Verläufen müssen jedoch an das Robert Koch-Institut gemeldet werden, um den Überblick zu behalten und Infektionsherde zukünftig besser zu erkennen. Wie sieht es nun in der eigenen Küche aus?

Dazu zuerst einmal eine Frage: Schauen Sie gern Kochshows? Möglicherweise ja, denn sie liegen genau wie Kochbücher im

Trend. Die Studie des BfR lieferte dazu einen interessanten Erkenntnisgewinn, nachdem die Risikoexperten hundert Folgen von TV-Kochsendungen auf Hygienefehler untersucht hatten. Das Ergebnis kann Hobbyköche ermutigen, die glauben, in der Küchenpraxis meilenweit von ihren TV-Vorbildern entfernt zu sein. Im Durchschnitt machten die TV-Köche alle 50 Sekunden Hygienefehler, die zur Verbreitung von Keimen in der Küche führen oder Keime auf andere Lebensmittel direkt übertragen können. Die häufigsten Fehler waren:

1. schmutzige Hände einfach am Geschirrtuch abwischen,
2. keine gründliche Zwischenreinigung des Schneidebretts,
3. kein Händewaschen nach Kontakt mit Kopfhaaren, Augen, Nase oder Kratzen, Niesen und Husten,
4. mit Fingern salzen respektive würzen.

Kommt Ihnen das eventuell bekannt vor? Dies sind alles kleine und unbewusste Vorgänge, die aber, falls es mal dumm läuft, zuweilen auch im Krankenhaus enden. Wenn Kinder, ältere oder kranke Menschen infiziert werden, können sie sogar ein Menschenleben kosten. Jährlich werden zum Glück nur um die 400 meldepflichtige Lebensmittelinfektionen registriert, und die Anzahl der Krankenhausfälle liegt im einstelligen Bereich.[2] Dennoch lassen sich die Risiken in der eigenen Küche mit einfachen Tipps sehr leicht ausschalten:

1. Vor dem Kochen immer gründlich die Hände waschen, auch zwischen den Fingern,
2. rohe Lebensmittel immer auf separaten Arbeitsflächen zubereiten und die Hände stets zwischen den einzelnen Arbeitsschritten gründlich waschen,
3. Lebensmittel grundsätzlich gut durchgaren, das heißt bei mindestens 70 °C Kerntemperatur für 2 Minuten,
4. Gemüse und Obst immer gründlich mit viel Wasser waschen,
5. stets neues Küchenpapier verwenden, Lappen und Schwämme regelmäßig in die (Koch)wäsche geben und austauschen.

14 KOCHEN ZERSTÖRT VITAMINE

Eine beliebte Methode von Nahrungsergänzungsmittel-Anbietern ist es, uns auf potenzielle Nährstoffmängel hinzuweisen. Plausibel, denn nur dann ist die Einnahme eines solchen Mittels auch sinnvoll. An Möglichkeiten, sich einen Mangel einzuheimsen, mangelt es selbstverständlich auch nicht: Wir hatten schon die »stillen« Entzündungen, Stress und zu wenig Eiweiß für Muskelberge, die man nicht braucht, erwähnt. Es geht aber noch ein paar Stufen höher: Unsere heutigen Lebensmittel wären insgesamt deutlich nährstoffärmer als in der guten alten Zeit – und damit nicht genug: Unsere modernen Zubereitungsmethoden zerstörten die letzten Vitamine, die noch in unseren Lebensmitteln steckten. Was dagegen helfen soll: möglichst viel Rohkost und Vitaminpillen. Wir wären wohl nicht am heutigen Punkt der Zivilisation angelangt, wenn nicht auch unsere Art der Nahrungszubereitung eine Evolution durchlaufen hätte. Letztlich ist gerade das Garen, Grillen oder Braten von Fleisch ein großer Schritt in Richtung verbesserte Eisenversorgung bei geringerem Risiko für eine Lebensmittelvergiftung gewesen. Gleiches gilt auch für pflanzliche Nahrungsmittel, die wir nur gegart oder gekocht essen können, zum Beispiel Hülsenfrüchte. Dem Kochen pauschal eine zerstörerische Wirkung auf unsere Lebensmittel zu unterstellen, ist daher vielleicht in etwa genauso, als würde man sagen, Zähneputzen schade den Zähnen. Beides trifft bekanntlich nur zu, wenn man es übertreibt.

Ein weiterer wichtiger Aspekt ist es, zwischen Vitaminen und Nährstoffen zu unterscheiden. Letzteren widmen wir uns deswegen noch gesondert im nächsten Kapitel. Denn Nährstoffe sind auch einzelne chemische Elemente wie Kalzium, Eisen oder Magnesium. Diese können nicht ohne Weiteres »zerstört« werden.[1]

Vitamine bestehen aus unterschiedlichen Elementen, und sie entstehen als Produkt des pflanzlichen oder tierischen Stoffwechsels, wenn Pflanze oder Tier genügend Nahrung bekommen. Wie groß ist die Zerstörung der Vitamine wirklich?

Die gute Nachricht lautet: Die fettlöslichen Vitamine A, D, E und K sind schon mal überhaupt nicht hitzeempfindlich. Von den wasserlöslichen Vitaminen trifft das auch auf Vitamin B_3 und B_{12} zu. Die schlechte Nachricht: Dafür reagieren alle diese Vitamine wiederum sensibel auf Sauerstoff oder Licht. Daher sollte man Lebensmittel eben möglichst luftdicht verpackt und lichtgeschützt lagern. Nun aber zu den hitzeempfindlichen Vitaminen C, B_1, B_2 und B_6 (die jeweils auch noch sauerstoff- und lichtempfindlich sein können): Als Messlatte für den Vitaminverlust wird gern der Vitamin-C-Gehalt herangezogen. Schon ein kühles Plätzchen mit 4 °C sorgt nach einem Tag für einen nur 20-prozentigen Vitamin-C-Verlust statt 40 Prozent bei 12 °C. Deshalb sollte man Lebensmittel also nicht nur dunkel und luftdicht lagern, sondern auch kühl. Denn je mehr Vitamine vor dem Kochen noch im Lebensmittel sind, desto mehr können auch nach dem Kochen noch erhalten bleiben. Auch Gemüse vor dem Waschen zu zerkleinern und unter fließendem Wasser zu reinigen kann für 35 Prozent Vitamin-C-Verlust sorgen. Im stehenden Wasser sind es nur 0,5 Prozent. Beim Kochen in Salzwasser können 55 Prozent des Vitamin C verloren gehen, im Dampfkochtopf nur 25 Prozent. Garen ganz ohne Wasser verursacht lediglich 14 Prozent Verlust. Vitamine werden dabei manchmal durch Enzyme abgebaut, die durch das Zerkleinern freigesetzt wurden. Dagegen helfen Essig und Zitronensaft. Oder Vitamine werden durch Reinigungs- oder Kochwasser herausgewaschen, da es sich um wasserlösliche Vitamine handelt. Also sollte man möglichst wenig Wasser nutzen und das Kochwasser mit den ausgewaschenen Vitaminen weiternutzen, zum Beispiel als Suppenfond.[2]

Insgesamt ist heißes und kurzes Erhitzen schonender als langes und bei niedriger Temperatur. Frittieren verringert den Vitaminverlust deshalb sogar, sollte aber nicht zur Regel werden. Beim Kochen und Garen mag zwar das ein oder andere Vitamin verloren gehen, doch ohne Kochen und Garen würden wir eine Vielzahl von Vitaminquellen gar nicht nutzen können. Unterm Strich sorgt Kochen ergo für ein Plus statt für einen Mangel.

15 NÄHRSTOFFE GEHEN DURCH KOCHEN VERLOREN

Im vorigen Kapitel haben wir uns bereits speziell mit den Vitaminen auseinandergesetzt, denn sie sind am ehesten von einer Empfindlichkeit gegenüber Hitze oder anderen physikalischen Einflüssen betroffen. Noch mal zur Sicherheit: Trotz anders lautender Behauptungen existiert in Deutschland kein flächendeckender Vitaminmangel. Bei den Vitaminen A, E, B_1, B_2, B_3, B_{12} und C werden die Referenzwerte für die Nährstoffzufuhr im Durchschnitt zu 100 Prozent und mehr erfüllt. Nur Folsäure ist nicht im Soll, das ließe sich aber mit dem Verzehr von mehr Blattgemüse gut erreichen. Bei Vitamin D besteht ebenfalls eine Unterversorgung, allerdings ist hier nicht die Aufnahme über die Nahrung ausschlaggebend, sondern die körpereigene Synthese durch Sonnenlichtexposition.[1]

Wie sieht es aber bei Mineralstoffen aus? Bei Magnesium (hier mit Ausnahme der vierzehn- bis achtzehnjährigen Frauen), Kalium und Zink wird die empfohlene Zufuhr im Durchschnitt erreicht. Bei Eisen, Kalzium und Jod hingegen nicht in allen Altersgruppen. Allerdings bedeutet ein Unterschreiten der Zufuhrempfehlung nicht automatisch einen Mangel, sondern dies heißt nur, dass langfristig eine Deckung des Mindestbedarfs nicht möglich ist. Die Untersuchung der täglichen Aufnahme von Nährstoffen erfolgt durch sogenannte Verzehrsstudien, die seit 1985 in Deutschland im Abstand von zehn Jahren oder mehr veröffentlicht werden. In den letzten Jahrzehnten ergaben sich keine signifikanten Gesundheitskrisen durch Nahrungs- oder Nährstoffmangel, was schon einmal ein gutes Zeichen ist.[2] Aber es gibt ja auch noch die sekundären Pflanzeninhaltsstoffe, Fette, Eiweiße und Kohlenhydrate. Deren Zufuhr wird zwar auch gemessen, aber außer für Eiweiß existiert für diese Lebensmittelinhaltsstoffe keine wissenschaftlich belegte Zufuhrempfehlung. Wir brauchen sie alle, aber sie sind teilweise gegeneinander austauschbar und daher nicht so kritisch wie Vitamine und Mineralstoffe. Was passiert nun beim Kochen damit?

Fangen wir einmal mit tierischen Lebensmitteln an, die in der Regel allesamt Protein, Vitamine und Mineralstoffe enthalten. Je nachdem auch etwas Fett und Kohlenhydrate, aber wir konzentrieren uns erst mal auf die kritischen Inhaltsstoffe. Dabei lässt sich feststellen, dass 90 bis 100 Prozent des Proteins erhalten bleiben. Bei den Mineralstoffen sind es 40 (Kochen) bis 95 (Braten) Prozent. Bei Vitamin B_1, stellvertretend für wasserlösliche Vitamine, bleiben 40 (Kochen) bis 85 (Braten) Prozent erhalten. Der Grund ist einfach: Wie schon bei Vitaminen ist kurzes und hohes Erhitzen ohne oder mit wenig Wasser besser als umgekehrt. Die ausgeschwemmten Proteine, Mineralstoffe und Vitamine finden sich allerdings zu einem großen Teil auch im Kochwasser wieder. Bei Blattgemüse, Wurzel- und Knollengemüse sowie Blüten-, Frucht-, Stängel- und Samengemüse gilt für Mineralstoffe dasselbe wie für Vitamine: Schnelles Erhitzen mit wenig Wasser auf über 70 °C verhindert die größten Verluste. Vitamine werden durch Enzyme bei etwa 40 °C vermehrt abgebaut und finden sich dann auch nicht mehr im Kochwasser wieder. Die Mineralstoffe hingegen schon – wieder ein Grund, das Kochwasser zu nutzen. Ausnahme ist das Kochwasser von Kartoffeln, denn darin ist auch das wasserlösliche Gift Solanin enthalten. Bei Hülsenfrüchten lässt sich das Kochwasser teilweise noch als Bindemittel verwenden, allerdings ist es eher sinnvoll, nur so viel Wasser zu verwenden, dass das gesamte Wasser aufgesogen wird. So bleibt alles in der Bohne, durch die notwendige Kochdauer kann ohnehin bereits ein Viertel der Nährstoffe abgebaut werden.

Bei gebackenem Getreide lassen sich Verluste durch Hitze ebenso nicht gänzlich vermeiden, denn Backen dauert bekanntlich einige Zeit. Im Mittel können so 25 bis 50 Prozent der Nährstoffe verloren gehen.[3]

Es bleibt also dabei: Auch wenn der Gehalt an Nährstoffen durch die Zubereitung abnehmen kann, so wären manche Nährstoffquellen ohne Kochen und Garen für uns erst gar nicht verfügbar. Ist Rohkost trotzdem ein sinnvolles Konzept? Das steht im nächsten Kapitel.

16 ROHKOST IST BESONDERS NAHRHAFT

Nun, nach all diesen Informationen kommen wir logischerweise zu der alles entscheidenden Frage: Ist Rohkost dann wirklich besonders nahrhaft? Um Rohkost ranken sich viele Wahrheiten und noch mehr Mythen. Ist Rohkost am Mittag, bis 14 Uhr oder bis 16 Uhr zu empfehlen? Hilft Rohkost gegen Sodbrennen, Darmentzündungen, Magenprobleme, Diabetes, Reizdarm oder Durchfall? Und natürlich: Wie viel, wie oft und wie lange soll man Rohkost essen? Diese Fragen sind noch harmlos. Gefährlich wird es aber, wenn mit Rohkost Krebs, Covid-19 oder Depressionen geheilt werden sollen. Auch nach solchen angeblichen Wirkungen fragen Menschen im Internet, weil immer wieder entsprechende Heilgeschichten verbreitet werden. Oder Rohkost für Babys? Das ist ebenfalls keine gute Idee.[1]

Woher stammt überhaupt die Rohkost-Idee? In den 1920er-Jahren, als viele Zusammenhänge zwischen der neu entdeckten Existenz von Vitaminen und anderen Nährstoffen noch nicht ausreichend erforscht waren, punkteten die sogenannten Lebensreformer mit »allgemeinen Hinweisen auf eine gesundheitlich vorteilhafte stärker pflanzenbasierte und weniger erhitzte Alltagskost«. In der Schulmedizin wurden Anbieter derartiger Konzepte als »Kurpfuscher« bezeichnet. Mit dem Heilpraktikergesetz von 1939 kam das NS-Regime dieser alternativen Praxis allerdings stark entgegen. Der Kasseler Arzt Max Gerson erprobte eine salzfreie pflanzliche Kost ergänzend zur Tuberkulosetherapie. Mit den Ärzten Ferdinand Sauerbruch und Adolf Herrmannsdorfer erfand er 1926 die SHG-(Sauerbruch-Herrmannsdorfer-Gerson-)Diät, die zur Heilung aller wichtigsten damaligen Erkrankungen führen sollte. Auch die Säure-Basen-Therapie kam seinerzeit aufgrund von Stoffwechseluntersuchungen von Carl Röse und Ragnar Berg auf, nach der tierische Eiweiße den Körper durch »Schlacken« übersäuerten, weshalb von außen Basen zur Neutralisierung zugeführt werden müssten. Heute weiß man mehr!

Dass der Mensch sehr gut ohne Extra-Basenpulver zurechtkommt und mit einer ausgewogenen Ernährung inklusive tierischen Proteins, ist klinisch erwiesen. 1927/28 kam allerdings der Hygieneprofessor Ernst Friedberger mit seinem »Anschlagswert« zur Begründung der Rohkost-Ernährung auf den Plan. Er meinte, dass ab einem bestimmten »Anschlag« je nach Garzeit und -temperatur so viele Nährstoffe verloren gingen, dass Rohkost als »Heilnahrung« unabdingbar sei. Seine Erkenntnisse basierten auf Versuchen mit Ratten und anderen Tieren. Ergänzt wurden die wenig belastbaren Experimente um die populären Thesen von Maximilian Bircher-Benner. Die alternativen Ernährungsweisen entwickelten sich durch ihre Versprechungen schnell zu einem lukrativen Geschäft für Sanatorien. Die Kostformen hatten bald das Image einer »Luxuskost«. Auf der Gegenseite wurden schon damals Nährschäden bei Säuglingen bekannt, die man mit Rohkost ernährt hatte. Auch konnten die pseudowissenschaftlichen Erklärungen, zum Beispiel Bircher-Benners sogenannte Sonnenwerte und Potenziale,[2] nicht mehr lange der Realität standhalten, sobald die wissenschaftlichen Methoden und Erkenntnisse die Biochemie des menschlichen Körpers besser verständlich machten. In den Lagern der Hitlerjugend wurde das Birchermüsli dennoch zum Standard, genauso wie Rohkost. Bis heute fehlt es auf keinem Frühstücksbüfett.

Richtig ist, viele Lebensmittel setzen ihre Nährstoffe nur durch Garen frei. Fakt ist aber auch, dass alle Menschen einen bestimmten Anteil unverarbeiteter und gering verarbeiteter Lebensmittel zu sich nehmen sollten. Obst- und Gemüsesorten, die sich roh verzehren lassen, sind also als Snack oder Beilage stets eine gute Idee. Und Fakt ist auch, dass gerade Menschen, die im Alltag wenig frische Lebensmittel essen, zu über 70 Prozent verarbeitete und hoch verarbeitete Lebensmittel zu sich nehmen.[3]

Frische Lebensmittel sollten daher einen guten Teil einer ausgewogenen Ernährung ausmachen. Das kann, muss aber nicht, auch Rohkost sein, wenn man sie gut verträgt.

17 RÖSTSTOFFE SIND KREBSERREGEND

Was Sie auch essen, ob Sie sich rein pflanzlich ernähren oder nicht, ob Sie schonend garen oder braten: Sobald Sie ein Lebensmittel erwärmen oder erhitzen, läuft eine chemische Reaktionskaskade ab. Lebensmittelchemiker sprechen von der »Maillard-Reaktion« (benannt nach dem Chemiker Louis Camille Maillard). Damit diese nichtenzymatische Bräunungsreaktion, bei der Aminosäuren und reduzierende Zucker unter Hitzeeinwirkung zu neuen Verbindungen umgewandelt werden, ablaufen kann, sind drei Zutaten notwendig: Zucker, Eiweiß und Wärme.

Die Maillard-Reaktion läuft nicht nur in Lebensmitteln ab, sondern auch in jedem Menschen, denn in unserem Blut befinden sich ebenfalls Zucker sowie Eiweiß, und unsere Körpertemperatur reicht bereits aus, damit sich sogenannte Advanced Glycation Endproducts (AGEs) bilden. Anhand dieser AGEs kann festgestellt werden, ob der Zucker im Blut längere Zeit erhöht war: je mehr Zucker, desto mehr AGE-Reaktionsprodukte also.

So funktioniert es auch in Lebensmitteln, nur dass die Erwärmung von Lebensmitteln bei deutlich höheren Temperaturen stattfinden kann. Durch die entsprechenden Mischungen aus Zucker und Eiweiß, die für jedes Lebensmittel charakteristisch sind, entsteht während des Röstens, Garens, Kochens, Bratens oder Grillens eine Vielfalt an Aromen, die in ihrer Kombination wiederum unvergleichlich charakteristisch ist. Zu hohe Temperaturen können auch zu unerwünschten Nebenprodukten führen. Etwa dann, wenn ein Lebensmittel schon verkohlte Stellen aufweist.[1] Aber auch für das Auge unsichtbare Stoffe sind bekannt. Als Verbrennungsprodukte entstehen zum Beispiel die sogenannten heterozyklischen aromatischen Amine (HAA) und polyzyklischen aromatischen Kohlenwasserstoffe (PAK). Weniger gut sichtbar ist eine Substanz mit dem Namen »Acrylamid«.[2] Letzteres sorgt schon seit langer Zeit für Schlagzeilen, weil es kanzerogen sein soll. Und das ist eine Wirkung, die ebenso auf HAAs und PAKs zutreffen soll. Nun stellt sich natürlich die Frage: Wenn der

Mensch schon seit gut einer Million Jahren erhitzte Lebensmittel isst, können diese Stoffe wirklich so gefährlich sein?[3]

Nun, ob etwas krebserregend ist oder nicht, das unterliegt einer sehr komplexen Risikobewertung. Das Stichwort lautet hier »Risiko«. Denn die Entstehung von Krebs geht auf eine Vielfalt von Faktoren zurück, von denen ein Lebensmittelinhaltsstoff nur einer von mehreren sein kann. Oftmals wird daher zunächst in Studien im Reagenzglas, mit Bakterien, mit menschlichen Zell-kulturen oder schließlich in Tierexperimenten untersucht, ob eine Substanz zu Mutationen in unseren Genen führen kann oder eben bei Tieren zu Tumoren führt. Dazu muss selbstverständlich erst einmal bekannt sein, dass es die zu untersuchende Substanz gibt und wie sie isoliert werden kann. Dann schließlich müssen die Forscher herausfinden, ob die Substanz ab einer bestimmten Do-sis Krebs auslösen könnte. Deshalb sind bis zu diesem Zeitpunkt sämtliche Erkenntnisse nur bedingt auf den Menschen übertrag-bar, denn wir sind bekannterweise weder Maus noch Hund oder ein anderes Versuchstier. Da die Ergebnisse solcher Studien aber ernst genommen werden müssen und sich bisweilen auch schon bei Menschen bewahrheitet haben, werden die Ergebnisse bei der internationalen Krebsforschungsagentur der Weltgesundheitsor-ganisation gesammelt. Je nachdem, wie die Ergebnislage aussieht, ordnet die Behörde diese oder jene Substanz dann in eine von vier Kategorien ein, von denen die erste von einer krebserregenden Wirkung ausgeht, die zweite Kategorie schon nur von einer »wahrscheinlichen« Wirkung, vorrangig auf Basis von Tierexpe-rimenten. Die dritte Kategorie betrifft eine »mögliche« Wirkung, die vierte Kategorie attestiert keine Wirkung mehr.[4]

So, nun dürfen Sie dreimal raten, in welche Kategorien PAKs und HAAs in den meisten Fällen eingestuft wurden. In die vierte Kategorie. Und Acrylamid? In die zweite Kategorie. Die Beweis-lage für Menschen ist insgesamt unzureichend.[5] Die Tipps der Behörden: Man sollte möglichst Brot, Chips, Pommes, Kekse und Kuchen sowie Kaffee nur in Maßen zu sich nehmen und besser nichts anbrennen lassen. Damit lässt sich arbeiten.

»5 am Tag« – so heißt der bekannte Slogan, mit dem die Deutsche Gesellschaft für Ernährung und viele andere Institutionen werben. Das Ziel ist es, Menschen zu motivieren, täglich fünf Portionen Obst und Gemüse zu essen. Warum das notwendig ist? Weil wir Erwachsenen im Durchschnitt zu wenig Obst und Gemüse zu uns nehmen. Die Zahl von fünf Portionen beruht allerdings nicht auf irgendeiner wissenschaftlichen Untersuchung, sondern wurde eher nach dem Motto »Besser zu viel als zu wenig« ausgewählt.

Wie viel Obst und Gemüse essen wir denn nun eigentlich? Laut der genauesten Erfassung für Deutschland, die im Jahr 2013 veröffentlicht wurde, sind es bei Frauen im Durchschnitt eine Portion Gemüse und 1,8 Portionen Obst. Dazu kommt noch eine halbe Portion Saft, was als halbe Portion Obst gezählt werden darf. Zusammengenommen kommen Frauen somit auf 3,2 Portionen Obst und Gemüse am Tag. Das männliche Geschlecht isst bekannterweise nicht so gern Obst und Gemüse. Es kommt nur auf insgesamt 2,7 Portionen Obst und Gemüse pro Tag, davon 1,2 Portionen Obst, 0,8 Portionen Gemüse und 0,7 Portionen Saft.[1] Das heißt also im Klartext: Bis zu den fünf Portionen Obst und Gemüse ist noch etwas »Luft nach oben«.

Seit dem Start der Kampagne »5 am Tag« im Jahr 2000 bis 2011, wo die Daten der Studie erhoben wurden, konnte das Ziel somit nicht erreicht werden. Doch dann kam plötzlich ein neues Trendgetränk auf den Markt: der Smoothie! Ob der Hype damals etwas mit der Erkenntnis des geringen Obst- und Gemüseverzehrs zu tun hatte, ist nicht belegt, doch sprossen hippe Start-ups überall aus dem Boden und überboten sich mit mal mehr, mal weniger leckeren Säften aus püriertem Obst und Gemüse. War die Obst- und Gemüsephobie der Deutschen also plötzlich gebrochen? Es schien so, aber dann wurde plötzlich gewarnt: Achtung, Smoothies enthalten mehr Obst und Gemüse, als man unter normalen Umständen essen würde. Nun war es also plötzlich *zu viel* Obst? Was sollen wir denn nun tun?

Wir fassen erst einmal zusammen: Zunächst wird uns wissenschaftlich belegt, dass wir zu wenig Obst und Gemüse essen. Dann gibt es plötzlich püriertes Obst und Gemüse an jeder Ecke, und viele Menschen bringen sogar »5 am Tag« in einem Rutsch auf den Weg. Und das ist wiederum auch nicht gut? Lösen wir das Rätsel nun auf: Einige der warnenden Stimmen sahen in der plötzlichen Obst- und Gemüselust eine Überschwemmung des Körpers mit Fruchtzucker. Fruchtzucker kann bei übermäßigem Genuss bekanntermaßen die Entstehung einer »nicht alkoholischen Fettleber (NAFL)« bewirken; beispielsweise erhöht sich bei einem Konsum von mehr als einem halben Liter Softdrinks pro Tag das Risiko für die Entstehung einer NAFL, vor allem deshalb, weil der zugesetzte Zucker zur Hälfte aus Fruktose besteht.[2]

Was passiert nun, wenn wir einen halben Liter Smoothie zu uns nehmen, in dem die pure Fruktose aus den enthaltenen Früchten drinsteckt? Die Antwort ist ganz einfach: Das kommt drauf an, *was* der Smoothie enthält. In jedem Fall ist die Verwendung der gesamten Frucht oder des Gemüses besser für den Zuckerhaushalt, als nur den gepressten Saft zu trinken. Denn auf diese Weise sind selbst in pürierter Form sämtliche Bestandteile der Frucht oder des Gemüses im Endprodukt enthalten. Das sind im Idealfall viele Ballaststoffe, die mit dafür sorgen, dass unser Darm-Mikrobiom (die Darmflora) gut ernährt wird und Zucker etwas langsamer in den Körper aufgenommen. Gemüse enthält bekanntlich keinen Fruchtzucker, deshalb gilt zweitens: Gemischte Smoothies aus Obst und Gemüse sind vorteilhafter als pure Obst-Smoothies.

Zu guter Letzt: Orientieren Sie sich einfach an der »5 am Tag«-Empfehlung. Sollten Sie ein wahrer »Obst-und-Gemüse-Fan« sein, dann stecken Sie eben nur je eine Sorte Obst und Gemüse in den Mixer. Sind Sie ein »Obst-und-Gemüse-Muffel«? Dann eben zwei oder drei Sorten. Wichtig ist: Auf Softdrinks und andere extra gesüßte Getränke sowie Lebensmittel sollten Sie nun verzichten. Dann hat die Fettleber keine Chance.

III.
DIÄTEN

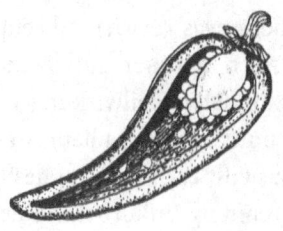

19 ABNEHM-TURBO MIT SUPERFOODS

In regelmäßigen Abständen wird auf Social-Media-Plattformen und anderen Kanälen ein neues »Superfood« auserkoren. Bei einem Superfood handelt es sich um ein Lebensmittel, das besonders reich an bestimmten Nährstoffen und deshalb »super« sein soll. Oder es enthält irgendeinen anderen Inhaltsstoff, zum Beispiel Koffein oder die Aminosäure Taurin, mit dem sich angeblich Höchstleistungen und Weltrekorde aufstellen lassen. Diese und viele weitere Versprechen über die Gesundheitswirkung einzelner Lebensmittel werden einem Millionenpublikum vermittelt.[1] Dann mag es wohl aber etwas verwirrend sein, wenn wieder andere Ernährungsexperten darüber aufklären, dass Superfoods eher keine der oft verkündeten Heilwirkungen erzielen können.[2]

Was stimmt denn nun? Und vor allem, was das Thema »Abnehmen« betrifft? Da heißt es bisweilen, bestimmte Superfoods würden die Fettverbrennung ankurbeln. Oder »negative Kalorien« enthalten, die auf magische Art und Weise die viel zu vielen positiven Kalorien wieder ausgleichen können. Unter den Superfood-Kandidaten sind Exoten wie Açaí, Chia, Goji oder Moringa genauso zu finden wie Brokkoli, Leinsamen, Hülsenfrüchte, Kohl, Nüsse, Blaubeeren oder der gemeine Apfel. Was können sie denn wirklich?

Grob gesagt: Superfoods können nicht mehr als normale Foods, dummerweise können sie aber ausgerechnet bei einer Reihe von negativen Eigenschaften punkten. Die Zeitschrift *Öko-Test* nahm diverse Superfoods unter die Lupe und spürte die folgenden wenig erfreulichen »Ingredienzien« auf: Mineralöle, Schimmelpilze, Pestizide, Blei, Cadmium sowie unerwünschte Bakterien.[3] Die meisten Superfoods bekamen das Urteil »mangelhaft« oder »ungenügend«. Das allein sollte bereits ausreichen, um diese Lebensmittel besser nicht im Übermaß zu konsumieren, selbst wenn sie beim Abnehmen hilfreich wären.

Doch gibt es dafür denn wenigstens wissenschaftliche Belege? Nein. Es funktioniert nicht, einfach ein Superfood oder sonstiges

Lebensmittel – egal welches – zu sich zu nehmen und dann die Kilos purzeln zu sehen. Oder die Fettverbrennung zu stimulieren. Es gibt nur eine Substanz, die in unserem Körper Fett verbrennt, und das ist Sauerstoff.[4] Wie kommt mehr Sauerstoff in die Zellen, um die Fettverbrennung zu erhöhen? Durch Bewegung. Die andere Möglichkeit, Fett zu verbrennen, besteht in der klassischen Kalorienreduktion, indem wir weniger Kalorien über die Nahrung zu uns nehmen, als wir verbrauchen. Dabei ist es dann vollkommen egal, ob wir uns mit oder ohne Superfoods ernähren.

Allein im Hinblick auf die Gewichtsreduktion ist es sogar gleich, wenn wir nur Junkfood in uns reinstopfen, solange wir weniger Kalorien aufnehmen, als wir verbrauchen. Mark Haub, ein Professor der Kansas State University, demonstrierte dies im Selbstversuch, indem er zehn Wochen lang nur Chips, Cookies, Burger und dergleichen aß, insgesamt aber täglich nicht mehr als 1800 Kilokalorien zuführte. Nach zehn Wochen hatte er 27 Pfund abgenommen, und sein BMI (Body-Mass-Index) war von 28,8 auf 24,9 gesunken (als Idealwert gilt laut WHO wie gesagt ein BMI zwischen 18,5 und 24,9).[5] Diese »Diät« sollte man natürlich nicht als Empfehlung auffassen, denn in den meisten dieser hoch verarbeiteten Lebensmittel stecken weniger Nährstoffe und Ballaststoffe als in frischen und wenig verarbeiteten Lebensmitteln. Ein Nährstoffmangel wäre vorprogrammiert. Klar ist aber: Ob Junkfood oder Superfood, weniger Kalorien lassen Kilos purzeln.

Eine Ausnahme mit Blick auf Superfoods gibt es – Stand der Forschung – dann aber doch noch: 100 Milligramm Koffein, etwa der Gehalt einer Tasse Kaffee, können den Energieumsatz um rund 20 Kilokalorien steigern.[6] Bevor man aber nun denkt, das wäre eine effektive Superfood-Diät, hilft es zu wissen, dass das gerade einmal die Kalorien von vier bis fünf M&M's wären.

20 DARMDIÄTEN: CHARMING OR ALARMING?

In Deutschland fing es 2012 an: Eine Medizinstudentin trat bei einem Science-Slam auf, wo Studenten auf unterhaltsame und kurzweilige Art und Weise in einem kurzen Vortrag ihr Lieblingsthema einem Publikum vorstellen, das von diesem Thema meist keine Ahnung hat. Ein Literaturagent war auch anwesend und entdeckte direkt das Potenzial für ein Buchprojekt, also erschien zwei Jahre später *Darm mit Charme* von Giulia Enders.[1] Damals waren einige der Ansicht, es handle sich um ein weitgehend »unerforschtes« Organ.

Doch wie jedes andere menschliche Organ war auch der Darm freilich seit der Antike Gegenstand wissenschaftlichen Interesses. Nach dem Erfolg des Buches entfesselte sich aber ein Tsunami: Der Buchmarkt wurde von Darmbüchern geflutet wie selten zu einem anderen Gesundheitsthema. Die Darmgesundheit schien nun plötzlich alles beeinflussen zu können: Körpergewicht, Intelligenz, Hautbild, Autismus, Depressionen bis hin zu Autoimmunerkrankungen. Darmsanierungen gewannen weithin nahezu den Status eines Reset-Buttons für die eigene Gesundheit, und jedes noch so kleine Unwohlsein schien jetzt anhand unserer Eingeweide erklärt werden zu können: Die Ursachen für alles lagen in den Viszeralien – irgendwo tief, tief, tief im Inneren des eigenen Körpers, das unter normalen Umständen niemals das Tageslicht erblickt. Das Einzige, was dort täglich irgendwann einmal vorbeikommt, sind die zum Nahrungsbrei verarbeiteten Lebensmittel, die wir zu uns genommen haben. Was liegt also näher, als den neuen, tief verborgenen Mittelpunkt unserer Gesundheit über unsere Ernährung zu beeinflussen?

Und da überschlug man sich haufenweise mit Tipps, vor allem: möglichst viel pflanzliche Nahrung und im Besonderen Ballaststoffe, von denen wir angeblich wie immer viel zu wenig verzehren.[2] Als ultimativer Beweis für die Wirksamkeit der Ratschläge dienten zuletzt immer wieder Analysen der Bakterien in unserem Darm, des Mikrobioms, das man früher »Darmflora«

nannte. Welche Wunder kann der Darm denn nun wirklich vollbringen?

Ein gutes Indiz für übertriebene Heilsversprechen ist es, wenn Erkrankungen wie Covid-19 nun auch plötzlich durch die richtige Darm-Ernährung vorgebeugt werden soll.[3] Am besten mit ausreichender Ballaststoffzufuhr, lauten die gängigen Ratschläge, obwohl wir die von der Weltgesundheitsorganisation empfohlenen 25 Gramm pro Tag im Durchschnitt erreichen.[4]

Einer der weltweit führenden Forscher zu diesem Thema, John Cryan vom University College Cork in Irland, hat dazu eine Ernährungspyramide erstellt.[5] Sie fußt auf einer breiten Basis von Getreideprodukten, Gemüse und Obst. Darüber stehen fermentierte Milch- und Gemüseprodukte sowie Nüsse, Öle, Kräuter und Samen. Dann kommen Geflügel und Eier sowie Fisch und Meeresfrüchte. Die Spitze bilden Süßigkeiten und rotes Fleisch. Der Clou bei der Geschichte: Sie können auch die Ernährungspyramide der Deutschen Gesellschaft für Ernährung (DGE) danebenstellen und werden keine großen Unterschiede feststellen, außer dem, dass die DGE Ihnen keine Darm-Ernährung verkauft. Auch Professor Cryan sagt ausdrücklich, dass die meisten Erkenntnisse zur Darm-Ernährung bislang nur im Tierversuch vorliegen und die Forschung immer noch in den Kinderschuhen steckt. Das ist seriös, weniger seriös sind dagegen Behauptungen, man könne mit Untersuchungen der Bakterienzusammensetzung unseres Mikrobioms Aussagen über unseren allgemeinen Gesundheitszustand treffen. Und das ist der zweite Aspekt, den wir trennen müssen.»Teuer und sinnlos: DGVS rät von Stuhltests zur Analyse des Darm-Mikrobioms ab«, lautet daher die Empfehlung der Deutschen Gesellschaft für Gastroenterologie, Verdauungs- und Stoffwechselkrankheiten (DGVS).[6]

Lässt sich aber nun mit Darmdiäten wenigstens abnehmen? Ja, allerdings nicht aufgrund einer »Neuprogrammierung« des Darms, sondern weil Sie mit erhöhter Ballaststoffzufuhr und mehr pflanzlicher Kost meistens auch weniger Energie zu sich nehmen.[4] Viel Wind um wenig Substanz also.

21 KALORIE IST NICHT GLEICH KALORIE (TRENNKOST)

Was ist eine Kilokalorie? Physikalisch betrachtet: die Menge Energie, die benötigt wird, um 1 Liter Wasser um 1 °C zu erhitzen. Nun wissen wir aus jahrzehntelanger Forschung, dass die Definition der Kalorie im wahren Leben nicht immer zutrifft. Manche Ernährungsexperten haben aufgrund dieser Tatsache den mehr oder weniger schlauen Spruch gedichtet, eine Kalorie sei nicht immer gleich eine Kalorie. Wie, wann und wie schnell eine solche im menschlichen Körper verstoffwechselt werde, sei unterschiedlich.[1]

Warum? Nun, da finden die Urheber dieser Sentenz meist individuelle Gesetzmäßigkeiten, die dann mehr oder weniger zufällig zu dem eigenen Diät- oder Ernährungskonzept passen. Mal ist die Kalorie nicht die gleiche – je nachdem, welche Tageszeit herrscht. Mal unterscheidet sie sich je nach Lebensmittel – und dann wiederum danach, ob sie aus Fett, Kohlenhydraten oder Proteinen stamme.

Fakt ist natürlich, dass es auf noch sehr, sehr viele weitere Faktoren ankommt, wie schnell eine Kalorie im Körper verstoffwechselt wird – doch ihr Energiegehalt bleibt immer der gleiche! Verschiedene Theorien haben sich dann in eine Reihe von Trennkost-Strömungen aufgesplittert.

Die bekannteste Variante dürfte die haysche Trennkost sein, eine von dem New Yorker Arzt William Howard Hay zu Beginn des 20. Jahrhunderts entwickelte Ernährungsform. Danach sollten drei Viertel der Nahrung aus möglichst rohem Gemüse und Obst bestehen und der Rest aus proteinreichen Lebensmitteln wie Fisch und magerem Fleisch. Nur eins durften seine Follower nicht: alles gemischt essen, denn Proteine und Kohlenhydrate könne der Körper zusammen nicht verdauen. Die Insulin-Trennkost erlaubt dagegen Kohlenhydrate wiederum nur am Morgen und Proteine am Abend. Andere Varianten geben wieder andere Zeit und Trennungsregeln vor.[2] Doch tatsächlich: Viele Benutzer können mit Trennkost ihr Gewicht reduzieren. Aber muss man dafür wirklich Lebensmittel getrennt essen?

III. Diäten

Das Trennen von bestimmten Speisen wurde bekannterweise nicht erst von Mr. Hay oder den anderen Trennkost-Gurus erfunden. Persische Ärzte glaubten schon vor Hunderten von Jahren, dass zum Beispiel Milch und saure Lebensmittel nicht kombiniert werden dürften, weil dafür unterschiedliche Verdauungssäfte notwendig seien. Die jüdischen Speisevorschriften sind sogar noch älter und trennen milchig von fleischig sowie alles, was nicht zu diesen beiden Kategorien gehört.[3] Nun sollen also eben auch Kohlenhydrate nicht zusammen mit Protein verspeist werden.

Eines gilt zumindest als gesichert: Perser, Juden und weitere Trennköstler nahmen keinen Schaden, auch wenn sie unterschiedlich separierten. Alle anderen Menschen, die gar keine Art von Trennkost befolgen, ebenso nicht. Im Gegenteil, unser Körper verfügt jeweils über die passenden Verdauungsenzyme, um Kohlenhydrate, Proteine und auch Fette jederzeit parallel zu verdauen. Kohlenhydrate und Fette werden bereits im Mund angedaut, Proteine im Magen. Dann werden sie alle im Dünndarm gespalten und aufgenommen. Unser Körper kommt also zu jeder Tageszeit mit jeder Art von Nahrung klar, egal, welche Inhaltsstoffe darin enthalten sind.

Kann die Trennung dennoch sinnvoll sein? Ja, zum Beispiel bei Diabetikern ist eine kohlenhydratarme Mahlzeit am Abend angeraten, da so während der Nachtruhe kein unnötig hoher Blutzucker herrscht, ein individueller Test der Blutzuckerreaktion kann Betroffenen noch zusätzlich helfen.[4] Das gilt aber nicht für gesunde Menschen.

Kann man mit Trennkost abnehmen? Auch das funktioniert, denn durch den hohen empfohlenen Gemüseverzehr können viele Kalorien eingespart werden. Zudem folgt die Nahrungsaufnahme einer recht strikten Planung, was allein bereits einen bewussteren alltäglichen Umgang mit Lebensmitteln bewirkt. Die Gewichtsabnahme beruht trotzdem nicht auf der *Trennung* von Nährstoffen, denn eine Kalorie bleibt eine Kalorie. Es werden schlicht durch die bewusste Planung weniger Kalorien aufgenommen.

22 KALORIENZÄHLEN BRINGT NICHTS
(LOW FAT/LOW CARB)

Sicher haben Sie schon mal einen dieser Namen gehört: Atkins-Diät, Bulletproof-Diät, Dukan-Diät, Fricker-Diät, Hollywood-Star-Diät, GLYX-Diät, Ornish-Diät, Pritikin-Diät, Susan-Powter-Diät oder eben die stinknormale »Schrothkur«. Allen gemeinsam ist, dass sie entweder dem Prinzip »Low Carb« oder »Low Fat« folgen, und es gibt natürlich noch viele mehr. Während bei den Trennkost-Diäten vorgegaukelt wird, wir könnten vor allem Proteine und Kohlenhydrate nicht parallel verdauen, trennen sich hier also die Geister zwischen Kohlenhydraten und Fett.[1] Beide Lebensmittelinhaltsstoffe liefern die Energie für unseren Körper, 1 Gramm Kohlenhydrate rund 4 Kilokalorien, 1 Gramm Fett rund 9 Kilokalorien. Rein rechnerisch ließen sich also durch weniger Fett deutlich mehr Kalorien einsparen als durch weniger Kohlenhydrate.[2]

Dann gibt es Autoren wie den veganen *animal lover* Dr. Michael Greger, der die Pritikin-Diät anpreist, also eine Low-Fat-Diät,[3] und Bas Kast, der eher kohlenhydratarme Kost empfiehlt.[4] Wie schon bei der Trennkost findet hier jeder sein Lager.

Wer sich vegan oder vegetarisch ernährt, würde bei einer Low-Carb-Diät schnell verhungern, denn was bleibt dann noch übrig, wenn pflanzliche Lebensmittel vor allem eines enthalten: Kohlenhydrate? Bei »Low Fat« machen sich pflanzliche Lebensmittel dagegen hervorragend im Speiseplan. Herr Kast und viele weitere Low-Carb-Verfechter haben selbst oder durch mehr oder weniger gute Recherche festgestellt, dass sich damit tatsächlich schnell Gewicht reduzieren lässt. Dabei hört man dann oft den neumodischen Spruch »Fett ist nicht gleich Fett«, weil man bei Low-Carb-Diäten logischerweise nicht ohne Fett auskommt. Irgendwoher muss die Energie schließlich stammen, und dann ist Fett plötzlich wieder gut. Aber auch wieder nur manches. Kommt es eventuell doch einfach nur auf die Kalorien an?

Natürlich kommt es auf die Kalorien an. Bedenkt man, wie viel

Kalorien wir über Kohlenhydrate und über Fett zu uns nehmen, so sieht man, dass etwa 50 Prozent aus Kohlenhydraten stammen und 35 Prozent aus Fett.[5] Das heißt im Umkehrschluss, dass trotz des höheren Energiegehaltes von Fett (9 Kilokalorien pro Gramm) bei unserem Ernährungsmuster die starke Reduktion der Kohlenhydratzufuhr (mit 4 Kilokalorien pro Gramm) gleichzeitig das höchste Potenzial für eine Verringerung der Kalorienzufuhr insgesamt bietet. Zudem wird bei starker Kohlenhydrateinschränkung zuerst das in Leber und Muskeln gespeicherte Glykogen abgebaut. Da die Verbrennung dieses Speicherkohlenhydrates mit einer Freisetzung von bis zu 2 Liter Wasser einhergeht, sieht es so aus, als würden schon in den ersten ein oder zwei Wochen der Low-Carb-Diät die Kilos purzeln. Langfristig betrachtet ist dieser anfängliche Effekt einer Low-Carb-Diät natürlich wieder zu vernachlässigen.

Eine übergreifende Auswertung von 23 belastbaren Studien zwischen den Jahren 1966 und 2011 kam zu dem Ergebnis, dass Low-Fat- und Low-Carb-Diäten bei übergewichtigen oder adipösen Menschen den gleichen Erfolg erzielen: sowohl was die Gewichtsabnahme betrifft als auch andere Faktoren wie Blutfette.[6] Einzelne Studien haben dieses robuste Ergebnis immer wieder bestätigt, ob es sich nun um die Atkins-Diät (extreme Low-Carb-Diät), Ornish-Diät (extreme Low-Fat-Diät), Zone-Diät (gemäßigte Low-Carb-Diät) oder das Weight-Watchers-Konzept (gemäßigte Low-Fat-Diät) handelte: Solange die Teilnehmer die gleichen Gesamtkalorien zu sich nehmen, verlieren sie auch an Körpergewicht.[7] Was sich unterscheidet, ist die Durchhaltezeit für unterschiedliche Diäten. Mit einem gemäßigten Low-Carb-Konzept scheint im Alltag eine einfachere Orientierung möglich zu sein als mit extremen Low-Carb- oder Low-Fat-Konzepten. Nur was den Körperfettanteil betrifft, scheinen Low-Fat-Diäten einen schnelleren Abbau bei adipösen Menschen zu fördern. Ansonsten wählen Sie, was Ihnen gefällt ...

23 NIE MEHR JO-JO-EFFEKT

Was passt bei dem folgenden Werbeversprechen nicht zusammen? »10 Kilo in zwei Wochen, garantiert ohne Jo-Jo-Effekt!« Bevor wir zur Auflösung kommen, kurz zur Erläuterung, was »Jo-Jo-Effekt« eigentlich heißt: Umgangssprachlich hat sich dieser Begriff eingebürgert, um das Phänomen zu beschreiben, dass nach dem Abnehmen innerhalb von wenigen Wochen sogar mehr Kilos auf den Hüften liegen können als vor der Reduktion, das Gewicht also »runter- und raufgeht« wie bei einem Jo-Jo-Spielzeug.

Als absolut gesicherte Erkenntnis gilt, dass eine zu schnelle Gewichtsabnahme in der Folge durch eine verstärkte Gewichtszunahme kompensiert wird.[1] 10 Kilogramm Gewichtsverlust innerhalb von zwei Wochen wäre daher schon einmal die beste Voraussetzung für einen anschließenden Jo-Jo-Effekt.

An Werbeversprechen dieser Art mangelt es leider dennoch nicht. Eine gesunde und dauerhafte Gewichtsabnahme erfolgt relativ langsam, ein halbes Kilogramm pro Woche etwa gilt als verträglich. Wenn wir die »0« in der oben genannten Werbeaussage einfach rausstrichen, ergäbe sie also sogar einen Sinn! Doch leider kann man mit »1 Kilo in zwei Wochen« noch nicht besonders große Hoffnungen wecken und dementsprechend auch nicht das große Geld verdienen. Zudem fehlt es uns Menschen bei langfristigen Zielen oftmals an Durchhaltevermögen; und tägliches Wiegen auf der Badezimmerwaage kann ernüchternd sein, wenn erste Erfolge frühestens nach zwei bis drei Monaten messbar sind. Das Ausmaß des Dilemmas wird deutlich, wenn wir uns ansehen, wie ein Therapieerfolg bei der Gewichtsreduktion bei übergewichtigen und adipösen Menschen definiert ist: Von Erfolg wird gesprochen, wenn das aktuelle Körpergewicht ein Jahr nach Diätbeginn immer noch bei 90 bis 95 Prozent des Ausgangsgewichts liegt. Das sind nur wenige Kilogramm Differenz. Was also tun?

Angenommen, ein übergewichtiger Mensch mit 1,75 Körpergröße wiegt 100 Kilogramm und beginnt eine Diät, dann wäre diese Diät erfolgreich, wenn er oder sie nach einem Jahr 90 bis

95 Kilogramm wöge. Das klingt nicht nach viel, ist aber ein Anfang, denn anschließend gilt es, das Gewicht zu halten und durch
eine dauerhafte Ernährungsumstellung weiter Gewicht zu reduzieren. Jedes Kilogramm weniger führt zu geringerem Entzündungsgeschehen, Krebs-, Diabetes- und Herzkreislaufrisiko sowie
Blutdrucksenkung. Die Forschungslage zeigt aber leider, dass
unser Körper wunderbar mit weniger Energieaufnahme aus-
kommen kann, indem er einfach seinen eigenen Energieverbrauch reduziert. Höhere Energiezufuhr nimmt er dagegen zum
Anlass, die Energie zu speichern und anschließend aufs Äußerste
zu verteidigen.

Plakativ wurde das bei Teilnehmer*innen der US-Fernsehshow
»The Biggest Loser« deutlich.[2] Unter bester Betreuung verloren
sie in einem Jahr durchschnittlich 58 Kilogramm. Ihr täglicher
Energieverbrauch sank durch das geringere Körpergewicht um
610 Kilokalorien. Nach sechs Jahren hatten sie nicht nur wieder
41 Kilogramm zugenommen, sondern ihr täglicher Energieverbrauch war sogar um weitere 96 Kilokalorien gesunken. Das
bedeutet einen unausweichlichen Jo-Jo-Effekt, es sei denn, sie
hätten sich weiterhin strikt an die anfängliche Diät gehalten.

Dass dies unter normalen Lebensumständen sehr schwerfällt,
dürfte uns allen aus eigener Erfahrung bewusst sein. Das Deutsche Institut für Medizinische Dokumentation und Information (DIMDI) erstellte 2013 eine umfangreiche Analyse von Diäten und Programmen zur Gewichtsreduktion und davon, welche
nach mindestens einem Jahr oder länger noch wirksam waren.[3]
Die größten Chancen bestehen bei moderat fett- und/oder koh-
lenhydratreduzierten Diäten. Ebenso können therapeutisch be-
gleitete Formula-Diäten wirksam sein. Darunter versteht man
Diäten, bei denen mindestens eine Mahlzeit am Tag durch ein
kalorienreduziertes Produkt ersetzt wird (oft in Form eines
handelsüblichen Shakes, Fertigdrinks oder in Pulverform). Und
eines gilt als erwiesener Erfolgsfaktor für jede Diät: professionelle
Begleitung und Austausch mit Gleichgesinnten.

24 »DER REIS IST HEISS«: WAS KANN DIE REISDIÄT?

Reis ist ein wunderbares Lebensmittel. Für rund die Hälfte der Menschheit ist er ein Grundnahrungsmittel, wie es für uns der Weizen ist. Ob Vollkornreis oder die polierte Variante, beide enthalten ähnlich viel Energie. Bei der polierten Variante muss man dennoch Abstriche machen, was den Gehalt an Vitaminen und Mineralstoffen betrifft. Im Rahmen einer ausgewogenen Ernährung ist aber auch das kein Problem, sondern nur dann, wenn außer Reis wenig anderes gegessen wird. Ist eine »Reisdiät« also eine gute Idee?

Wie bei allen sogenannten Monodiäten (dazu mehr im übernächsten Kapitel) ist es meist keine gute Idee, über einen längeren Zeitraum hauptsächlich oder ausschließlich nur ein Lebensmittel zu sich zu nehmen.[1] Die Reisdiät sollte man sich allerdings einmal etwas genauer ansehen, denn es gibt durchaus Anwendungsbereiche für diesen Spezialfall.

Wie funktioniert nun so eine Reisdiät? Da gibt es mehrere Abstufungen: Die extreme Variante setzt nur auf Reis morgens, mittags und abends. Erlaubt sind Getränke wie Wasser und Tees. Manche Varianten lassen zusätzlich etwas Obst oder Fruchtpürees zu. Das sorgt für Abwechslung. Noch etwas verträglicher wird es allerdings, wenn auch gedämpftes Gemüse und mageres Fleisch den Diätplan ergänzen. Es ist natürlich möglich, mit der extremen Form zu beginnen, zum Beispiel für zwei bis drei Tage. Dann verschiedene Obstsorten oder Fruchtpürees zu ergänzen. Und nach ein bis anderthalb Wochen nochmals Gemüse und mageres Fleisch zum Abendessen einzuplanen. Länger als zwei Wochen ist eine Reisdiät allerdings nicht zu empfehlen und ohne professionelle Betreuung auch besser nur für zwei bis drei Tage.[2]

Die Reiskur hat allerdings therapeutisch durchaus eine Geschichte, vor allem in der Traditionellen Chinesischen Medizin (TCM). Verständlicherweise, denn so, wie es in unseren Breiten diverse andere Körnerkuren gibt, hat man sich in Asien auf Reis spezialisiert. Muss es dann also unbedingt Reis sein?

Reis enthält sowohl in der Vollkorn- als auch in der Weißkorn-variante viel Kalium und stimuliert so die Nierentätigkeit. Auf diese Weise wird der Körper entwässert und nach alternativmedizinischer Theorie auch »entgiftet«. Letzteres können Sie allerdings auch erreichen, indem Sie einfach ausreichend Flüssigkeit aufnehmen. Weniger Gewicht auf der Waage ist daher leider meist nur die Folge des ausgeschiedenen Wassers.

Eine weitere Anwendung finden Reiszubereitungen zum Beispiel in China in Form einer Art Reisbreisuppe, dem sogenannten Congee. Ebenfalls mit unterschiedlichen Zutaten wie Honig, Nüssen, Obst oder Ingwer modifiziert, ist er eine Art Hausmittel gegen alle Arten von Alltagsbeschwerden. Da die Chinesen den Congee schon seit Jahrhunderten anwenden, muss da doch irgendetwas dran sein? Eine Congee- oder sonstige Reiskur kann bei Durchfällen, Gicht oder auch erhöhten Cholesterinwerten zur Besserung beitragen. Das ist allerdings nicht ungewöhnlich und wohl nicht speziell auf das Reiskorn zurückzuführen. Alle Getreidesorten haben die Eigenschaft, Wasser zu binden, liefern Ballaststoffe und sind arm an den Gicht auslösenden Purinen. In den Heil- und Kuranstalten des 19. Jahrhunderts wurden daher nicht umsonst Getreidekuren durchgeführt. Das Birchermüsli oder die Sieben-Tage-Körner-Kur feierten ebenfalls ihre Erfolge. Es lässt sich also unabhängig vom Reis oder anderem Getreide bei Ausschluss fast aller sonstigen Lebensmittel, vor allem tierischer, eine Verbesserung des Cholesterin- oder des Harnsäurespiegels erreichen. Letzterer ist ausschlaggebend, wenn es zu einem Gichtanfall kommt. Einzig bei Durchfallerkrankungen kann der Reis die Nase vorn haben, weil er in der polierten Variante kaum Ballaststoffe enthält und so im Darm Wasser binden kann, ohne dass es gleichzeitig zu Verdauungsproblemen kommt.[3]

Die meisten positiven Effekte einer Reisdiät lassen sich also auch durch andere Getreidekuren erzielen. Oder durch ganz andere Kostformen, die sich darüber hinaus dauerhaft umsetzen lassen, wie zum Beispiel eine pflanzenbasierte Ernährung.

25 SCHLAFEND SCHLANK WERDEN (FASTEN)

Manche Trends kommen immer wieder, nur im neuen Gewand. Und mit neuen Werbeträgern. Wenn Eckart von Hirschhausen seinen Bauchumfang reduziert, dann, ja dann ist das eine Revolution, und jeder möchte wissen, wie er das denn nun geschafft hat. Das Gleiche gilt für so ungefähr jeden prominenten Diät-Protagonisten der letzten zehn Jahre, der oder die regelmäßig in Talkshows, Klatschspalten oder eben eigenen Fernsehsendungen auftritt. Früher hieß das mal »Meal-Skipping« oder »Dinner-Cancelling«. Also einfach mal die Hauptmahlzeiten ausfallen lassen. Nun haben sich aber mit der Verleihung des Medizin-Nobelpreises an den japanischen Zellforscher Yoshinori Ohsumi zahlreiche mehr oder weniger kompetente Ernährungsexperten die Entdeckung dieses anerkannten Forschers für ihre Zwecke ausgeliehen. Nahrungsentzug aller Art soll demnach nicht nur die Kilos purzeln lassen (was keine große Überraschung ist), sondern auch die körpereigene Müllabfuhr auf Hochtouren bringen. Ein Mechanismus, der als »Autophagie« bezeichnet wird und das Leben verlängern soll, indem alte Zellen und Reststoffe entsorgt werden, die sonst den Alterungsprozess stimulieren sollen.

Leider ist dieser Effekt bisher nur in Zell- und Tiermodellen erwiesen. Ab welcher Fastenzeit oder durch welche Lebensmittel Menschen besonders viel Autophagie betreiben und deshalb auch noch länger leben könnten, konnte noch niemand zeigen.[1] Dennoch macht sich dieser kleine *potenzielle* Zusatznutzen natürlich gut, um das gute alte Fasten mit neuem Anstrich zu verkaufen. Die große Auswahl an Fastenkonzepten gaukelt zusätzlich vor, dass dort ziemlich viel Wissenschaft betrieben wurde: Saftfasten, modifiziertes Fasten, Schalttagefasten, Nulldiät, Mayr-Kur und Heilfasten. Dann Intervallfasten im Verhältnis 16:8, 12:12, 5:2 oder was gerade wieder einmal bei irgendwem gut funktioniert hat. (Bei der 16:8-Diät beispielsweise verzichtet man sechzehn Stunden am Stück auf Nahrung.) Fakt ist, dass Fasten tatsächlich mal einen Sinn hatte, aber der war nicht rein diätetisch.

Halten wir zunächst ein paar weitere Fakten fest: Weder die muslimischen noch die streng katholischen Länder, in denen längere Fastenzeiten heute noch praktiziert werden, zeichnen sich durch eine besonders hohe Lebenserwartung aus. Die Deutsche Gesellschaft für Ernährung (DGE) sagt:»Wer fasten möchte, sollte dies nicht aus der Absicht heraus tun abzunehmen.«[2] Einfach deshalb, weil Fasten meist nicht als dauerhafte Ernährungsweise möglich ist. Auch bestimmte Vorerkrankungen wie Schilddrüsenüberfunktion, Demenz oder Leber- und Nierenerkrankungen erfordern eine ärztliche Begleitung beim Fasten. In klinischen Studien zeigt sich, dass Fasten nicht besser oder schlechter ist als andere Diäten, wenn es um die Gewichtsabnahme geht.[3] Letztlich enthalten Heilfastenkonzepte meist sowieso eine starke Kalorienreduktion, und selbst beim Intervallfasten ist die Kalorienaufnahme durch die kleinen Zeitfenster für das Essen reduziert.

Wenn Fasten schon nicht zum Abnehmen besser geeignet ist als andere Diäten, wozu ist es dann gut? Vorteilhafte Effekte lassen sich durchaus für chronische Entzündungen, chronische Herz-Kreislauf-Erkrankungen, Allergien, chronische Schmerzzustände, psychosomatische Krankheiten und zu hohe Blutzucker-/Blutfettspiegel oder zu hohen Blutdruck feststellen.[4] Wichtig ist es, während der Nahrungsabstinenz auf ausreichende Flüssigkeitszufuhr zu achten, damit Abbauprodukte des Fastenstoffwechsels leichter über die Nieren ausgeschieden werden können.[5]

Wer mittels Sport noch etwas mehr Kalorien in Kombination mit Fasten verbrennen will, der sollte das vor der ersten Mahlzeit des Tages tun. Allen anderen empfehle ich eine einfache Form des Fastens, die ich als»Mikro-Intervallfasten« bezeichne: Stellen Sie sich einen Timer oder eine Stoppuhr nach jeder Mahlzeit und jedem Snack auf zwei bis drei Stunden. Erst nach Ablauf der Zeit können Sie wieder etwas essen und immer nur eine Portion. Wasser, Tee und kalorienfreie Getränke sind jederzeit erlaubt.[6] So hat Ihr Körper immer ausreichend Zeit, die Nahrung auch zu verarbeiten. Ganz einfach, denn so funktioniert unser natürlicher Stoffwechsel.

26 SCHLANK MIT MONODIÄTEN (EI, KOHL UND ANDERE)

Kommen wir nun zu den sogenannten Monodiäten. Die Reisdiät kann ebenfalls dieser Gruppe zugeordnet werden, da sie aber in einer etwas anderen Tradition steht und tatsächlich einen begrenzten therapeutischen Nutzen haben kann, haben wir sie bereits besprochen. Doch mit Sicherheit kennen Sie selbst die Kohlsuppendiät, oder Sie kennen jemanden, der sie schon mal ausprobiert hat und wärmstens empfiehlt? Oder eben auch nicht, denn die Kohlsuppendiät ist ein echtes Paradoxon. Sie hält sich seit Ewigkeiten in den jährlich wiederkehrenden Abnehmtipps der Lifestyle-Magazine und Diät-Ratgeber. Gleichzeitig dürfte ausgerechnet Kohl wohl eines der Lebensmittel sein, die ansonsten kein Mensch tagelang aus purem Genuss und Wohlbefinden in rauen Mengen essen wollte.

Doch die Kohlsuppendiät ist nicht alleine da. Unter dem Begriff »Monodiäten«, also Diäten mit vorrangig einem erlaubten Lebensmittel, tummeln sich eine ganze Reihe ähnlicher Konzepte.[1] Da wäre zum Beispiel noch die Eierdiät, die Sieben-Tage-Körner-Kur oder die Ananasdiät. Es ist nicht schwer zu erraten, was bei der jeweiligen Diät auf dem Teller liegt, von großer Abwechslung kann also nicht die Rede sein. Bei der Ananasdiät sollen zwei ganze Früchte pro Tag gegessen werden, bei der Eierdiät sind es täglich drei bis vier Eier. Bei der Körnerkur gibt es immerhin an sechs Tagen Körner, jeden Tag eine andere Sorte: Hafer, Hirse, Gerste, Dinkel, Weizen, Reis. Und am siebten Tag ist dann eine Mischung aus allen möglich. Die Körner dürfen mit Obst und Gemüse sowie geringen Mengen Milchprodukten angesetzt werden. Auch die Eierdiät darf mit etwas magerem Fleisch oder Gemüse aufgepeppt werden, ebenso die Kohlsuppendiät. Nur bei der Ananasdiät heißt das Motto: »Nichts geht, außer Ananas.« Das große Rätsel: Irgendwie muss doch etwas an diesen Diäten dran sein, sonst würden sie sich doch nicht so hartnäckig großer Beliebtheit erfreuen?

Die eine Erklärung für die große Beliebtheit ist ebenso einfach wie selbsterklärend: Diese Diäten sind äußerst unkompliziert, »schlicht und einfach« sozusagen. Sie brauchen keine verzwickten Theorien zu verstehen oder Lebensmitteltabellen zu wälzen, kein großes Geld für ausgefallene Lebensmittel auszugeben oder über besondere Kochkünste zu verfügen. Sie kaufen einfach dieses Lebensmittel ein, plus eventuell ein paar Ergänzungen, und dann heißt es lediglich, stur eine Woche oder auch zwei durchzuhalten.

Die zweite Erklärung für die große Beliebtheit ist ebenso einleuchtend: Durch die starke Einschränkung sämtlicher sonstiger Lebensmittel, die Sie üblicherweise zu sich nehmen, sparen Sie jede Menge Kalorien ein. Denken Sie nur an die sonst unkontrollierten Naschattacken oder den Nachschlag beim Mittagessen. Wer täglich das Gleiche isst, nimmt sogar schon freiwillig kleinere Portionen und erst recht keine zweite.

Sie haben also letztlich eine sehr einfache Ernährungsvorgabe, reduzieren die Kalorienaufnahme und dadurch im Optimalfall auch etwas Körpergewicht. Die Eierdiät wäre sogar eine Art Low-Carb-Variante der Monodiäten und könnte in dieser Hinsicht den größten Erfolg versprechen. Allerdings sind drei bis vier Eier pro Tag sicher nicht auf Dauer geeignet, den Cholesterinspiegel im Lot zu halten. Auch die Theorie hinter der Ananasdiät ist fragwürdig: Das in der Ananas enthaltene Enzym Bromelain solle die Fettpolster auflösen. Für die Kohlsuppen- und die Körnerdiät existieren keine derartigen pseudowissenschaftlichen Erklärungsversuche, und beide Lebensmittel sind durchaus auch im Rahmen einer ausgewogenen Ernährung zu empfehlen. Ebenso wie Ananas und Eier.

Daher wäre zusammenfassend der beste Rat: Falls Sie der Einfachheit halber unbedingt eine dieser Diäten durchführen wollen, dann wären die Kohlsuppen-, die Eier- oder die Körnerdiät anzuraten, da sie immerhin noch ausreichend Nährstoffe und Energie liefern. Ansonsten bauen Sie doch einfach diese Lebensmittel in Ihren sonstigen Speiseplan ein und ersetzen so vielleicht die ein oder andere Kalorienbombe.

27 SCHNELLER SCHLANK MIT PULVERN UND PILLEN

Sicher haben Sie auch schon mal eine dieser Werbeanzeigen gesehen, in denen schlanke Menschen halb nackt in meditativer oder antik-statuenhaft anmutender Pose die Wirkung einer Schlankheitspille bezeugen. Oder eines Schlankheitspulvers. Wahlweise sehen die Testimonials aber auch stinknormal aus und stellen sich in eine XXXL-Hose hinein, in die sie nach erfolgreicher Diät nun mindestens dreimal passen würden.

Es gibt keine Werbebotschaft, die erfolgreicher mit Vorher-nachher-Bildern von geglückten Abnehmversuchen funktioniert als die für Pillen und Pülverchen. Die Kurzschlussreaktion in unserem Gehirn vermittelt uns dann automatisch, dass es ganz einfach sei, mit diesem Produkt abzunehmen: keine komplizierten Ernährungspläne oder gar eine Ernährungsumstellung, sondern einfach weiteressen wie bisher und danach eine Pille einwerfen. Oder eben ein oder zwei Mahlzeiten durch einen Shake ersetzen.

Abnehmpillen gab es schon viele. »DNP« (»Doctor of Nursing Practice«, ein Pestizid), »Aminorex« (Appetitzügler), »Qsymia«, »Belviq«, »Saxenda«, »Contrave« oder »Orlistat« (Fettaufnahmehemmer) heißen sie. Oder haben sie geheißen, denn bis auf das letztgenannte Orlistat waren diese Pillen entweder wirkungslos oder im schlimmsten Fall gesundheitsschädlich.[1] Orlistat ist eine Ausnahme, da hier die Fettaufnahme im Dünndarm größtenteils verhindert wird. Das kann natürlich Kalorien sparen, andererseits flutscht das im Darm verbleibende Fett dann sehr schnell durch die Verdauungsgänge und landet mit Pech auch in der Unterwäsche. »Fettdurchfall« nennt sich das.

Bei Pulvern sieht die Sache wieder etwas anders aus. Dort tummeln sich diverse Anbieter und preisen die jeweiligen Vorteile des Produkts an. Mal besonders guter Geschmack, mal glutenfrei oder eben vegan. Diese sogenannten Formula-Diäten oder Mahlzeitersatz-Drinks liefern eine definierte Menge Kalorien und sollen auch alle Nährstoffe mitbringen. Solche Mixturen können gewöhnungsbedürftig sein, doch wirken sie wenigstens?

Diese Frage hat das Deutsche Institut für Medizinische Dokumentation und Information (DIMDI) in einer umfassenden und kaum bekannten Analyse zur »Wirksamkeit von Diäten zur nachhaltigen Gewichtsreduktion bei Übergewicht und Adipositas« anhand von sechs Studien für Formula-Diäten untersucht, die mit erfolgreicher Gewichtsreduktion für mindestens ein Jahr und unter professioneller Begleitung durchgeführt wurden. Dabei ergab sich eine Schwankungsbreite von rund 10 Prozent Gewichtsverlust in einem Jahr bis zu gerade einmal 2,5 Prozent nach eineinhalb Jahren.[2] Wir erinnern uns, 5 bis 10 Prozent Gewichtsverlust nach einem Jahr Diät gilt als Erfolg. Die Zeitschrift *Öko-Test* hatte 2016 insgesamt sechzehn Diät-Shakes aus Apotheken, Onlineshops und Drogerien getestet, und davon bekamen zwölf die Bewertung »ungenügend«, drei »mangelhaft« und einer »ausreichend«.[3] Bei fast jedem der Shakes ergaben sich Mängel, die für die Nutzer*innen sogar gesundheitsgefährdend sein könnten, vor allem, wenn die Shakes als Mahlzeitersatz viel zu wenige Kalorien und dazu noch eine unausgewogene Nährstoffmischung enthalten. Dann purzeln zwar vielleicht die Pfunde, aber Nährstoffmangel und Stoffwechselentgleisungen können unerwünschte Folgen haben. Auf fast allen Produkten fehlte zudem der Hinweis, dass die Shakes keine dauerhafte Ernährungsumstellung ersetzen.

Unter den Anbietern finden sich so ziemlich alle bekannten Namen wieder, die Sie sicher schon einmal in Werbeanzeigen gesehen haben. Das größte Manko allerdings ist gleichzeitig auch die größte Ursache für langfristigen Misserfolg solcher Konzepte: die fehlende professionelle Begleitung.

Einen klaren Nutzen haben die Formula-Diäten für Menschen mit extremem Übergewicht, wenn die Gewichtsabnahme schnell einsetzen soll. Auch dann muss jedoch eine langfristige Ernährungsumstellung folgen.

Und auch bei Diätpillen haben die Tester 2018 ein vernichtendes Urteil gefällt: Von zwölf in Deutschland erhältlichen Pillen war die Wirksamkeit nur für ein Mittel belegt: Orlistat.[4] Doch wie gesagt, »Fettdurchfall« ist eine mögliche Nebenwirkung.

28 STOFFWECHSEL-BOOSTER REGEN DIE FETTVERBRENNUNG AN

Man nehme den Namen einer exotisch klingenden Frucht, einen wissenschaftlich klingenden biochemischen Namen eines Inhaltsstoffes, eine ansprechende Verpackung sowie ein gutes Marketingbudget. Fertig ist der »Stoffwechsel-Booster«. Inzwischen muss es aber auch kein exotisch klingender Name wie der der Açaí-Beere aus Brasilien oder der Moringa-Baumrinde aus Afrika sein. Da der neueste Trend ja in Richtung ökologisch und regional geht, sind plötzlich auch viele Arten von Hülsenfrüchten, Grünkohl und Weizengras geeignet, um alle möglichen Wunder in unserem Körper zu vollbringen. Auch grüner Kaffee oder Tee, aber natürlich soll ebenso alles, was scharf ist – von Ingwer über Kurkuma bis zum weißen Pfeffer –, den Stoffwechsel anregen.

Wie schon an anderer Stelle erwähnt, existiert höchstens für Koffein eine ausreichende wissenschaftliche Erkenntnis, dass es in der Menge, wie sie in einer Tasse Kaffee enthalten ist, den Energieumsatz um ganze 20 Kilokalorien steigern kann. Doch das ist wahrlich kein »Booster«, und für alle anderen Substanzen oder Lebensmittel fehlt die wissenschaftliche Beweislage komplett. Offensichtlich lassen sich aber genügend Menschen mit rechtlich wohlausformulierten Behauptungen auf den entsprechenden Produkten in den Bann der Nahrungsergänzungsmittelindustrie ziehen.[1] Die Suchanfragen im Internet zeigen, dass das Marketing funktioniert.[2] Die Menschen wollen wissen, ob »Booster«-Tabletten besser sind als »Booster«-Lebensmittel. Welche Vitamine den Stoffwechsel »boostern« und welche Produkte am stärksten wirken. Die Zeitschrift *Öko-Test* hat dazu einmal mehrere auf dem Markt erhältliche Produkte untersucht und festgestellt, dass diese im besten Fall unwirksam sind.[3] Denn im Internet existiert ein schier unüberschaubares Angebot an angeblichen Stoffwechsel-Boostern, die bisweilen auch schon zu gesundheitlichen Schäden führten. Die Wahrheit ist: Es gibt nur einen wahren Stoffwechsel-Booster, und der heißt: Bewegung!

Wer sich die Behauptungen auf den diversen Produkten ansieht, merkt schnell, dass sich immer alles um die Fettverbrennung dreht. Da sich viele Menschen bei dem Wort »Verbrennung« irgendetwas mit Wärme vorstellen, liegt die Vorstellung nahe, dass Scharfstoffe irgendwie etwas damit zu tun haben könnten. Nicht selten steigen einem bei einem echten Chili ja schließlich die Schweißperlen auf die Stirn. Genauso glaubt wohl so mancher früh im Leben mal daran, dass sich in der Sauna bei hoher Temperatur Fettpolster in Luft auflösen könnten. Warum auch nicht? Leider sind all diese körperlichen Reaktionen reine Folgen unserer Sinneswahrnehmung von Schärfe beziehungsweise Schmerz oder eben Temperatur, die teilweise über dieselben zellulären Rezeptoren angesprochen werden.

Wann kommen wir ebenfalls ins Schwitzen? Beim Sport oder besser gesagt intensiver Belastung. Diesmal sind aber nicht Schmerz oder Temperatur die Auslöser, sondern Abwärme unserer Muskelarbeit. Und die entsteht tatsächlich im Innersten der Zelle, in den Mitochondrien. Dort, in diesen oft als »Zellkraftwerke« benannten Wundern der Evolution, werden durch den Sauerstoff, den wir einatmen, vor allem Zucker und Fett biochemisch verbrannt. Und es gibt clevere Marketingstrategien, die auch hier mit biochemischen Begriffen um sich werfen oder den Eindruck erwecken, man könne mehr Fett in die Mitochondrien transportieren, wenn der sogenannte Fett-Shuttle namens L-Carnitin als Nahrungsergänzungsmittel eingenommen wird. Das hört sich erst mal schlüssig an: je mehr Fett-Shuttle, desto mehr Fetttransport dorthin, wo Fett verbrannt wird. Macht in Summe mehr Fatburning.

Leider nein, denn wir wissen ja, dass für die Verbrennung Sauerstoff notwendig ist. Also kann nur durch mehr Sauerstoff auch mehr Energie und damit Fett verbrannt werden. Wie bekommt man mehr Sauerstoff ins Blut und in die Zellen? Durch intensive körperliche Aktivität. »Boostern« Sie also lieber mit schnellen Spaziergängen, Gartenarbeit, engagiertem Hausputz oder Sport Ihren Energieumsatz. Das ist auch günstiger!

IV.
ERNÄHRUNGS-
WEISEN

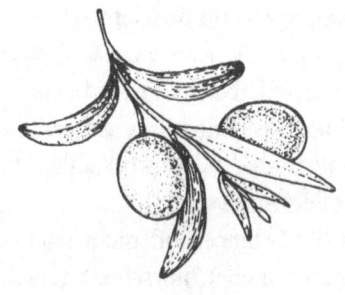

29 KETOGENE ERNÄHRUNG IST FÜR JEDEN GEEIGNET

Nach dem Low-Carb-Trend musste sich natürlich eine noch extremere Form des Kohlenhydratentzugs finden: die »Very Low Carb High Fat«-Ernährung oder kurz die ketogene Ernährung. Darunter versteht man eine kohlenhydratbegrenzte und fettreiche eiweiß- sowie energiebilanzierte Kost. Unser Energiebedarf wird dabei fast nur noch aus Fett und dem hieraus vom Körper aufgebauten Glukoseersatz gedeckt, den sogenannten Ketonkörpern.

Neu ist beides eigentlich nicht, denn schon im Jahr 1865 hatte ein gewisser William Banting die erste Variante einer Low-Carb-Ernährung erfunden, und in den 1970er-Jahren folgte dann Dr. Atkins, der die Low-Carb/High-Fat-Ernährung als recht zuverlässiges Abnehmprogramm proklamierte.

Bis heute ist Atkins eine feststehende Größe in diesem Segment und er fand diverse Nachahmer, die sich vor allem in der Menge der erlaubten Kohlenhydrate unterschieden. Bis hin zu Varianten mit weniger als 50 Gramm Kohlenhydraten (was etwa in einem mittelgroßen Apfel steckt).[1]

Für Laien sind die Nuancen oft nicht nachvollziehbar. Allerdings kann es einen feinen Unterschied geben, wenn ketogene Ernährungspläne durch geschulte Ernährungstherapeuten angewendet werden. Ihr Ursprung lag schon 1921 in der Behandlung von Epilepsiepatient*innen, deren Anfallhäufigkeit und -heftigkeit bei extrem geringer Kohlenhydratzufuhr abnahm. Auch bei einigen seltenen Stoffwechselerkrankungen kann die ketogene Ernährung von therapeutischem Nutzen sein.[2] Schaut man aber, was andere Menschen im Internet im Zusammenhang mit ketogener Ernährung suchen, dann soll sie auch gegen das Lipödem, Depression, Entzündungen, Migräne, Alzheimer, Diabetes, Hashimoto und Krebs helfen.[3] Das sind überwiegend ernsthafte Erkrankungen, deren Ursachen, Differenzialdiagnosen und Therapieansätze weit über die populärste Anwendung der ketogenen Ernährung hinausgehen, nämlich das Körpergewicht zu reduzie-

IV. Ernährungsweisen

ren. Doch ist ketogene Ernährung wirklich für alle Menschen empfehlenswert, die ein paar Kilo abnehmen wollen? Die Antwort lautet natürlich:»Nein.« Aus ernährungswissenschaftlicher Sicht sprechen zunächst mehrere Punkte dagegen. Um den für eine Gewichtsabnahme wichtigen Fettabbau während einer ketogenen Diät zu starten, muss der Körper in den Zustand der Ketose gelangen.[4] Diese ist nicht weiter schlimm, nur längerfristig führt eine Ketose zu einer Stoffwechselüberlastung, wie es zum Beispiel auch bei lebensbedrohlichen Hungerzuständen sein kann oder auch bei Typ-1-Diabetikern. Um dies von vornherein zu vermeiden und wenigstens etwas essen zu können, liefert die ketogene Ernährung 80 bis 90 Prozent der Nahrungsenergie durch Fett. Die Lebensmittelauswahl kann daher sehr einseitig auf Fleisch, Fleischwaren, Milch und Milchprodukte oder auch Nüsse und Samen ausgerichtet sein. Obst, Getreide, Knollen und Wurzeln oder Hülsenfrüchte werden gemieden, auch wenn es inzwischen weniger strenge Formen gibt. Diese einseitige Art der Ernährung lässt sich nur schwer planen, und langfristig bleiben bestimmte Nährstoffe und womöglich auch der Genuss auf der Strecke. Ein weiterer Aspekt, den es zu beachten gilt, ist ein erhöhter Harnsäurewert bedingt durch die hohen Mengen an tierischen Lebensmitteln, was bei vorbelasteten Personen ein erhöhtes Risiko für Nierensteine und Gichtanfälle bedeuten kann. Man sollte sich vorher also unbedingt gut informieren!

Warum liegt diese Form der Ernährung dann so im Trend? Sie bietet klare Orientierung und erzielt schnelle Abnehmerfolge. Leider lernt man aber hinsichtlich einer dauerhaft kalorienreduzierten Ernährung nicht viel dazu, weil die Lebensmittelauswahl so stark eingeschränkt ist, und der Jo-Jo-Effekt lässt im Anschluss auch noch grüßen, wenn man sich nicht lebenslang ketogen ernährt. Außer bei Epilepsie besteht für sonstige Erkrankungen aktuell darüber hinaus keine offizielle Empfehlung als therapeutische Maßnahme,[5] auch bei Krebs nicht. Fazit:»Normale« Low-Carb-Ernährung reicht vollkommen aus.

Kohlenhydrate sind ein Dauerthema, wenn es ums Abnehmen geht. Das haben wir schon im Kapitel über ketogene Ernährung gesehen. Doch bevor wir uns über Diäten Gedanken machen, müssen wir logischerweise erst einmal zunehmen. Und auch da haften den Kohlenhydraten diverse Mythen an. Sicher haben Sie auch schon davon gehört, dass wir nach 18 Uhr keine Kohlenhydrate mehr zu uns nehmen sollen? Außerdem gäbe es Good Carbs und Bad Carbs – gute und schlechte Kohlenhydrate. Und natürlich soll es ganz bestimmte Mengen von Kohlenhydraten geben, mit denen wir gesünder oder weniger gesund alt werden können.

Betrachtet man aber die Grundlagen der Ernährungsphysiologie als Basis für den Stoffwechsel eines jeden Menschen und untersucht man von dort aus die Erfolgsaussichten der einzelnen Ernährungsgewohnheiten, so stellt sich schnell heraus: Gesamt betrachtet sind die meisten Konzepte sinnvoll. Denn je nachdem, wo und ob die Menschen noch in ihrer ursprünglichen natürlichen Herkunftsregion leben, kann der Anteil der Kohlenhydrate an der täglichen Energiezufuhr stark schwanken. Ein traditioneller Inuk fand relativ wenig Kohlenhydratquellen in seiner natürlichen Umgebung, dafür aber Fettfische. Ein Hadza-Nomade in Tansania fand selten Fleisch auf dem Teller, dafür aber stärkehaltige Knollen und Wurzeln sowie Obst. Spanier essen traditionell sehr spät zu Abend und meistens sehr kohlenhydratreich, Norweger hingegen früh und eher fett- und eiweißlastig. Dennoch weisen alle genannten Naturvölker oder Nationen eine relativ hohe Lebenserwartung auf und sind nicht öfter oder seltener von Übergewicht betroffen. Sind Kohlenhydrate also nun per se Dickmacher oder nicht?

Zuerst mal können wir festhalten, was wir bereits im Kapitel über Trennkost erfahren haben: Unser Körper kann zu jeder Tageszeit sämtliche Nährstoffe verdauen, ob nun isoliert oder in Kombination. Genau wie beim Intervallfasten fällt es manchen

Menschen lediglich leichter, ihr Essverhalten in bestimmten Zeit-fenstern zu kontrollieren. Das schafft nicht nur Orientierung, sondern spart auch noch Kalorien ein, wenn das Motto auch noch »Keine Kohlenhydrate nach 18 Uhr« heißt.

Denken Sie mal kurz nach, welche Kohlenhydrate Sie sonst nach 18 Uhr zu sich nehmen. Außer beim Abendessen finden sich da sicher noch ein paar Snacks oder Süßigkeiten, die man so ganz nebenbei und unbewusst konsumiert. Die Grundregel lautet, unabhängig davon, wann Sie Kohlenhydrate essen: Wer Energie aufnimmt, muss sie anschließend auch verbrauchen. Ansonsten wäre es kaum zu erklären, warum Spanier und Deutsche mit 54 Prozent den gleichen Anteil übergewichtiger Menschen auf-weisen,[1] obwohl die Essenszeiten und die Kohlenhydrataufnahme höchst unterschiedlich sind. Wären allein Kohlenhydrate nach 18 Uhr die Dickmacher schlechthin, müssten wir Deutschen ger-tenschlank sein.

Eine Studie mit insgesamt 135 335 Teilnehmern aus achtzehn Ländern von China über Südasien, Südostasien, den Mittleren Osten, Afrika, Europa, Nordamerika bis nach Südamerika zeigte zudem: Egal, ob die Menschen nur 52 Prozent ihrer Energie aus Kohlenhydraten beziehen wie in Europa und Nordamerika oder bis zu 67 Prozent wie in China, die Häufigkeit übergewichtiger Menschen, gemessen nach der Waist-to-Hip-Ratio, ist ähnlich. Nur in Afrika und Südostasien ist sie deutlich niedriger, doch auch dort liegt der Anteil der Kohlenhydrate an der Energiezu-fuhr höchst unterschiedlich bei 63 beziehungsweise nur 54 Pro-zent.[2]

Die Ursache für Übergewicht muss also eher in der gesamten Energiezufuhr liegen, sonst müsste Übergewicht bei Ernährungs-weisen mit weniger Kohlenhydraten auch seltener auftreten. Sicher können Sie sich etwas Gutes tun, wenn Sie eher »Good Carbs« in Form von gering verarbeiteten Lebensmitteln zu sich nehmen; doch ansonsten gilt einmal mehr die Weisheit: Jede Kalorie, die Sie essen, sollten Sie auch verbrauchen. Ob diese aus Kohlenhydraten stammt oder nicht, ist dabei egal.

31 MEDITERRANE ERNÄHRUNG IST DIE BESTE

Im Kapitel »Knoblauch schützt vor Herzinfarkt« widmeten wir uns schon einem Lebensmittel, mit dem zahlreiche Mythen assoziiert werden. Die Verwendung von Knoblauch und die Kunde seiner Gesundheitseffekte rühren hauptsächlich von der mediterranen Küche her. Sucht man nach einer Ernährungsweise, die so ziemlich alle Gesundheitsmythen auf sich vereint, dann landet man schnell genau bei dieser Ernährungsweise, die in den Anrainerländern des Mittelmeers traditionellerweise üblich ist (oder bei der veganen Ernährung, wozu wir noch kommen).

Die Erzählweise für die Gesundheitseffekte geht meistens so: Die Menschen in diesen Ländern essen viel Fisch, frisches Gemüse, Nüsse, und sie verwenden natürlich nur das beste Olivenöl. Dagegen verzehren sie eher selten rotes Fleisch und Wurst und Milch sowie Milchprodukte nur in Maßen. Und als könnte es nicht anders sein, sollen sie auch noch seltener an Zivilisationskrankheiten leiden, also an Herz-Kreislauf-Erkrankungen, Diabetes, Krebs und Übergewicht.

Nun stellt sich als Erstes die Frage, welche Länder des Mittelmeers konkret diese gesunde Art der Ernährung pflegen. Da wären einmal die südeuropäischen Länder zu nennen mit den bekannten Vertretern wie Italien, Spanien, Frankreich, Griechenland bis hin zur Türkei. Und dazu die Levante-Länder mit Israel, dem Libanon bis Jordanien und Syrien. Zudem noch die afrikanischen Mittelmeeranrainer von Ägypten bis Marokko.

Hier ist schon auf den ersten Blick klar, dass »mediterrane Ernährung« äußerst vielfältig ist und sich kaum Rückschlüsse von einer bestimmten Spielart der jeweiligen Region auf spezielle Gesundheitseffekte ziehen lassen. Dennoch gilt die mediterrane Ernährung gemeinhin als *die* gesunde Ernährungsweise überhaupt. Besser gesagt, sie wird so vermarktet. Und weil solche Narrative gut ankommen und auch die skandinavischen Länder viel Fisch und Gemüse essen, wurden ebenso die dortigen Ernährungsgewohnheiten irgendwann als »Nordic Diet« neu erfunden.

Ganz so einfach ist die Sache natürlich nicht. Schaut man sich die Häufigkeit von Übergewicht in den nordischen Ländern an, dann sind dort zwischen 50 und 59 Prozent der Bevölkerung betroffen. Richtet sich der Blick auf die mediterranen Staaten Europas, dann leben in Italien mit »nur« 46 Prozent die schlanksten Menschen, dicht gefolgt von Frankreich mit 47 Prozent. Ansonsten liegt der Anteil übergewichtiger Menschen in den restlichen mediterranen Ländern zwischen 50 Prozent auf Zypern bis zu 65 Prozent auf Malta und in Kroatien. Spanien liegt mit 54 Prozent gleichauf mit Deutschland, Portugal sowie Griechenland und die Türkei liegen sogar deutlich darüber.[1] In Osteuropa sieht es auch nicht anders aus.

Halten wir fest: Die mediterrane Ernährung liefert anscheinend heutzutage höchst unterschiedliche Resultate, was Übergewicht betrifft, und auch im Rest Europas sieht es ohne mediterrane Ernährung nicht anders aus. Was ist aber mit weiteren Gesundheitseffekten? Das Gerücht, dass die Mittelmeerdiät aufgrund eines hohen Anteils ungesättigter Fettsäuren besonders herzgesund sei, wurde in den 1960er-Jahren mit der sogenannten Sieben-Länder-Studie in die Welt gesetzt.[2] Die Forscher nahmen erst 22 Länder unter die Lupe, von denen aber nur sieben einigermaßen verwertbare Daten zu Ernährung und Herzerkrankungen hergaben. Darunter drei Mittelmeerländer: Italien, Griechenland und das ehemalige Jugoslawien. Außerdem die USA, Japan, die Niederlande und Finnland. Im Ergebnis waren die drei (von sechzehn) mediterranen Länder zwar herzgesünder, doch nach heutigen Maßstäben war die Studie wenig belastbar und getrieben von wissenschaftlichem Ehrgeiz.

Eine neuere Auswertung nach dem Goldstandard der Cochrane-Stiftung aus dem Jahr 2019 kam zu dem Ergebnis, dass die Beweislage für eine vorbeugende Wirkung der mediterranen Ernährung gegen Herz-Kreislauf-Erkrankungen kaum vorhanden ist.[3] Auch bei anderen körperlichen Beschwerden ist das Bild widersprüchlich. Einfach insgesamt bewusster zu essen hat eine ähnliche Wirkung ...!

32 NUR »CLEANES« ESSEN IST GUTES ESSEN

Ein immer wieder aufflackernder Trend lautet »Clean Eating«. Mit diesem Begriff ist nichts anderes gemeint, als dass Lebensmittel möglichst gering verarbeitet sein sollten, gern auch noch kombiniert mit Rohkost-Ansätzen. Wenn es sich um ein verarbeitetes Produkt handelt, dann sollte die Zutatenliste möglichst nicht aus mehr als fünf Ingredienzen bestehen, und diese setzen idealerweise auch kein lebensmittelchemisches Fachwissen voraus. Es gilt also: möglichst natürlich.

Das ist vor vielen Jahrzehnten einmal das Prinzip der Vollwert-Ernährung gewesen, nur dass sich »Clean Eating« in der heutigen Zeit etwas weniger langweilig anhört.[1] Damit ist nicht gemeint, dass bei dieser Ernährungsweise Langeweile aufkommen könnte, denn wenig verarbeitete Lebensmittel erfordern automatisch ein gewisses Engagement für die Zubereitung in der eigenen Küche. Zudem lässt sich viel über Lebensmittel und ihre Verarbeitung lernen, wenn dies zwangsweise eigenhändig erfolgen soll.

So weit, so gut, hier haben wir es an sich mit einem vernünftigen Ansatz für eine langfristig tragfähige Ernährungsweise zu tun. Wenn da nur nicht wie bei vielen Ernährungskonzepten diverse Heils- und Gesundheitsversprechen direkt mitgeliefert würden. Der Begriff »clean« suggeriert bereits, dass es sich bei anderen Ernährungsweisen oder verarbeiteten Lebensmitteln dann wohl um »Dirty Eating« handeln müsste. Während es bei »Dirty Dancing« noch schmutzig werden darf, sieht das bei Lebensmitteln schon anders aus. Niemand möchte sich täglich mit Dreck vollstopfen, wenn es doch eine »cleane« Alternative gibt.

Einen maßgeblichen Anteil an dem »Verschmutzungsgrad« verarbeiteter Lebensmittel haben natürlich Zusatzstoffe, Süßungsmittel und Rückstände des Industriezeitalters. Sie sollen durch das »Clean Eating«-Prinzip nicht nur vermieden werden, sondern darüber hinaus langfristig auch komplett aus unserem Körper verschwinden. Und es soll, natürlich, auch beim Abnehmen

IV. Ernährungsweisen

helfen. Doch was bringt »Clean Eating« wirklich? Wie »clean« kann Nahrung sein?

Schon lange bevor Lebensmittel in der heutigen Verarbeitungsqualität verfügbar waren, wurden bestimmte Verfahren zur Konservierung genutzt: Ansäuern, Erhitzen, Vakuumieren, Salzen, Zuckern, Fermentieren oder Räuchern zum Beispiel. Konservierungsmethoden dienen und dienten nicht nur der Haltbarmachung von Lebensmitteln, sondern auch der Vermeidung von Lebensmittelvergiftungen. Vor allem Schimmelpilzgifte bei pflanzlichen Lebensmitteln und bakterielle Verunreinigungen bei tierischen Lebensmitteln machten den Menschen im vorindustriellen Zeitalter zu schaffen. Lebensmittel waren also per definitionem noch nie »clean«, denn sie brachten ihre eigene Mikrobenwelt aus der Natur direkt mit in unsere Küchen.

Mit der Entwicklung der Lebensmittelchemie und -technologie wurden nicht nur Verarbeitungsmethoden optimiert, sondern auch vollkommen neu erfunden, ebenso Zusatzstoffe, um Lebensmittel in Farbe, Geschmack, Textur oder Haltbarkeit zu verändern. Mit der industriellen Revolution und modernen Landwirtschaft setzten sich zudem noch Rückstände aus Industrieprozessen, Pestizid- und Düngeanwendungen in unseren Böden ab und landeten so auch in unseren Lebensmitteln. Laut dem Bericht zur Lebensmittelsicherheit des Bundesamtes für Verbraucherschutz und Lebensmittel finden sich Rückstände in nahezu allen Lebensmitteln, damit auch in den sogenannten cleanen.[2] Durch die Verarbeitung können Rückstände manchmal sogar verringert, in anderen Fällen aber auch konzentriert werden.

Und auch was Übergewicht betrifft, ist der Zusammenhang mit verarbeiteten Lebensmitteln nicht eindeutig: So essen zum Beispiel Deutsche mehr als doppelt so viel »Convenience Food« wie Kroaten, aber der Anteil von Menschen mit Adipositas ist mit gut 20 Prozent gleich. Umgekehrt konsumieren Belgier fast so viel verarbeitete Lebensmittel wie Deutsche, doch sind nur 12,7 Prozent der Bevölkerung adipös.[3] Essen Sie also einfach lieber maßvoll statt »clean«!

33 OHNE FLEISCH LEBT MAN LÄNGER

Selten wurde so viel über die schädliche Wirkung eines Lebensmittels fabuliert wie bei Fleisch. Dabei gibt es zwei Perspektiven, aus denen das Narrativ vom gesundheitsgefährdenden Fleischkonsum kolportiert wird. Die erste folgt dem klassischen Muster von Heilsgeschichten Prominenter oder auch Bekannter oder Verwandter im persönlichen Umfeld. Nehmen wir einmal den ehemaligen US-Präsidenten Bill Clinton,[1] der sich 2004 und 2010 mehreren Herzoperationen stellen musste, die von vielen auf seinen Lebensstil zurückgeführt und als eine Art letzter Warnschuss vor einem möglichen tödlichen Herzereignis interpretiert wurden. Der Ex-Präsident bekam außerdem damals eine strikte Ernährungsumstellung verschrieben, die angesichts seines desolaten Gesundheitszustandes so gut wie frei von tierischen Produkten sein sollte. Auch wenn es dafür keine medizinische Indikation gab, erfreut sich Clinton immer noch seines Lebens, und nicht wenige Vertreter der fleischlosen Ernährung nehmen dieses Beispiel immer wieder zum Anlass, auf den angeblichen gesundheitsförderlichen Nutzen des Fleischverzichts hinzuweisen.[2]

Andere Erzählungen gehen direkt auf einzelne Krankheitsbilder ein, deren Eintrittsrisiko sich durch Fleischkonsum erhöhen soll. Da stehen schon seit langer Zeit Herz-Kreislauf-Erkrankungen hoch im Kurs und seit 2015 auch Krebs.[3] Wobei es sich bei genauerem Hinsehen vor allem um Darmkrebs handelt, was leider bei manchen medialen Schlagzeilen bewusst oder unbewusst übergangen wird. Wie dem auch sei, am Ende solcher Erkrankungen kann ungeachtet der Ursache ein frühzeitiger Tod vor Erreichen der durchschnittlichen Lebenserwartung stehen. Daraus folgt, dass in Ländern mit hohem Fleischkonsum eine deutlich geringere durchschnittliche Lebenserwartung zu finden sein müsste als umgekehrt. Das schauen wir uns an!

Erst einmal halten wir fest: Die Lebenserwartung hängt nicht allein von der Ernährung ab, sondern von vielen weiteren Faktoren, wie einem Gesundheits- und Sozialsystem sowie politischer und wirtschaftlicher Stabilität. Dementsprechend sind sämtliche Aussagen zu einer lebensverkürzenden Wirkung des Fleischkonsums genauso eingeschränkt zu bewerten wie Aussagen zu einer lebensverlängernden Wirkung des Fleischkonsums oder irgendeines anderen Lebensmittels. Dennoch können wir uns die nackten Zahlen ansehen, wie alt die Menschen in 167 Regionen und Ländern weltweit werden.[4] Dazu können wir außerdem den jeweiligen Fleischkonsum in Bezug setzen und somit überprüfen, ob in Ländern mit einer hohen Lebenserwartung tatsächlich weniger Fleisch gegessen wird. An der Spitze liegt Hongkong mit 124 Kilogramm Fleisch pro Person im Jahr, die Menschen dort haben mit 85 Jahren auch die höchste durchschnittliche Lebenserwartung.[5] Unter den Top 10 des Fleischkonsums finden sich außerdem Länder wie die USA, Argentinien, Australien, Brasilien, Spanien, Israel oder Portugal. Die Bewohner dort werden im Durchschnitt zwischen 77 und 84 Jahre alt. Deutschland befindet sich mit 79 Kilogramm und 81 Jahren unter den Top 30, was den Fleischkonsum angeht. Der weltweite Durchschnitt liegt bei 43 Kilogramm und 73 Jahren.

Nun zu den zehn Ländern mit dem geringsten Fleischkonsum: Hier finden sich Indien, Bangladesch, Sri Lanka, Äthiopien, Nigeria, Ruanda, Gambia, Niger, Sierra Leone und Mosambik mit einem Fleischkonsum von nur 4 bis 9 Kilogramm pro Person im Jahr wieder. Die Menschen werden dort zwischen 54 und 77 Jahre alt.

Es wird sofort klar, dass sich die Länder am Anfang und am Ende der Fahnenstange nicht allein in ihrem Fleischkonsum unterscheiden, sondern in Kultur, Religion, wirtschaftlicher Entwicklung sowie allgemeinem Wohlstand. Klar wird auch, dass ein hoher Fleischkonsum nicht automatisch das Leben verkürzt, im Gegenteil, manche Nationen mit hohem Fleischkonsum zählen zu den ältesten der Welt.[6] Fleisch dürfte in vielen Regionen eher zur Deckung des Nährstoffbedarfs beitragen als das Leben zu verkürzen. Halten Sie trotzdem Maß!

Die Ernährung der Menschen in der Steinzeit (im Paläolithikum) oder grob vor der Entwicklung der ersten landwirtschaftlichen Formen wird regelmäßig zur pseudowissenschaftlichen Begründung der unterschiedlichsten Ernährungsweisen und -tipps verwendet. Beispielsweise behaupten Vertreter der »Paleo-Ernährung« gelegentlich, dass die Menschen heute zu wenig Protein aufnähmen. Ebenso wird dies immer wieder als mögliche Ursache für die bekannten Zivilisationskrankheiten angeführt. Wahlweise kann es auch das Fett sein, falls die gesamte moderne Welt angeblich zu wenig Fett in der Nahrung hat – oder eben das falsche Fett.

Wenn mit Protein und Fett keine große Aufmerksamkeit gelingen will, dann kann man es natürlich auch noch mit Kohlenhydraten versuchen. Die gibt es in Form von Getreidemehlen ja ebenfalls erst seit der Erfindung der Landwirtschaft, während sich die Jäger und Sammler nur an den Wurzeln, Knollen und Früchten gütlich taten, die des Weges zu finden waren.

Die Tendenz geht daher bei den meisten Konzepten immer in Richtung Low-Carb-Ernährung, was wie gesagt bedeutet, möglichst wenig Kohlenhydrate (engl. *carbohydrates*) und dafür mehr Protein und mehr Fett zu essen. Ein Zuwenig an letzteren beiden soll dafür verantwortlich sein, dass wir immer mehr essen und keine Sättigung mehr erlangen. Unsere Genetik hätte schließlich nur 10 000 Jahre Zeit gehabt, sich an die »moderne« Kost zu gewöhnen – ein Augenblinzeln im Zeitmaßstab der menschlichen Evolution.

Schaut man sich jedoch die mutmaßliche Zusammenstellung der Makronährstoffe in der Steinzeit an und vergleicht sie mit unseren Kulinaria, dann sind Fett und Eiweiß heute nicht unser Problem, sondern eher freier zugesetzter Zucker.[1] Generell müssten wir aber nicht leben wie ein Steinzeitmensch, denn glücklicherweise hat sich auch unser Lebensmittelangebot parallel zur Evolution weiterentwickelt. Leben wir heute dennoch wider die

Natur, und ist etwas dran an den gepriesenen Vorzügen der Steinzeit-Ernährung?

Zunächst einmal: »*Die* Steinzeit-Ernährung« gibt es nicht. Da sind sich Anthropologen und Ernährungswissenschaftler einig. Der Mensch war durch die große geografische Verbreitung in der ganzen Welt immer darauf angewiesen, sich von dem Nahrungsangebot zu ernähren, das ihm jeweils vor Ort zur Verfügung stand. Richtig ist wohl, dass zu dieser Zeit außer der Muttermilch keine Milch von anderen Tieren oder Produkte daraus verwendet wurden. Ebenso waren Getreidemehle oder raffinierter Zucker nicht vorhanden. Getreidekörner kannte der Frühmensch allerdings schon. Und damit kommen wir bereits zum wichtigsten Unterschied, denn der Steinzeitmensch hatte zwar etwas weniger Kohlenhydrate im Essen und dafür mehr Fett und Eiweiß, doch bekanntlich gibt es für Kohlenhydrate und Fette keine feste Zufuhrempfehlung. Für Protein existiert hingegen ein Referenzwert, der sich mit 0,8 Gramm Protein pro Kilogramm Körpergewicht sehr gut belegen lässt (siehe das Kapitel »Mehr Protein gleich mehr Muskeln«). Und an Protein mangelte es dem Steinzeitmenschen genauso wenig wie uns. Hingegen lässt sich in unserer heutigen Ernährungsweise ein deutlich höherer Anteil an freiem Zucker feststellen.[2] Dieser Zucker stammt aus zugesetztem Haushaltszucker, aus Fruchtsäften sowie verarbeiteten Lebensmitteln, die Zucker zum Beispiel als Sirup enthalten. Wer diese Zuckerarten deutlich reduziert, kann die gleichen positiven Effekte der sogenannten Steinzeit-Ernährung erzielen, muss aber nicht auf wertvolle Getreide- und Milchprodukte verzichten.

Entgegen aller Heilsversprechen der Paleo-Anhänger brauchen wir also essenstechnisch nicht zurück ins Paläolithikum. Auch Lebensmittel mit etwas zugesetztem Zucker sind okay, wenn in Summe nicht mehr als 25 Gramm freier Zucker pro Tag konsumiert werden. Wer Gewicht reduzieren möchte, sollte sich, wenn überhaupt, lieber eher auf ein Low-Carb-Konzept verlassen, das zwar Kohlenhydrate reduziert, aber keine Lebensmittel komplett ausschließt.

35 TIERISCHE LEBENSMITTEL ÜBERSÄUERN DEN KÖRPER

Kommen wir direkt von der Steinzeit- wieder zum Thema »Säure-Basen-Ernährung«. Wie wir gleich sehen werden, hängen beide Ernährungsweisen in einem wichtigen Aspekt miteinander zusammen. Doch zunächst: Was hat es mit der Säure-Basen-Ernährung auf sich?

Unser Körper befindet sich in einem empfindlichen biochemischen Gleichgewicht. Damit alle Stoffwechselvorgänge reibungslos ablaufen können, müssen bestimmte Bedingungen erfüllt sein. Die wichtigsten sind eine Körpertemperatur von 37 °C und ein Säure-Basen-Gleichgewicht bei einem pH-Wert von 7 in unseren Körperzellen oder 7,4 in den Körperflüssigkeiten, zum Beispiel im Blut. Minimale Schwankungen kann unser Organismus durch bestimmte Puffersysteme abfedern, höhere können jedoch bis zur Einlieferung auf die Intensivstation, im schlimmsten Fall zum Tod führen. Weil das so ist, sorgen neben den Puffersystemen auch unsere Nieren dafür, dass überschüssige Säure mit dem Urin ausgeschieden wird. Ebenso kann über die Leber- und Lungenaktivität ein Zuviel an Säuren abgepuffert werden.[1]

Beim gesunden Menschen besteht kein Anlass, in dieses fein austarierte System einzugreifen. Bei Nierenkranken, Neugeborenen, Diabetikern und Alkoholikern ist eine Kontrolle des Säure-Basen-Gleichgewichts sinnvoll. Auch unsere Ernährung beeinflusst diese Balance. Vor allem Fleisch, Fisch, Milch und Milchprodukte setzen aufgrund des höheren Gehalts an schwefelhaltigen Aminosäuren mehr Säure frei, Obst und Gemüse dagegen mehr Basen. Brot und Getreideprodukte wirken wiederum so sauer wie Milch oder Käse.[2] Alternative Ernährungsformen empfehlen daher eine pflanzlich dominierte Kost, da sonst vor allem durch tierische Lebensmittel eine »Übersäuerung« und »Schlackenbildung« drohe. Stimmt das überhaupt?

Wie sich aus den genannten Zusammenhängen des Säure-Basen-Gleichgewichts und der Bedeutung für unser Wohlbefinden ergibt, ist für den gesunden Erwachsenen nichts weiter zu unternehmen. Das regelt der Körper ganz von selbst. Dies hält diverse »Ernährungsexperten«, Hersteller von Basenpulvern oder anderen Nahrungsergänzungsmitteln jedoch nicht davon ab, genau das Gegenteil zu suggerieren: Wenn das Säure-Basen-Gleichgewicht in einem so kleinen Bereich schwanken kann, bevor es zu einem lebensbedrohlichen Zustand kommt, wäre es dann nicht möglich, dass bereits vorher kleine und kaum wahrnehmbare Warnsignale auftreten? Fühlen Sie sich nicht auch oft abgeschlagen, müde, und es dröhnt der Kopf? Wenn Sie diese Fragen mit »Ja« beantworten, dann sollen Sie entweder für ein Basenpräparat infrage kommen beziehungsweise sich besser ab sofort betont pflanzlich ernähren oder am besten beides. Und schon würde es Ihnen wie von Zauberhand besser gehen.

Vermutlich lag das dann aber weder an dem Präparat noch an der pflanzlichen Ernährung. Zwar essen wir tatsächlich mit rund 75 Gramm pro Tag mehr Protein, als wir sollten,[3] und Protein sorgt immer für mehr Säure im Körper, doch bis 90 Gramm am Tag sind für unseren Säure-Basen-Haushalt gar kein Problem. Und nur gut 60 Prozent der aktuellen Zufuhr sind tierisches Protein.[4]

Womit wir wieder bei der Steinzeit-Ernährung und anderen Low-Carb-Ernährungsweisen wären, die eine höhere Proteinzufuhr verlangen und größere Mengen tierischer Lebensmittel voraussetzen. Hier ist es tatsächlich anzuraten, einmal im Vorfeld seinen Harnsäurespiegel messen zu lassen. Zu viel Harnsäure im Blut kann einen Gichtanfall auslösen, was äußerst schmerzhaft ist. Bei zu viel nahrungsbedingter Säure im Blut scheidet die Niere bevorzugt weniger Harnsäure aus, sodass ihre Blutkonzentration ansteigen kann. Außerdem begünstigt dies langfristig auch die Entstehung von Nierensteinen. Gleiches gilt beim Fasten, wenn der Hungerstoffwechsel für einen Säureüberschuss sorgt und den Harnsäurespiegel ansteigen lässt. Mein Vorschlag jenseits aller Theorie: Einfach ausgewogen essen und ausreichend Flüssigkeit aufnehmen (Wasser!), mehr ist nicht nötig.

36 VEGANER SIND GESÜNDER ALS MISCHKÖSTLER

Haben Sie in letzter Zeit einen der folgenden Filme gesehen: »The Game Changers«, »Cowspiracy« oder »What the Health«? Oder eines der vielen Bücher über die Vorteile pflanzlicher Ernährung gelesen, zum Beispiel *How Not to Die, The China Study* oder solche des ehemaligen »Vorzeige-Vegankochs« Attila Hildmann? Falls ja, dann dürfte nach dem Anschauen beziehungsweise Durchlesen ein mulmiges Gefühl bei Ihnen geblieben sein, zumindest dann, wenn Sie nicht zu dem eingeweihten Kreis der Veganer und Vegetarier gehör(t)en. Sollten Sie sich schon vegan oder vegetarisch ernährt haben, dann dürften Sie sich in vielen Punkten bestätigt fühlen, die Ihnen bereits zuvor in einschlägigen anderen Quellen oder im Freundeskreis glaubhaft vermittelt wurden.

Nun, egal wie Sie sich ernähren, die genannten Medien ballern Sie mit eingängigen Argumenten zu, warum pflanzliche Lebensmittel gut für Körper und Gesundheit seien, tierische dagegen nicht so gut bis tödlich. Unterstützt wird dies oftmals entweder durch Statements durchaus angesehener Ernährungsforscher, wie zum Beispiel Walter C. Willett, der an der Harvard University lehrt.[1] Oder die Autoren haben selbst sogar eine ärztliche oder wissenschaftliche Ausbildung genossen, wie Michael Greger, der Autor von *How Not to Die,*[2] und T. Colin Campbell, Autor der *China Study.*[3]

Ein Blick in die jeweiligen Werke offenbart leider oftmals Studien mit Tieren oder sogar nur mit Zellen, die nicht direkt auf den Menschen übertragbar sind. Wenn es Studien mit Menschen sind, dann sind diese oftmals sehr klein, sehr alt oder methodisch zweifelhaft. Das hält besagte Protagonisten jedoch nicht davon ab, medial passgenaue PR-Häppchen zu extrahieren, um pflanzenbasierter oder – in ihrer extremen Form – veganer Ernährung die wundersamsten Gesundheitseffekte zuzuschreiben. Und der stinknormalen Mischkost, die auch tierische Lebensmittel enthält, das exakte Gegenteil. Sind hier also eher Ernährungsideologen als Wissenschaftler am Werk?

Die Aussagekraft von Veröffentlichungen wie den genannten Filmen oder Büchern tendiert meines Erachtens gegen null. Andere Multiplikatoren scheinen sich selten bis nie die Mühe zu machen, solche Medienbeiträge genauer zu prüfen, sodass der Buch- und Filmmarkt mit Informationen überflutet wird, die in meinen Augen zu großen Teilen aus Falschwissen bestehen und von denen sich viele unvoreingenommene Zuschauer und Leser oftmals stark verunsichern lassen und andere wiederum sich fälschlicherweise bestätigt fühlen. Fakt ist: Sowohl Veganer und Vegetarier als auch Mischköstler können sich ungesund ernähren. Mischköstler haben dennoch tendenziell ein geringeres Risiko, da sie auf alle Lebensmittelgruppen zugreifen können. Vegetarier haben noch ein geringeres Risiko als Veganer, weil sie nur auf Fleisch verzichten. Veganer müssen hingegen zwingend Nahrungsergänzungsmittel nehmen und ihre Mahlzeiten genau planen, um ihren Bedarf an Nährstoffen vollständig zu decken. Dass dies in den meisten Fällen gelingt und Mischköstlern trotz voller Nahrungsmittelfreiheit auch misslingen kann, hat eine Studie des Bundesinstituts für Risikobewertung 2020 gezeigt.[4]

Es liegt also eher an einem Bewusstsein für die Ernährung, und das ist bei Veganern meistens sogar übererfüllt. In einzelnen großen Studien, wie der Adventisten-Studie 2,[5] zeigen sich ebenfalls seltener Häufigkeiten bei Veganern hinsichtlich Diabetes oder der generellen Sterblichkeit (nicht Krebs- und Herz-Kreislauf-Sterblichkeit) im Vergleich zu Mischköstlern, die »ungezügelt« essen. Im Vergleich zu Mischköstlern, die sich bewusst ernähren, und Vegetariern, die Milch, Eier oder Fisch essen, waren keine Unterschiede zu erkennen.

Insbesondere wenn es um die Herzgesundheit geht, bestätigte eine umfassende Analyse sämtlicher verlässlicher Studien durch die Cochrane-Stiftung 2021 nochmals: Es gibt keinen validen Beweis dafür, dass vegane Ernährung besser für das Herz sei als eine andere gut geplante und bewusste Ernährungsweise.[6] Der einzige zwingende Grund für eine vegane Ernährungsumstellung kann daher ethischer Natur sein.

37 VOLLWERT-ERNÄHRUNG IST IMMER DIE BESTE

Viele Ernährungstipps sprechen von einer »vollwertigen« Ernährung.[1] Das hört sich zunächst einmal gut an und scheint sinnvoll zu sein. Alles andere als vollwertig klingt auch nicht besonders attraktiv. Eine »halbwertige« Ernährung würde eher wie eine minderwertige klingen. Das will keiner. Also entscheiden wir uns kurzerhand für die vollwertige Ernährung.

Was aber ist eine vollwertige Ernährung? Die Deutsche Gesellschaft für Ernährung (DGE) gibt dazu an, dass eine vollwertige Ernährung »bedarfsgerechtes und gesundheitsförderndes Essen sowie Trinken« bedeutet.[2] Sie soll Wachstum, Entwicklung, Leistungsfähigkeit und Gesundheit des Menschen lebenslang fördern können und erhalten. Wie sich diese vollwertige Ernährung umsetzen lässt, steht dort ebenfalls geschrieben: mit den zehn Regeln für eine vollwertige Ernährung der DGE und der DGE-Ernährungspyramide oder dem DGE-Ernährungskreis. In jedem Fall sollten die Energie liefernden Nährstoffe Fett, Kohlenhydrate und Protein in einem ausgewogenen Verhältnis vorhanden sein. Vitamine, Mineralstoffe, sekundäre Pflanzeninhalts- und Ballaststoffe sollten in ausreichender Menge zur Verfügung stehen.

Mit dieser sehr allgemein gefassten Definition ergibt sich, dass es »*die* vollwertige Ernährung« wohl nicht gibt, sondern jede Ernährungsweise vollwertig sein kann, die ausreichend Nährstoffe und Ballaststoffe zuführt. Sei es rein pflanzlich mithilfe von Nahrungsergänzungsmitteln, vegetarisch oder eben durch eine Mischkost. Auch das »ausgewogene« Verhältnis Energie liefernder Nährstoffe kann weit gefasst werden, wie wir schon gesehen haben. Für Proteine gibt es eine evidenzbasierte Zufuhrempfehlung von 0,8 Gramm pro Kilogramm Körpergewicht, was für jede Ernährungsweise gilt. Wenn also jede Ernährungsweise vollwertig gestaltet werden kann, warum ist dann bisweilen überhaupt von »der Vollwert-Ernährung« die Rede?

Fakt ist, dass es »Vollwert-Ernährung« außerhalb des deutschsprachigen Raums so nicht gibt. Dort finden sich dennoch Menschen mit teils höherer Lebenserwartung und guter gesundheitlicher Verfassung, obwohl sie wie die Italiener zum Beispiel gern Weißmehlprodukte essen. Auch in anderen Ländern gibt es Ernährungspyramiden und Ernährungskreise, die sich nicht besonders stark von denen der DGE hierzulande unterscheiden und den Menschen eine gewisse Orientierung bei der Lebensmittelauswahl für eine gesundheitsförderliche Ernährung bieten sollen.

Die »Vollwert-Ernährung« hat in Deutschland dagegen eine eigene Entstehungsgeschichte.[3] Die in den 1950er-Jahren aus unterschiedlichen Interessenverbänden gegründete DGE hatte das Ziel, »das gesicherte Ernährungswissen zum lebendigen Bestandteil des Allgemeinwissens zu machen und dadurch die Gesundheit, Leistungs- und Lebenskraft der Bevölkerung steigern zu helfen«. Dem gegenüber stand die aus der Kriegszeit gestärkte sogenannte Lebensreformbewegung mit dem Hygieniker und Bakteriologen Werner Kollath als weitgehend fachlich akzeptiertem Taktgeber. Mit seiner Theorie der »Mesotrophie«, die nur auf Rattenversuchen fußte und vor allem aus dem Mangel an Vitamin B_1 bestand sowie sogenannten Auxonen (nicht näher erforschte »Vermehrungsstoffe«), schwand jedoch die Akzeptanz seitens der klassischen Wissenschaft. Heute halten seine Theorien keiner wissenschaftlichen Überprüfung stand. Auch die alternative »Gesellschaft für Nahrungs- und Vitalstoffforschung e. V.«, die sich auf die Funktion von Vitaminen, Mineralstoffen und Enzymen als »Biokatalysatoren« fokussierte, war aus Sicht der DGE eine von pseudowissenschaftlicher Scheingenauigkeit und »Naturmystizismus« geprägte Interessenvereinigung, die einzelnen Nährstoffen je nach Gusto einen überhöhten Einfluss auf die Gesundheit zuschrieb. Mit dem Verlauf der Forschung übernahm die DGE aber immer wieder auch einzelne Aspekte alternativer Ernährungsweisen, wie zum Beispiel eben den Begriff »Vollwert-Ernährung«. Fazit: Egal, welcher Ernährungsweise Sie folgen, sie sollte alle Nährstoffe enthalten.

38 WIR MÜSSEN LEBEN WIE DIE HUNDERTJÄHRIGEN AUS DEN »BLUE ZONES«

Die sogenannten Blue Zones werden seit mehreren Jahren immer wieder herangezogen, um Rat suchenden Menschen Empfehlungen auszusprechen, wie sie ein besonders hohes und vor allem gesundes Lebensalter erreichen könnten. Die Annahme: In den als »Blue Zones« bezeichneten Regionen leben überdurchschnittlich viele Menschen, die ein Lebensalter von hundert Jahren und mehr erreichten. In den 1970er-Jahren begannen Forscher, diesem Phänomen nachzugehen, zunächst auf der japanischen Insel Okinawa[1] und später auch auf der italienischen Insel Sardinien, der griechischen Insel Ikaria, der costa-ricanischen Halbinsel Nicoya und in der schon im Kapitel über vegane Ernährung erwähnten Adventisten-Gemeinde von Loma Linda, Kalifornien. Sie kann als soziokulturelle Insel betrachtet werden. Beispielsweise kamen in Okinawa im Jahr 2015 auf 100 000 Einwohner 85 Menschen, die über hundert Jahre alt waren. In ganz Japan waren es 48. In Frankreich und Italien waren es 37 beziehungsweise 32, in den USA nur 20.[2] Deutschland kann sich mit 25 Hundertjährigen immerhin im Mittelfeld einordnen.[3]

Zunächst prägte der US-Journalist Dan Buettner den Begriff »Blue Zones«, erst in einem Beitrag für *National Geographic* und dann in mehreren Büchern.[4] Durch die Erkundung der Lebensweise der Menschen vor Ort wollten Forscher und Journalisten der Formel für ein langes Leben auf die Spur kommen. Die Ernährung in den jeweiligen Regionen unterschied sich naturgemäß durch die klimatischen und geografischen Bedingungen. Dennoch wurden einzelne Zutaten wie die lila Süßkartoffel aus Okinawa, Pflanzenöle, Fisch, Hülsenfrüchte oder Gemüse immer wieder als Lebensmittel für ein längeres Leben angepriesen. Fleisch – wie sollte es auch anders sein? – zählte wiederum nicht dazu, obwohl auf Okinawa sehr gern Schwein gegessen wird. Milch und Milchprodukte waren ebenfalls nicht immer auf der Hitliste. Zu Recht?

IV. Ernährungsweisen

Wie die meisten Ernährungstipps auf Basis von Ernährungsstudien aus geografisch und kulturell sehr unterschiedlichen Regionen sind auch die Erkenntnisse aus den »Blue Zones« nicht ohne Weiteres auf Deutschland oder andere Regionen übertragbar. Zwar ist die Tatsache, dass in den »Blue Zones« mehr Menschen ein hohes Lebensalter erreichen können, wissenschaftlich eine interessante Fragestellung, allerdings ist die Lebenserwartung von zu vielen Faktoren abhängig, um daraus einzelne Ernährungsempfehlungen abzuleiten. So variiert der Anteil von Fleisch in den »Blue Zones« zwischen etwa 2 und 5 Prozent der verzehrten Lebensmittelmenge. In Deutschland liegt er bei rund 9 Prozent, was kein Grund zur Besorgnis ist. Der Anteil von Milch schwankt zwischen 8 und 26 Prozent, in Deutschland liegt er bei 21 Prozent.[5] Auch in anderen Lebensmittelgruppen schwanken die Anteile beträchtlich, sodass die aus den »Blue Zones« oftmals abgeleiteten Empfehlungen kaum generelle Relevanz für andere Bevölkerungsgruppen haben dürften.

In den entsprechenden Buchpublikationen erwähnen die Autoren dann auch beiläufig, dass es natürlich noch auf andere Lebensstilfaktoren ankäme, wie körperliche Bewegung, soziale Kontakte, gesundheitliche Versorgung und vieles mehr. Ebenso ist der Gesundheitszustand der jeweiligen Bevölkerung nicht in allen Belangen besser. So ist zum Beispiel auf Okinawa zwar die Häufigkeit von Diabetes und Herz-Kreislauf-Erkrankungen niedriger als in anderen japanischen Präfekturen oder auch im weltweiten Vergleich, jedoch treten Krebserkrankungen deutlich häufiger auf.[6] Selbst in Deutschland ist die Krebsrate auf einem niedrigeren Niveau. Die Ursache für die hohe Lebenserwartung in den »Blue Zones« dürfte daher eher in einem gut erforschten evolutionsbiologischen Anpassungsprinzip liegen, das jeder aus dem Biologieunterricht kennt: das der endemischen Arten, die nur in einem bestimmten Gebiet vorkommen.

Wie einleitend gesagt, sind sämtliche »Blue Zones« geografische und soziokulturelle Inseln. Die Bewohner sind schlichtweg über Jahrhunderte hinweg bestens an diese Umwelten angepasst.

V.
ESSKULTUR

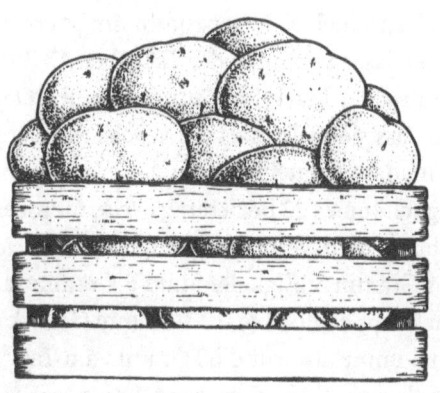

39 SNACKEN IST UNGESUND

Ein Snack zwischendurch soll frische Energie liefern und hebt auch nicht selten die Laune. An der Empfehlung, über den Tag hinweg drei Mahlzeiten und zwischendurch ein paar Kleinigkeiten zu sich zu nehmen, ist an sich auch nichts falsch. Warum hat Snacken dann doch so ein schlechtes Image?

Mit dem Wort »Snack« verbindet man in der Regel nicht Karotten- oder Selleriesticks, sondern süße, fette und salzige Fertigprodukte. Die liefern, pro 100 Gramm betrachtet, dann auch überdurchschnittlich viele Kalorien, was einen kleinen Snack schnell einmal zu einer Kalorienzufuhr im Wert einer Hauptmahlzeit werden lassen kann. In der Tat gaben 47 Prozent der Befragten gegenüber der Marktforschungsagentur POSpulse im Januar 2021 an, dass sie mehrmals die Woche Süßwaren naschten, und 30 Prozent, dass sie mehrmals in der Woche sonstige Snacks genossen. Täglich tun es 22 beziehungsweise 6 Prozent.[1]

Eine Erhebung in Bayern hat gezeigt, dass es sich etwa pro Person um 14 Gramm Süßigkeiten und 6 Gramm salzige Snacks handelt. Dazu kommen noch mal 27 Gramm Gebäck und Kuchen obendrauf. In Summe also rund 60 Gramm am Tag.[2]

Das hört sich eigentlich nicht nach besonders viel an. Doch muss bei diesen Durchschnittszahlen berücksichtigt werden, dass nicht jeder täglich so viel isst, sondern manche gar nichts und andere dagegen mehr. Rechnet man die Zahlen nur auf die Menschen um, die tatsächlich besagte Leckereien verzehren, dann sind das 205 Gramm Süßigkeiten, 82 Gramm salzige Snacks und 115 Gramm Gebäck und Kuchen. Das sind insgesamt dann gut 400 Gramm süße, fette und salzige Lebensmittel, die auch mit vielen Kalorien und meistens wenigen Nährstoffen zu Buche schlagen. Diese Zahlen sprechen eine klare Sprache. Doch sind Snacks deshalb an sich ungesund?

Wie bereits angedeutet, ist alles eine Frage der Dosis und der Gelegenheit. Fangen wir kurz mit Letzterem an. Wie eine Analyse der Gesellschaft für Konsumforschung (GfK) zeigte, snacken wir besonders häufig nach dem Sport, auf dem Arbeitsweg im Auto oder ÖPNV und unterwegs mit Kindern, außerdem bei der Arbeit und abends zu Hause vorm Fernseher – das meiste davon somit in Gesellschaft, wenn man nicht gerade auf dem Arbeitsweg ist.[3] Zu diesen Gelegenheiten hilft es, sich vorzubereiten und gegebenenfalls abzusprechen, welche Zwischenmahlzeiten man wählt und wie viel eingekauft und mitgebracht werden soll. Einen Lieblingssnack sollte man sich gönnen dürfen, doch worauf könnte man stattdessen ganz verzichten oder einen Snack durch Obst oder Gemüse ersetzen?

Der andere Aspekt ist die Dosis. Es ist in der Tat so, dass Menschen mit einem hohen Anteil hoch verarbeiteter Lebensmittel (dazu zählen Snacks) rund 12 Prozent mehr Energie, Salz, Zusatzstoffe und dafür zum Beispiel weniger Folsäure und Vitamin C aufnehmen. Gleichzeitig tendieren diese Menschen mehr als doppelt so häufig zu Adipositas wie solche, die wenig hoch verarbeitete Lebensmittel essen. Man kann also sagen, dass zu viele »Convenience«-Produkte tatsächlich weniger gesundheitsförderlich sind.[4]

Das große *Aber* ist nun, dass auch die anderen Menschen nicht vollständig auf hoch verarbeitete Lebensmittel inklusive Snacks verzichten. Das spricht gegen die These, dass Snacks generell ungesund wären. Es kommt also auf die Gelegenheit, die Dosis und die richtige Auswahl an.

Hier eine kurze Hilfestellung: Wählen Sie sich eine oder zwei Lieblingsnaschereien aus. Das können auch Trockenfrüchte, Nüsse, Studentenfutter oder Gemüsechips sein. Immer wenn Sie einen Snack oder eine volle Mahlzeit gegessen haben, stellen Sie sich einen Timer auf zwei bis drei Stunden. In dieser Zeit essen Sie nichts, sondern trinken nur Wasser, Tee oder sonstige kalorienfreie Getränke. Wenn Sie zwischendurch etwas essen, dann immer nur eine Portion, etwa eine Handvoll. So haben Sie Dosis und Gelegenheit (Timer) unter Kontrolle. Fazit: Ein Snack allein, kann keine Sünde sein. Zu viele Snacks allerdings schon.

40 BIOLEBENSMITTEL SIND GESÜNDER

Biolebensmittel haben sich seit Einführung der offiziellen Öko-landbau-Verordnung im Jahr 2007 fest etabliert. Inzwischen wirtschaften in Deutschland über 8000 Betriebe auf gut 10 Prozent der landwirtschaftlichen Flächen nach den Regeln der ökologischen Landwirtschaft. Dazu verarbeiten über 16 000 Hersteller die landwirtschaftlichen Biorohstoffe aus dem In- und Ausland zu Produkten, die in den Regalen diverser Bio- und anderer Supermärkte landen. Am häufigsten verkaufen sich Bio-Eier, -Milch und -Mehl. Allerdings hat der Umsatz von Biolebensmitteln an der Kasse immer noch nur einen relativ kleinen Anteil von etwas über 6 Prozent.[1] Die Verbraucher kaufen also nach wie vor hauptsächlich konventionelle Ware.

Dabei ist der Ansatz der ökologischen Landwirtschaft gut gedacht: Es sind weniger Pestizide erlaubt, und Ackerpflanzen werden in bestimmten Fruchtfolgen angebaut. Manche Öko-Anbauverbände fordern auch, dass die Futtermittel für Tiere zu mindestens 50 Prozent vom eigenen Bauernhof kommen müssen, was die regionale Kreislaufwirtschaft unterstützt. Für Nutztiere sehen sie vor, dass sie mehr Platz haben und nur im Ausnahmefall mit Antibiotika behandelt werden dürfen. Die Hersteller von Bioprodukten verpflichten sich zudem, weniger Zusatzstoffe in ihre Produkte zu mischen. Während es rund 300 zugelassene Zusatzstoffe gibt, erlaubt die Europäische Union in Bioprodukten nur 45 davon. Verbände wie Bioland, Demeter oder Naturland sogar noch mal weniger als die Hälfte davon.

Unter all diesen Aspekten umweht Bioprodukte eine Aura von Natürlichkeit und Reinheit, die dem Körper nur das gibt, was er braucht. Keine Zusatzstoffe, Pestizid- und Antibiotikarückstände, dafür aber die wertvollen Vitamine und sekundären Pflanzeninhaltsstoffe lang gereifter Früchte. Gesundheit pur! Konventionelle Produkte ohne Siegel verblassen in manchen Darstellungen dagegen schnell als Massenprodukte der modernen Landwirtschaft. Ist das richtig?

Bioprodukte profitieren ganz klar vom sogenannten Halo- oder Heiligenschein-Effekt. Die durchaus ambitionierten Vorgaben verlangen den Landwirten erst einmal einen gewissen Umstellungsaufwand ihres Betriebes ab, bevor sie das Biosiegel verwenden dürfen. In dieser Zeit erwirtschaften sie zwar ein geringeres Einkommen, dafür können sie aber hinterher höhere Preise verlangen, die auch den höheren Aufwand der ökologischen Landwirtschaft widerspiegeln. Was etwas kostet, das vermittelt oftmals unterbewusst auch einen Mehrwert. Schaut man aber in diverse Auswertungen von der Stiftung Warentest, Öko-Test, dem Bundesamt für Verbraucherschutz und Lebensmittelsicherheit bis hin zu weltweiten Studien renommierter Universitäten, dann ergibt sich eine Pattsituation zwischen Bio- und konventionellen Lebensmitteln, was den Gesundheitswert betrifft. So bekamen Bioprodukte in einer Gesamtauswertung aller Tests der Stiftung Warentest von den Jahren 2010 bis 2015 häufiger die Noten »mangelhaft«, »ausreichend« und »befriedigend« als die konventionellen Produkte. Diese kamen dafür auf mehr »gute« und »sehr gute« Bewertungen.[2] Insgesamt war das Rennen immer knapp. So weisen Bioprodukte zwar seltener Rückstände von Pestiziden auf, dafür aber öfter höhere Gehalte an Thallium und Schimmelpilzgiften. Tierische Lebensmittel aus ökologischer Erzeugung haben kaum Antibiotikarückstände, dafür aber eine höhere Keimbelastung.[3] So erkaufen sich sowohl Bioprodukte als auch konventionelle Produkte mit einem Vorteil auch oftmals wieder einen Nachteil.

Was die Nährstoffgehalte betrifft, sind Bioprodukte dagegen bisweilen im Vorteil. Obst und Gemüse weisen oft höhere Gehalte an Vitaminen und sekundären Pflanzenstoffen auf, Biomilch hat einen höheren Gehalt an Omega-3-Fettsäuren.[4]

Was ist nun gesünder? Man kann durchaus sagen, dass der ganzheitliche Ansatz des Ökolandbaus durch weniger Pestizide, Düngemittel und Antibiotika langfristig für Umwelt und Mensch nachhaltiger ist, doch unmittelbar gesünder sind Biolebensmittel deshalb nicht.

41 FAST FOOD IST UNGESUND

In dem Film »Super Size Me« isst der New Yorker Dokumentarfilmer Morgan Spurlock einen Monat lang ausschließlich bei McDonald's.[1] Am Anfang des Films lässt er sich medizinisch untersuchen, und Blutwerte sowie Blutdruck sind im Normbereich. Nach einem Monat ist so ziemlich alles gestiegen, was ansteigen kann, und das Fazit lautete: Fast Food ist ungesund.

Während meines Studiums schaute ich mir den Film mit ein paar Kommilitonen an, und im Anschluss gingen wir erst mal in das McDonald's neben dem Kino. Ich erzähle das hier so frei, weil es einen deutlichen Unterschied macht, ob sich jemand täglich nur von Fast Food ernährt oder gelegentlich.

Natürlich findet sich Fast Food im Alltag nicht nur in Form von Pommes und Burgern wieder, sondern auch als Pizza, Hotdog, Döner bis hin zu Mozzarella-Sticks. Eine allgemeingültige Definition von Fast Food gibt es übrigens nicht, daher unterscheiden sich viele Studien, wenn es darum geht, den Fast-Food-Konsum zu erfassen.

Man könnte im weiteren Sinne sämtliche hoch verarbeiteten Lebensmittel dazu zählen, die höchstens noch erhitzt oder mit Flüssigkeit versetzt werden müssen, bevor man sie konsumiert. In Deutschland liefern solche Produkte bei Erwachsenen, die sich hauptsächlich davon ernähren, gut 40 Prozent der täglichen Energieaufnahme. Bei Menschen, die wenig davon essen, sind es nur etwa 15 Prozent. Auch wenn Erstere ein höheres Risiko für Übergewicht und Adipositas haben, steigt dieses Risiko erst an, wenn mehr als 27 Prozent der täglichen Energieaufnahme aus hoch verarbeiteten Lebensmitteln stammen. In anderen Ländern unterscheiden sich die Daten dann auch wieder. So haben Kroatien, Malta, Ungarn und Finnland so viel oder mehr adipöse Einwohner wie Deutschland, obwohl sie weniger hoch verarbeitete Lebensmittel konsumieren. Umgekehrt haben Belgien und Irland den gleichen Konsum, aber weniger adipöse Menschen. Ist dann wirklich das Fast Food schuld?[2]

Die Antwort lautet: »Jein.« Aber fangen wir noch etwas früher an, nämlich in der Jugend. In Deutschland gibt es dazu sehr gute Daten aus der sogenannten EsKiMo-Studie.[3] Die erste Erhebung fand 2006 statt, und auch der Fast-Food-Verzehr von Zwölf- bis Siebzehnjährigen wurde erfasst, ebenso das Körpergewicht. Damals waren 15 Prozent der Jugendlichen übergewichtig oder adipös. Im Durchschnitt konsumierten sie täglich 191 Kilokalorien durch Fast Food. In der zweiten Erhebung von 2015 bis 2017 waren nur noch gut 13 Prozent übergewichtig oder adipös. Der Anteil der Energiezufuhr durch Fast Food lag bei 157 Kilokalorien. Ein Zusammenhang zwischen zu viel Medien- und dadurch mehr Fast-Food-Konsum konnte nicht festgestellt werden. Auch aßen Jugendliche, die gar nicht sportlich aktiv waren, nicht wesentlich mehr oder sogar weniger Fast Food als umgekehrt.

Dieser Vergleich zeigt, dass offenbar nicht allein der Fast-Food-Konsum für die Veränderung des Körpergewichts verantwortlich sein kann. Gut 30 Kilokalorien Unterschied machen noch keine Reduktionsdiät. Zwar ist ähnlich wie bei den Erwachsenen das Risiko für Übergewicht und Adipositas erhöht, wenn mehr als 40 Prozent der täglichen Energieaufnahme aus hoch verarbeiteten Lebensmitteln erfolgen, aber eben nicht bei moderatem Konsum.[4]

Eine internationale Übersichtsstudie aus dem Jahr 2021,[5] die sämtliche verfügbaren Studien zu allgemeinen Effekten von hoch verarbeiteten Lebensmitteln auf das Köpergewicht und viele weitere Gesundheitsfaktoren untersuchte, fand gerade einmal zwei brauchbare Beobachtungsstudien zum Thema »Übergewicht«. Sofern man dieses Ergebnis nur als Status quo betrachtet, liegt die Risikoerhöhung für Übergewicht und Adipositas durch hoch verarbeitete Lebensmittel bei 23 Prozent. Das ist durchaus moderat.

Fassen wir also zusammen: Fast Food ist wie jedes Lebensmittel nur ungesund, wenn es im Übermaß konsumiert wird. Das beliebteste Fast Food bei Kindern und Erwachsenen in Deutschland ist übrigens Pizza. In einem anderen Land ist es ein Nationalgericht ...

Eine der häufigsten Fragen zur richtigen Ernährung ist die, wie viele Mahlzeiten am Tag am gesündesten sind. Die Antworten reichen von »am besten gar nichts essen« bis zum Ratschlag, immer nur zu essen, sobald man Hunger hat. Das bringt natürlich einiges an Verwirrung mit sich. Es gibt in der Tat Menschen, die sich, angetrieben von esoterischen Heilsversprechen, zum Kreislauf der Sonnenenergie nur von Licht ernähren wollen, und leider sind auf diese Weise auch Todesfälle durch den Hungertod aufgetreten.[1] Umgekehrt hat sich in den letzten Jahren ein weiterer Ernährungstrend etabliert, der sich »intuitives Essen« nennt. Danach gibt einem der eigene Körper schon rechtzeitig ein Signal, wann es wieder Zeit ist, etwas zu essen.

Dazwischen haben wir natürlich diverse andere Trends, wie zum Beispiel das Zeitfensteressen oder Intervallfasten, wo nur während einer bestimmten Tageszeit gegessen werden darf, dafür aber nach Lust und Laune. Die höchst offizielle Empfehlung der Deutschen Gesellschaft für Ernährung (DGE) wird dagegen häufig und fälschlicherweise so zitiert, als wäre es die beste Wahl, wenn wir drei Hauptmahlzeiten einnähmen und dazwischen zwei Nebenmahlzeiten.[2] Das wären dann also die klassischen fünf Mahlzeiten pro Tag.

Nur einmal angenommen, Sie wüssten von alldem nichts, wie oft würden Sie am Tag essen? Vermutlich eher so, wie es das intuitive Essen vorschlägt, nämlich dann, wenn Ihnen Ihr Körper ein Hungersignal schickt. Leider ist dieses Hungersignal heute bei vielen Menschen gestört. Insbesondere dann, wenn sie von Übergewicht oder Adipositas betroffen sind. Auch starke Blutzuckerschwankungen, körperliche Aktivität, Stress und hormonelle Veränderungen können das Hunger-Sättigungs-Gefüge durcheinanderbringen. Daher sollen Empfehlungen zur Mahlzeithäufigkeit meist einfach nur eine bessere Orientierung bieten, um überhaupt wieder in einen natürlichen Rhythmus zu finden. Aber die Frage bleibt: Wie oft ist dann richtig?

Die Sache mit der Lichtnahrung ist für mich ganz klar Humbug, da wir keine Pflanzen sind. Also sollte man davon besser Abstand nehmen. Die DGE sagt definitiv: Ein »Zusammenhang ist nicht wissenschaftlich belegt«, was die Esshäufigkeit und Gewichtsregulation bei Erwachsenen betrifft. Es ist nach wie vor nur entscheidend, wie viele Kalorien man einnimmt.

Eine amerikanische Studie fand heraus, dass wir bereits vor dem Mittagessen 25 Prozent unserer täglichen Kalorien aufnehmen.[3] Wer also das Frühstück ausfallen lässt und dafür zum Mittagessen oder später nicht doppelt und dreifach mehr isst, der spart auf diese Weise Kalorien ein. So ist es letztlich auch beim Intervallfasten. Allein der Blick auf die Tageszeit diszipliniert mehr als der gute Vorsatz, den Teller nicht so voll zu machen oder seltener in die Keksdose zu greifen. Während des erlaubten Zeitfensters ist man dann auch meist schneller satt, wenn man nach Lust und Laune essen »darf«. Das ist wie am Büfett oder bei »All you can eat«, das sich für den Betreiber nur rechnet, weil die Gäste bereit sind, für die Option, vermeintlich sehr viel essen zu können, einen »günstigen« Preis zu bezahlen. Nur dass eben niemand stundenlang und unbegrenzt essen kann.

Nun ist an der regelmäßigen Mahlzeiteinnahme aber dennoch etwas dran. Wer nicht unter hohen Blutzuckerschwankungen leidet, kann durch einen Abstand von etwa zwei bis drei Stunden zwischen den Haupt- und Nebenmahlzeiten (auch Snacks) erreichen, dass der Blutzuckerspiegel relativ konstant bleibt. Da ein Abfall des Blutzuckerspiegels unserem Körper ein Hungersignal gibt, ist ein möglichst konstanter Blutzuckerspiegel also von Vorteil. Auf diese Weise können vor allem Menschen mit einem ungeregelten Tagesablauf oder vielen Ortswechseln mehr Eigenkontrolle ausüben. Ein Timer am Handgelenk kann die gleiche Disziplinierung bewirken wie das Zeitfenster beim Intervallfasten. Hält man die Abstände von zwei bis drei Stunden zwischen den Mahlzeiten ein, dann kommt man auf etwa fünf Mahlzeiten pro Tag. Das ist zwar nicht wissenschaftlich erforscht, aber rechnerisch logisch.

43 DIE SÜßKARTOFFEL VON OKINAWA

Kommen wir noch mal zurück auf die kleine japanische Insel Okinawa. Wie wir schon an den Bewohnern der »Blue Zones« gesehen haben (siehe das Kapitel »Wir müssen leben wie die Hundertjährigen aus den ›Blue Zones‹«), leben dort im Durchschnitt die meisten Menschen mit einem Lebensalter von über hundert Jahren. Obwohl wir bereits wissen, dass die Ernährung allein nicht für dieses Phänomen verantwortlich sein kann, gilt auf Okinawa ein bestimmtes Lebensmittel immer wieder als Garant für ein langes Leben: die lila Süßkartoffel. Diese lokale Varietät soll es derart in sich haben, dass sie rauf und runter als Superfood angepriesen wird. Sie soll den Blutzuckerspiegel nicht so stark ansteigen lassen wie andere Kartoffelsorten und voller Antioxidanzien sein.

Wie wir auch bereits wissen, ist Okinawa aber deshalb nicht ein alleiniger Hort der Gesundheit. Zwar haben die Menschen dort, verglichen mit dem Rest der Welt und anderen japanischen Präfekturen, seltener Herz-Kreislauf-Erkrankungen und Diabetes, dafür aber deutlich häufiger Krebs. Allein das sollte bereits an dem Mythos des Heil bringenden Superfoods rütteln, doch die Geschichten sind zu schön, um unwahr zu sein. Selten machen sich die einschlägigen Verkünder solcher Mythen selbst die Mühe, beispielsweise einmal nach Okinawa zu reisen, um vor Ort zu sehen, was die Menschen da so essen.[1]

Darf man Dan Buettner glauben, dem Erfinder der »Blue Zones«, dann bestand die Ernährung der Menschen auf Okinawa im Jahr 1989 zu etwa 15 Prozent aus Fleisch, Eiern und Fisch,[2] zudem zu 8 Prozent aus Milch. 1949 lag der Anteil dieser Lebensmittel nur bei 2 Prozent. Die Süßkartoffel hatte 1949 dagegen einen Anteil von 67 Prozent, und 1989 war sie kaum noch nachweisbar. Bevor wir das Rätsel auflösen: Das Superfood Süßkartoffel ist in diesem Zeitraum also quasi verschwunden, dafür hat der Konsum von Fleisch, Fisch, Eiern und Milch überproportional zugelegt. Die Menschen wurden trotzdem älter. Warum?

110

Fakt ist, dass auf Okinawa in den 1970er-Jahren von den Wissenschaftlern gut fünfzig Hundertjährige auf 100 000 Einwohner registriert wurden. Im Jahr 2015 war das die Rate in Gesamtjapan. Auf Okinawa hatten die Hundertjährigen 2015 dagegen schon die Marke von achtzig pro 100 000 Einwohner gerissen.[3] Schaut man in Studien hinein, die den tatsächlichen Lebensmittelverzehr dort gemessen haben, dann sieht man zwei sehr interessante Aspekte. Erstens ist der Konsum der Süßkartoffel ab dem Zweiten Weltkrieg fast auf null zurückgegangen, und zweitens hat der Verzehr von Brot und Reis stark zugenommen.[4] So wird aber vielfach berichtet, dass gerade Reis und Brot das Altern beschleunigen würden,[5] gleichzeitig aber auch, dass Okinawa ein Vorbild für Langlebigkeit sei.

Zudem: Allein zwischen den Jahren 1988 und 1998 ist der Fleischverzehr auf Okinawa pro Person und Woche von 607 auf 702 Gramm angestiegen. Und noch verblüffender dürfte für viele der Langlebigkeitspropheten sein, dass ausgerechnet auf Okinawa mehr Fleisch gegessen wurde und wird als auf den japanischen Hauptinseln. Dort waren es 1988 nur etwa 520 Gramm und 1998 dann immerhin 543 Gramm.[6] Nach der gängigen Logik müsste dann ja Schweinefleisch das Superfood aus Okinawa sein?

Für die Süßkartoffel und ihr Verschwinden gibt es eine Erklärung. Die Amerikaner besetzten die Insel zum Ende des Zweiten Weltkriegs als strategischen Stützpunkt im Pazifik. Okinawa war zuvor eine von Hungerphasen geprägte Insel, wo die lila Süßkartoffel als noch eine der zuverlässigsten Energiequellen galt. Mit den Amerikanern kam mehr Wohlstand auf die Insel. Der Lebenserwartung scheint es nicht geschadet zu haben.

Für den Fleischgenuss gibt es auch eine Erklärung. Auf Okinawa schaut einem an jeder Ecke entweder in echt oder von Werbeplakaten das heimische Agu-Schwein entgegen. Eine Schweineart, die es nur dort gibt und den Einwohnern schon seit Ewigkeiten als Nahrungsquelle und zur sonstigen Bedarfsdeckung dient. Wofür es allerdings keine Erklärung gibt, ist der Fortbestand des Mythos der lila Süßkartoffel. Außer mangelhafte Recherche.

44 IN INDIEN ERNÄHREN SICH ALLE MENSCHEN VEGETARISCH

Es passt einfach alles zu gut zusammen. Wenn man eine alternative Ernährungsweise anpreisen möchte, dann eignet sich immer das Stereotyp des Exotischen. Das können sogenannte Naturvölker sein, die sich hauptsächlich von irgendeiner lokalen Nahrungsquelle ernähren. Das können die schon erwähnten Einwohner der »Blue Zones« sein, die besonders alt werden. Das können auch ganze Völker sein wie zum Beispiel vor dem Zweiten Weltkrieg die Chinesen. Sie galten der damals in alternativen Milieus vorherrschenden Lebensreformbewegung als populäres Beispiel für die Gesundheitskraft vegetarischer Kost, insbesondere durch die sojabasierte Grundnahrung, kombiniert mit einem asketischen Lebensstil.[1]

Da die chinesische Esskultur heute nicht mehr als uneingeschränktes Vorbild für die Sehnsüchte der Sinnsuchenden in den westlichen Industrienationen dient, ist an deren Stelle das indische Volk getreten. Die aufkommende Yoga-Welle in den 1970er-Jahren brachte zudem noch einen geschärften Blick für die Ernährungsweise im Ursprungsland dieser philosophischen Lehre mit sich.[2] Für die Sinnsuchenden auf dem Weg zur Selbsterkenntnis bot die Kombination aus Leibesübungen, esoterischer Lebensführung und Speisevorschriften sodann die ideale Kombination, um Glück und Gesundheit zu erlangen. Wie es mit Trendbewegungen so ist, setzte sich auch in dem Teil der Bevölkerung, der weder Yoga noch sonst einer besonderen Lebensführung folgte, die einhellige Wahrnehmung durch, dass Indien und der Vegetarismus wohl sehr eng miteinander verbunden sein müssten. Indische Heilkünste wie das Ayurveda untermauerten diesen Eindruck mit ihren vorrangig vegetarischen Kostformen noch. Und wo vegetarische Ernährung quasi schon zum Normalzustand gehört, da wurde nicht selten postuliert, dass sich dort wohl auch der Veganismus bereits weitestgehend durchgesetzt hätte – als die höchste Stufe der Selbsterkenntnis sozusagen.

Wie sieht es nun wirklich aus auf dem Subkontinent? Sicher gibt es in Indien ein paar Veganer, doch da etwa 80 Prozent der Gesellschaft zur Religionsgemeinschaft der Hindus gehören, dürfte das auch religiös höchst bedeutsame Butterschmalz »Ghee« einen veganen Lebensstil bereits weitestgehend ausschließen, wie auch Speisevorschriften bei den restlichen 15 Prozent der dort lebenden Muslime und weiteren religiösen Gemeinschaften. Eine vegetarische Ernährung ist im Hinduismus nicht ungewöhnlich, wenn auch keineswegs zwingend. Zunächst war dies auch nicht traditionell begründet, sondern der Fleischverzicht ergab sich als Abgrenzungsmerkmal zu den Fleisch essenden muslimischen Religionsgemeinschaften, die nach der Aufspaltung der Kolonie Indien in die drei autonomen Nationen Indien und Pakistan sowie Bangladesch heute immer noch in einem Spannungsverhältnis stehen. Zudem wurde der Fleischverzicht zu einem Erkennungsmerkmal der obersten indischen Gesellschaftskaste der Brahmanen. Er sollte den Anschein von »Reinheit« darstellen, während die unterste Kaste durchaus schon immer Fleisch konsumierte, wenn sie es sich leisten konnten.[3]

Da es hier eher um ideologische Beweggründe geht und in einem Land, das heute mit Platz 101 von 121 immer noch mit an der Spitze des Welthungerindex steht,[4] die existenzielle Nahrungsnot mehr Bedeutung erlangt als Speisevorschriften, landet womöglich auch öfter Fleisch auf dem Teller. Laut einer Erfassung der indischen Regierung[5] aus dem Jahr 2014 ist das besonders häufig in den Bundesstaaten West-Bengalen, Telangana, Tamil Nadu, Odisha, Kerala, Jharkhand, Bihar und Andhra Pradesh der Fall, wo nur 1 bis 3 Prozent der Bevölkerung vegetarisch essen. Die Bundesstaaten Rajasthan, Punjab, Haryana und Gujarat kommen mit 61 bis 75 Prozent auf die meisten Fleischverweigerer. Im Durchschnitt sind in ganz Indien 70 Prozent der Bevölkerung Vegetarier, aber nur etwa 35 Prozent leben strikt vegetarisch. Das zeigt sich auch im Pro-Kopf-Verbrauch von Fleisch, der seit 2001 langsam, aber stetig ansteigt. Indien produziert bereits über 8 Millionen Tonnen Fleisch pro Jahr, es fängt gerade erst an![6]

45 IN GESELLSCHAFT I(S)ST MAN BESCHEIDEN

Stellen Sie sich vor, Sie sitzen beim netten Kaffeekränzchen mit Kollegen oder Freunden, und in der Mitte steht ein frisch gebackener Kuchen. Man darf zugreifen. Wer nimmt das erste Stück? Die meisten zögern in solch einer Umgebung und geben sich zurückhaltend höflich. Wenige greifen einfach beherzt zu, denn das signalisiert vor der Gruppe womöglich eine zu starke Ichbezogenheit.

Nun stellen Sie sich vor, Sie sitzen am Familientisch in der gleichen Situation. Vermutlich verhalten Sie sich weniger beherrscht, wenn auch respektvoll.

Egal, in welcher Situation, wir passen unser Essverhalten in sozialer Umgebung immer dem Kontext an. Vor allem dann, wenn es ums Teilen geht, schließlich ist das Teilen der Nahrung von der Evolutionsgeschichte bis zum religiösen Ritual voller symbolhafter Bedeutung. Die Völlerei ist nicht umsonst eine der sieben Todsünden, bei der sich niemand gern erwischen lassen will. Auch wenn die Todsünden heute nicht ganz so dogmatisch zu sehen sind, ihre Ursprünge liegen im menschlichen Verhalten.

An Affen lässt sich das sehr gut beobachten: Bei einem Versuch an der Emory University in den USA sind zwei Affen nebeneinander jeweils in einem Käfig, und der Pfleger macht ihnen ein Angebot: Sie können Steine gegen Lebensmittel tauschen. Als der eine Affe Trauben im Tausch gegen die Steine erhält, explodiert der andere sichtlich vor Neid, denn er selbst erhält für denselben Preis nur ein paar Gurkenscheiben.[1]

Neid ist bekanntlich eine weitere Todsünde, nicht umsonst, wie jeder weiß. Nun steckt in uns Menschen immer noch mehr Affe, als uns manchmal lieb sein will. In der zu Beginn erwähnten Situation versuchen wir uns zu beherrschen. Das kommt gut an, auch wenn jeder weiß, dass man selbst und alle anderen nur darauf warten, dass einer den Anfang macht. Danach ist die Kuchenplatte schnell leer, vorausgesetzt, es schmeckt. Warum also bescheiden tun?

Wir Menschen sind soziale Wesen. Gleich, ob in realer oder virtueller Gesellschaft, beobachten wir unsere Umgebung und vor allem andere Menschen in unserem Umfeld. Jede Kleinigkeit wird bewusst oder unterbewusst wahrgenommen. Stieß vor Tausenden von Jahren ein Artgenosse auf eine attraktive Futterquelle, dann war es möglicherweise nicht unüblich, dies für sich zu behalten. Ausreichend Nahrung galt schließlich als ein Überlebensvorteil, und damit erhöhten sich die Chancen auf Fortpflanzung der eigenen Gene. Dagegen hilft nur eins: genau zu beobachten, was die anderen tun. Weil diese es wohl wussten und alle es genauso machten, verhielt sich jeder möglichst unauffällig. Genauso wie beim Kaffeekränzchen. Ist der Bann aber erst gebrochen, dann futtern wir in Gesellschaft meistens sogar mehr, als zum Sattwerden notwendig ist. Dabei gilt: Je mehr Tischnachbarn wir haben, umso mehr essen wir – und desto schneller.

Logisch, denn erstens verlieren die anderen schneller den Überblick, als wenn man sich nur zu zweit oder zu dritt gegenübersitzt, und zweitens kommt der Futterneid in größeren Gruppen ebenfalls stärker durch. Und auch das Gewicht der Tischnachbarn hat einen Effekt: Je schlanker diese sind, desto mehr landet bei einem selbst auf dem Teller.[2]

Ein Sonderfall ist das Büfett, da orientieren wir uns meist an unserem Vorgänger. Lädt der viel auf den Teller, laden wir auch viel drauf. Wer weiß schließlich, ob noch etwas für den Nachschlag übrig bleibt, wenn die nachfolgenden Gäste das auch so machen? Dass auf diese Weise wohl tatsächlich wenig übrig bleibt und dafür halb volle Tellerladungen im Müll landen, bedenkt man in diesem Überlebenskampf am Büfett der modernen Zivilisation meistens nicht.

Wir essen also alles andere als bescheiden, außer die soziale Konvention unterbindet die Völlerei per se, wie zum Beispiel in der japanischen Esskultur. Um dem Trieb zu widerstehen, hilft daher nur, gründlich zu kauen, vor und während des Essens viel zu trinken und am besten nicht zu hungrig an den Tisch zu gehen.[3]

46 MORGENS ESSEN WIE EIN KÖNIG, ABENDS WIE EIN BETTLER

Es gibt nur eine Tagesmahlzeit, über die sich regelmäßig die Geister streiten: das Frühstück. Die Weisheit, man solle morgens essen wie ein König und abends wie ein Bettler, haben sich bereits die Vertreter des »Dinner-Cancelling« zu eigen gemacht. Oder wahlweise die »Nach 18 Uhr keine Kohlenhydrate«-Fraktion und andere Diät- und Ernährungskonzeptualisten, die das Frühstück als wichtigste Mahlzeit des Tages erachten und das Abendessen als überflüssige Kalorienaufnahme.

Nun stehen auf der anderen Seite aber zum Beispiel die Spanier, die gern fett und kohlenhydratreich weit nach 18 Uhr zu Abend essen und sich dann auch noch mal einen Mitternachtssnack gönnen. Sie zählen trotz dieser vermeintlichen Unart zu den Top 10 der Länder, in denen die Menschen die höchste Lebenserwartung erreichen. Neben den Spaniern steht auf der gleichen Seite auch noch die Schar der Menschen, die Intervallfasten praktizieren, das Frühstück einfach ausfallen lassen und irgendwann zum Mittag oder Nachmittag die erste Mahlzeit des Tages einnehmen. Wer hat denn nun recht?

Bevor wir zur Auflösung des Frühstücksmythos kommen, sollten wir noch einen zweiten Aspekt der ersten Mahlzeit des Tages erfassen: Die Art des »Fastenbrechens« *(breakfast)* kann höchst unterschiedlich sein. In Brasilien isst man üblicherweise Papaya, Kaffee mit Milch, ein kleines Stück Rührkuchen oder Baguettebrötchen mit Butter, Käse und Schinken. In Japan gibt es zum Frühstück bereits Reis in allen Variationen. In England Ei, Speck, Bohnen und Würstchen mit einem Buttertoast. In Bayern dagegen ist bis 11 Uhr die Weißwurst mit Brezn und süßem Senf en vogue.[1] Anhand dieser kleinen Auswahl lässt sich bereits erkennen: »*Das* Frühstück« gibt es nicht. Jede Kultur und bereits jeder Mensch innerhalb einer Kultur haben eigene Vorlieben und Zwänge, was gerade genehm ist oder eben nicht. Ist Frühstücken also kein »Muss«, sondern eher ein »Kann«?

Ein wesentlicher Punkt ist in Sachen Frühstück also, dass dafür überhaupt keine allgemeingültige Definition existiert. Wissenschaftlich gibt man sich damit zufrieden, dass es die erste Mahlzeit ist, die zwei bis drei Stunden nach der längsten zusammenhängenden Schlafenszeit eingenommen wird, aus mehr als einem Lebensmittel besteht und an irgendeinem Ort eingenommen wird.[2] Damit können wir arbeiten, denn wie schon beschrieben ist das Frühstück ohnehin bereits sehr divers. Es hat aber, egal zu welcher Tageszeit, einen Sinn. Unser Körper muss auch mit Energie versorgt werden, während wir schlafen. Dazu schüttet er das Hormon Cortisol aus, das eine Freisetzung von Glukose aus der Leber bewirkt. So bleibt unser Blutzucker nachts stabil, und wir können unbesorgt ruhen. In den frühen Morgenstunden sinkt der Cortisolspiegel wieder langsam ab, und wir stehen auf, um uns das Frühstück einzuverleiben. Einige Studien weisen darauf hin, dass Menschen, die gefrühstückt haben, im Tagesverlauf stabilere Blutzuckerspiegel aufweisen als solche, die nicht gefrühstückt haben. Das mag durchaus sinnvoll sein, da wie beschrieben nach dem Aufstehen kein Cortisol mehr für die Stabilisierung des Blutzuckerspiegels sorgt. Auch Heißhungerattacken lässt sich besser vorbeugen. Es zeigt sich zudem, dass die Aufnahme mancher Nährstoffe bei Frühstückenden besser abgedeckt wird als ohne Frühstück, da mehr Mahlzeiten am Tag auch mehr Vielfalt bei der Lebensmittelauswahl zulassen.

Sport steigert den Kalorienverbrauch effektiv übrigens nur vor dem Frühstück, nicht aber danach oder vor oder nach dem Abendessen.[3] Auf der anderen Seite können wir mit dem Frühstück bereits bis zur Mittagszeit 25 Prozent unserer täglichen Kalorien aufnehmen, während es nach 18 Uhr fast 40 Prozent der täglichen Kalorien sind.[4] Je nach Typ lassen sich also durch Weglassen der einen oder der anderen Mahlzeit auf einen Schlag eine Menge Kalorien einsparen, wenn dafür im Tagesverlauf nicht doppelt so viel gegessen wird. Fazit: Weder der König noch der Bettler können aufs Essen verzichten, essen Sie dann, wenn Sie Hunger haben.

47 RELIGIÖSES FASTEN IST
GESÜNDER ALS TRENDFASTEN

Fasten ist ja eigentlich ein alter Hut. Mindestens so lange, wie es die großen Weltreligionen gibt, praktiziert die Menschheit mutmaßlich auch Fastenperioden. Und sicherlich ist religiöses Fasten nicht aus der Mode. Obschon es nicht alle 2,5 Milliarden Christen weltweit allzu ernst nehmen damit, so tun es die 1,5 Milliarden Muslime umso mehr. Und auch die 900 Millionen Hindus sowie rund 400 Millionen Buddhisten fasten, wenn auch nicht so einheitlich wie die Muslime.

Fasten hatte schon immer mehr als eine Bedeutung, mal fördert es angeblich die körperliche und geistige Reinigung, ein andermal die spirituelle Erleuchtung. Gerade bei den muslimischen Religionsgemeinschaften soll es auch die Gemeinschaft stärken, wenn die Gläubigen zum allnächtlichen Fastenbrechen zusammenkommen. Der Ramadan dauert 28 bis 30 Tage. Essen und auch möglichst Trinken sind während der Tageszeit verboten, und erst nach Einbruch der Dunkelheit darf der Hunger gestillt werden. Griechisch-orthodoxe Gläubige fasten, aufs gesamte Jahr betrachtet, zwischen 180 und 200 Tage. Davon zum Beispiel 40 Tage vor Weihnachten oder 48 vor Ostern. Die jeweiligen Fastenperioden am Stück sind also einigermaßen vergleichbar. Oftmals bezieht sich das Fasten auch auf die Vermeidung von zum Beispiel Fleisch, raffiniertem Zucker, Kaffee oder Alkohol.[1]

Für den Körper ist das Fasten generell kein Problem, solange die Nahrungsaufnahme nicht über Tage oder länger eingestellt wird.[2] Es kann positive Effekte für ihn haben, zum Beispiel bei chronischen Entzündungen, erhöhten Blutfetten, Schmerzzuständen oder auch manchen psychosomatischen Erkrankungen.[3] Nicht selten kann gerade die Besserung von Beschwerden und Symptomen einem Heilerlebnis nahekommen, was zwar nicht von göttlicher Hand stammen mag, aber doch durch die religiöse Praxis begründet werden kann. Ist religiöses Fasten aber gesünder oder besser als das normale Gesundheitsfasten?

Diese Frage ließe sich eigentlich relativ einfach beantworten: »Weder noch.« Gerade das Ramadan-Fasten kann man mit einer Art Intervallfasten oder einem anderen Zeitfensteressen vergleichen. Doch leider lässt sich selbst bei sehr großen muslimischen Populationen keine längere Lebenserwartung feststellen als in westlichen Industrienationen, in denen das religiöse Fasten infolge der Beratungen und Beschlüsse des Zweiten Vatikanischen Konzils seit 1966 nicht mehr vorgeschrieben wird. In Saudi-Arabien liegt die Lebenserwartung zum Beispiel bei 75, in den Vereinigten Arabischen Emiraten bei 78, im Iran bei 76 und in der Türkei bei 77 Jahren. Im bevölkerungsreichsten muslimischen Land Indonesien liegt die Lebenserwartung sogar nur bei 72 Jahren. In katholisch geprägten Ländern wie Polen sind es 78, in Italien und Spanien 83. Und in weitgehend vom religiösen Fasten kaum betroffenen Ländern wie China liegt die Lebenserwartung inzwischen bei 77 Jahren.[4]

Auch kurzfristig lässt sich in vielen Studien kein direkter Vorteil finden. Zwar sinken manchmal die Blutfettwerte oder der Blutzucker, doch in vielen Fällen steigen die Werte nach der Fastenperiode auch wieder an. Gerade bei christlich-orthodoxen Menschen kann aufgrund der vielen Fastenphasen sogar die Zufuhr von Nährstoffen wie Vitaminen, Zink, Kalzium und Natrium zu gering sein.[5] Religiöses Fasten ist deshalb aber nicht automatisch verkehrt, sondern es müsste nur ein wenig durch die Zugabe weltlichen Wissens modifiziert werden. Genauso wie Gesundheitsfasten meist professionell betreut und über längere Phasen durchgeführt wird, sollten Gläubige sowie alle anderen Fastenwilligen sich ebenfalls professionelle Unterstützung suchen und eine langfristige Ernährungsumstellung auch außerhalb der Fastenzeiten anstreben. Wichtig ist, dass vor Beginn einer jeden Fastenphase eine Gesundheitsprüfung durchgeführt wird, damit keine Stoffwechselentgleisungen auftreten. Das kann weder göttliche noch weltliche Vorsehung ersetzen.

VI.
LANDWIRTSCHAFT
UND UMWELT

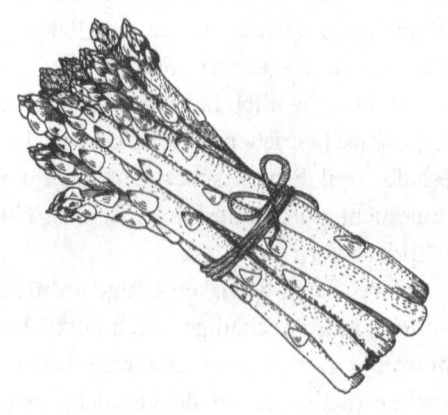

48 ALLE UNSERE LEBENSMITTEL SIND MIT PESTIZIDEN BELASTET

Anfang 2022 erschien der »Pestizidatlas«, veröffentlicht von der Heinrich-Böll-Stiftung, dem Bund für Umwelt und Naturschutz Deutschland e. V. und dem Pestizid-Aktions-Netzwerk e. V. – und direkt einleitend die schlechte Nachricht: »Noch nie in der Geschichte wurden weltweit so viele Pestizide eingesetzt wie heutzutage.«[1]

Das könnte natürlich auch daran liegen, dass noch nie in der Geschichte so viele Menschen auf der Erde lebten, für die etwas zu essen angebaut werden musste. Um die Pflanzen gegen Schädlinge zu schützen und damit die Nahrungsgrundlage der Menschheit, werden »Pestizide« eingesetzt. Als »schädlich« können übrigens alle möglichen Lebewesen gelten, von Bakterien, Pilzen und Insekten bis hin zu Nagetieren und Vögeln. Ohne Pestizide würden höchstwahrscheinlich in vielen Regionen der Erde heute nicht so viele Menschen leben,[2] wie es derzeit der Fall ist. Ganz einfach deshalb, weil Ernten schon seit jeher von Schädlingsplagen heimgesucht wurden und im Anschluss Hungersnöte mit unzähligen Todesopfern eintraten.

Auf der anderen Seite bewirken einige »Mittelchen« beileibe nicht nur Gutes, denn sie schädigen auch nützliche Insekten, und in der nicht immer glorreichen Geschichte der Pestizide hat sich im Nachhinein oftmals ergeben, dass manche auch für uns Menschen schädlich sind. So wurde zum Beispiel das wenig beliebte Glyphosat von der Weltgesundheitsorganisation als »vermutlich krebserregend« eingestuft, Glufosinat und Cyproconazol als »fortpflanzungsgefährdend«. In früheren Zeiten war das Pestizid DDT bereits wegen seiner hormonähnlichen Wirkungen bekannt geworden und ist heute in Europa nicht mehr zugelassen. In anderen Teilen der Welt hingegen sind viele dieser Substanzen noch täglich im Einsatz, und wir importieren auch Lebensmittel von dort.[3] Wie schlimm ist das?

Ohne Frage, das sogenannte Vorsorgeprinzip, das in der Europäischen Union angewendet wird, ist besser als das Prinzip »Wir schauen mal, was passiert«, wie es offenbar in den USA und manch anderen Ländern praktiziert wird. Chemikalien müssen daher – egal, ob für die Landwirtschaft, Industrie oder Pharmazie – auf gesundheitliche Unbedenklichkeit für den Menschen geprüft werden. Auch müssen inzwischen Risikoanalysen für die Auswirkungen auf das Ökosystem vorliegen. All das kann aber nicht verhindern, dass sich im Laufe der Anwendung doch herausstellt, dass eine Chemikalie negative Auswirkungen auf Menschen und Umwelt hat. Daher sind fortlaufende Beobachtungen notwendig und letztlich auch Verbote, wenn eine Chemikalie Schadpotenzial aufweist.

Den Herstellern passt das natürlich nicht, es folgen langwierige Gutachterprozesse, und am Ende trifft der Rechtsstaat meist eine Abwägungsentscheidung. Für uns Verbraucher bedeuten diese langwierigen Verhandlungen letztlich, dass wir wissen müssen, wie hoch das Risiko im Einkaufskorb ist. Denn nur weil Pestizide auf dem Feld im Einsatz sind, heißt dies nicht, dass sie uns direkt schaden. Dazu müssen sie in ausreichender Menge in den Lebensmitteln vorkommen, die wir uns in den Mund stecken, und tägliche Höchstmengen sollten nicht überschritten werden.

Und genau das lässt sich im Bericht des Bundesamtes für Verbraucherschutz und Lebensmittelsicherheit 2020 nachlesen.[4] Bei tierischen Lebensmitteln reichern sich Rückstände der Chemikalien vor allem in der Leber an. Da fand man in 17 Prozent der Proben Pestizidrückstände, aber weniger als noch vor sechs Jahren. Eine Gesundheitsgefährdung ging von keinem der untersuchten Lebensmittel aus. Bei pflanzlichen Lebensmitteln ist die Häufigkeit zwar deutlich höher, bis zu 90 Prozent bei manchen Obstsorten sind betroffen, allerdings werden Höchstgehalte außer bei Paranüssen nur im einstelligen Prozentbereich überschritten. Deutlich weniger Belastung findet sich generell bei Lebensmitteln aus Deutschland. Regionale Lebensmittel sind also auch hier ein Trumpf!

49 DAS ESSEN REICHT NICHT FÜR ZEHN MILLIARDEN MENSCHEN

Wir lebten in den letzten siebzig Jahren trotz aller Krisen und Herausforderungen in einer der wohl besten Phasen menschlicher Entwicklung, die es je gab. Das betrifft zum Beispiel die Entwicklung des Wohlstands auf der gesamten Welt und auch die Versorgung mit Lebensmitteln, selbst wenn Kriege und Krisen immer wieder für Rückschläge sorgen. Zusammengenommen hat das weltweit nochmals einen durchschnittlichen Zuwachs der Lebenserwartung von etwa zehn, in manchen Regionen sogar von zwanzig Jahren gebracht. Nun, diese eigentlich positiven Nachrichten hatten auch zur Folge, dass heute im Jahr 2022 rund acht Milliarden Menschen leben, 1950 waren es noch zweieinhalb Milliarden.

Die Folgen eines nahezu ungebremsten Bevölkerungswachstums sind uns nun auch gut bekannt. Es herrscht Ressourcenknappheit, die Umwelt leidet allerorten unter der Belastung der von Menschen verursachten Abgase, Mülldeponien und Rückständen aus Industrie, Landwirtschaft und unserem sonstigen Konsum. Und es geht längst nicht allen Menschen gut genug. Immer noch leben – Stand 2022 – geschätzt 8 Prozent der Menschen unterhalb der weltweiten Armutsgrenze. Allerdings waren es 1981 noch über 40 Prozent. Durch die weltweite Corona-Pandemie gab es zwar einen kleinen Anstieg, doch die Wirtschaft läuft wieder an, und es wird mit weiter sinkenden Zahlen gerechnet.[1]

Bei den weltweit hungernden Menschen konnten in den letzten mehr als fünfzehn Jahren ebenfalls Erfolge gemeldet werden: Die Zahl sank auf ein Niveau von 600 Millionen Menschen im Jahr 2014, stieg dann aber wieder auf 650 Millionen an, und die Corona-Pandemie sowie der Ukraine-Krieg werden einen weiteren Anstieg auf über 800 Millionen oder mehr bedingen.[2] Die Folgen des Klimawandels werden dies in manchen Regionen noch verstärken, ebenso wie politische Instabilität. Haben also bald zehn Milliarden Menschen genug zu essen?

Einer der wissenschaftlichen Leiter des renommierten Pots-
dam-Instituts für Klimafolgenforschung (PIK) und in der Klima-
debatte immer wieder zitierten Köpfe, Johan Rockström, sagte in
einem Interview mit dem *Spiegel:* »Wir sind weiter auf dem Weg
in eine gefährliche Zukunft.«[3] Wer das gesamte Interview liest,
erfährt auch noch, dass der Satz weitergeht: »... aber wir sind
nicht mehr auf dem Weg in die Katastrophe.« Dazu passt auch,
dass eine Studie, ebenfalls aus dem PIK, schon 2016 eine sehr
gute Prognose abgegeben hat, was die Versorgung der Menschheit mit Lebensmitteln betrifft. Ausgehend davon, dass jeder
Mensch täglich 2300 bis 2400 Kilokalorien benötigt und damit
nicht Hunger leidet, betrug schon im Jahr 1965 die jährliche
Überversorgung pro Kopf 310 Kilokalorien, und 2010 waren es
bereits 510. Im Jahr 2050, wenn zehn Milliarden Menschen auf
der Erde leben sollen, wären es sogar 850 Kilokalorien.[4]

Rein rechnerisch müsste also niemand hungern und würde
auch niemals hungern müssen. Es ist somit ein Mythos, dass es
nicht genügend Lebensmittel auf der Welt gäbe. Sie sind nur nicht
gerecht verteilt. Johan Rockström hat mit vielen weiteren internationalen Wissenschaftlern sogar eine Ernährungsweise berechnet, die es zehn Milliarden Menschen ermöglichen soll, sich
gesund zu ernähren, ohne dem Planeten weiteren Schaden zuzu-
fügen. Diese Ernährungsweise wird als »Planeten-Ernährung«
bezeichnet.[5] Sie empfiehlt zum Beispiel, nur 300 bis 600 Gramm
Fleisch pro Woche und dafür bis zu 75 Gramm Hülsenfrüchte
täglich zu essen, das wären 27 Kilogramm pro Jahr. Da aber die
Menschen in Deutschland aktuell gerade mal 1 bis 2 Kilogramm
Hülsenfrüchte pro Jahr verzehren und Hülsenfrüchte in Deutschland nicht in der Menge angebaut werden können, dass es für
über 27 Kilogramm reicht, muss jede Region die Planeten-Ernährung an ihre regionalen Möglichkeiten anpassen. Ein kompletter
Verzicht auf Fleisch ist deshalb nicht notwendig, aber eine Reduktion; denn aktuell essen wir doppelt so viel wie empfohlen.
Etwas weniger bei uns ist also zukünftig mehr für alle, aber nur,
wenn alle wohlhabenden Länder mitmachen.

50 ALLEIN DIE MASSENTIERHALTUNG IST FÜR DAS ARTENSTERBEN UND PANDEMIEN VERANTWORTLICH

Die Weltgesundheitsorganisation WHO veröffentlicht jedes Jahr, welche Bedrohungen weltweit die größte Gefahr für die menschliche Gesundheit darstellen.[1] Dort findet sich auch so gut wie jedes Jahr die Gefahr von multiresistenten Krankheitserregern wieder.»Multiresistent« heißt, dass die gängigen Antibiotika und sogar Reserveantibiotika, die eigentlich für den Fall von resistenten Erregern vorgehalten werden, nicht mehr wirksam sind. Ein Grund für die Entwicklung von multiresistenten Krankheitserregern ist die unkontrollierte Gabe von Antibiotika in der landwirtschaftlichen Nutztierhaltung, aber auch bei der Behandlung von Menschen.

Vor der Corona-Pandemie hatte die WHO neben den multiresistenten Keimen auch eine weltweite Pandemie als eine der größten Bedrohungen für die menschliche Gesundheit eingestuft. Sogar eine Influenza-Pandemie, also die klassische Grippe.[2] Nun handelt es sich ja sowohl bei Corona als auch einer Influenza um eine Viruserkrankung, die mit Antibiotika nicht behandelt werden kann. Der Einsatz von Antibiotika hat in diesem Fall also nicht zu einer Risikoerhöhung für eine derartige Pandemie beigetragen, da nur bakterielle Erkrankungen damit kuriert werden können. Dennoch gab und gibt es auch Pandemien, die von Bakterien verursacht werden können, zum Beispiel die Pest.

Die landwirtschaftliche Tierhaltung ist allerdings so oder so ein Risikofaktor für die Verbreitung von Erkrankungen, wenn die Nutztiere in Kontakt mit Wildtieren kommen können. So wird der Beginn der Spanischen Grippe durch einen Übersprung des Virus von Vögeln auf Nutztiere und dann auf den Menschen vermutet. Neben dieser Gefahr droht auch durch den Anbau von Monokulturen für Futtermittel und die Verdrängung von Wildtieren aus ihren natürlichen Lebensräumen ein Rückgang der Artenvielfalt, der sogenannten Biodiversität. Diese Fakten sind gut belegt. Ist die Tierhaltung also nicht mehr zu verantworten?

Der Mitautor des weltweiten Sachstandsberichts zur Biodiversität Professor Josef Settele sagt, ökologisch betrachtet gäbe es »keinen Grund, komplett auf Fleisch zu verzichten«.[3] Nicht der Fleischkonsum per se sei schädlich, sondern eben der Massenkonsum. Die Tierhaltung an sich ist also auch ökologisch noch zu verantworten, ungeachtet des ethischen Diskurses, der mehr denn je geführt wird.

Andere Stimmen verknüpfen das durchaus messbare Artensterben, das Pandemiegeschehen und den Klimawandel dennoch stärker mit eigenen Vorstellungen von Ökologie oder auch Tierschutz sowie Tierethik. Doch wie ein weiterer Bericht der Welternährungsorganisation FAO zeigt, können Pflanzenkulturen die Biodiversität genauso stark oder stärker reduzieren als Nutztiere, die im Stall mit Auslauf stehen.[4] Die Freilandhaltung kann sogar schlechter abschneiden. Die Frage der ökologischen Zukunft entscheidet sich also nicht an der Bruchlinie von Nutzieren und Nutzpflanzen, sondern an der Frage der Umsetzung.

Wir Menschen machen 0,01 Prozent der Biomasse dieser Erde aus, Nutztiere 0,02 Prozent, Wildsäugetiere 0,001 Prozent. Alle Pflanzen kommen auf 82 Prozent, Bakterien auf 13 Prozent und Pilze auf 2 Prozent. Der Rest sind alle anderen Kleinstlebewesen und Vögel.[5] Die Frage wird also eher sein, ob die Welt weiter mit uns Menschen existieren wird als mit den anderen Lebewesen, zumal allein die Masse von Beton, die wir bis heute in die Welt gebaut haben, schon etwa der gesamten lebenden Biomasse entspricht.[6] Die Masse von Menschen benötigt eben Massen von Nahrung und anderen Dingen. Aber wir arbeiten daran. In Deutschland sinkt der Einsatz von Antibiotika in der Tierhaltung stetig.[7] Auch nehmen wir Deutschen mit 140 Gramm pro Tonne Lebendgewicht doppelt so viele Antibiotika auf wie Nutztiere in Deutschland. Daran sollten wir ebenfalls arbeiten. Die Massentierhaltung ist paradoxerweise zudem durch die abgeschlossene Haltung risikoärmer gegenüber dem Kontakt zu Wildtieren. Sie ist also nicht per se Ursache für Artensterben und Pandemien, wenn sie richtig umgesetzt wird.

51 LANDWIRTSCHAFT IST EIN KLIMAKILLER

In der Debatte zum Klimawandel hat sich in den Köpfen vieler Menschen ein stereotypes Bild etabliert, das etwa folgendermaßen aussieht: Auf einer grünen Wiese stehen Kühe, die in Ruhe grasen. Eine Stimme aus dem Off erzählt dazu, dass diese Tiere verdauungsbedingt durch mindestens eine Körperöffnung das klimaschädliche Gas Methan ausstoßen. Die Schlussfolgerung lautet dann, Kühe seien »Klimakiller« und auch die Milch.

Für Rindfleisch gelte dasselbe. Und natürlich gleichermaßen für Schafe und Ziegen, deren Verdauung ähnlich funktioniert. Schweine und Hühner verursachen kein Methan, aber dennoch brauchen sie Futter, um Fleisch anzusetzen beziehungsweise Eier zu legen, denn sie fressen kein Gras wie Rind, Schaf und Ziege.

Neben anderen Aspekten wie Tierhaltung, Gülleseen, Düngerschwemme und Grundwasserproblemen wird der Landwirtschaft daher zu einem großen Teil auch noch der Klimawandel angelastet. Aber nicht nur die tierische Produktion, auch manche Nutzpflanzen bekommen ihr Fett weg. Der Anbau von Reis verursacht schließlich ebenfalls Methan und ist für die tägliche Ernährung von mehr als drei Milliarden Menschen überlebenswichtig. Zudem müssen Nutzpflanzen nach der Ernte einer stärkeren Verarbeitung unterzogen werden, rund 70 Prozent der Treibhausgase entstehen deshalb nach dem landwirtschaftlichen Anbau. Bei tierischen Lebensmitteln ist es andersherum.

Dass wir die Landwirtschaft nicht so einfach ersetzen können, wie es sich viele im Fall eines Verbrenners durch ein E-Auto erhoffen, müsste klar sein. Daher wird in der Debatte häufig unser Ernährungsstil als größter Hebel für die Klimawirkung der Landwirtschaft verantwortlich gemacht. Vor allem die tierischen Lebensmittel seien für einen Großteil der Treibhausgase verantwortlich. Die deutsche Landwirtschaft produziert aber nicht nur für unsere Ernährung, sondern bis zur Hälfte auch für den Export. Wie hoch ist ihre Klimawirkung also wirklich?

Arbeiten wir uns mal von oben runter. Weltweit ist die Landwirtschaft für 12 Prozent der Treibhausgase verantwortlich, den größten Anteil hat mit 75 Prozent die Energieerzeugung. In Deutschland trägt die Landwirtschaft zu 7 Prozent zu den Treibhausgasen bei, der Anteil der Energieerzeugung liegt sogar bei 85 Prozent. Nun sind diese Zahlen immer relativ zu sehen, je nachdem, wie die Energie in einem Land erzeugt wird. Frankreich nutzt bekanntlich die fast »klimaneutrale« Atomkraft, und obwohl die Landwirtschaft dort mit 77 Megatonnen nur wenig mehr Treibhausgase verursacht als Deutschland mit 65 Megatonnen, steigt der Beitrag der Landwirtschaft zu den gesamten Treibhausgasen hier auf 16 Prozent an.[1] Der Anteil der Landwirtschaft ist also generell vergleichsweise gering.

Was das Thema »Methan« betrifft, so gibt es nicht nur durch den Menschen und die Landwirtschaft verursachtes Methan, sondern auch natürliche Vorkommen, wie zum Beispiel Moore oder manche Oberflächengewässer. Insgesamt hat die Tierhaltung von Rindern, Schafen und Ziegen einen Anteil von 13 Prozent am weltweiten Methanausstoß, Reis rund 3 Prozent.[2]

Es kommt gerade bei der Tierhaltung vor allem auf das Management an. So verursachen in Deutschland gehaltene Milchkühe achtmal weniger Treibhausgase pro Liter Rohmilch als in der Subsahara oder rund viermal weniger als Kühe in Asien.[3] Da das Methan letztlich aus der Verdauung von Gras resultiert, ist es Teil eines natürlichen Kreislaufes. Wenn weniger Tiere gehalten werden müssen, um durch besseres Management die gleiche Menge Milch zu liefern, kann somit also effektiv der Methanausstoß gesenkt werden. Zudem ist Milch, gemessen an ihrem Nährstoffgehalt, dreimal weniger klimaschädlich als ein Soja- und zehnmal weniger als ein Haferdrink, wenn diese nicht künstlich mit Nährstoffen versetzt sind.[4]

Insgesamt fällt die Hälfte der durch die Ernährung der Deutschen verursachten Treibhausgase auf der Stufe der Landwirtschaft an – im In- und Ausland. In Deutschland selbst sinken die Treibhausgase der Landwirtschaft seit 1990 stetig. Regionale Produkte leisten also Klimahilfe![5]

Kommen wir zu einem weiteren Mythos, der die Landwirtschaft betrifft. Es gibt Stimmen, die bezeichnen die Landwirtschaft als den größten Betrug an der Menschheit. Dabei ist es egal, ob sich so etwas auf die tierische Erzeugung von Lebensmitteln bezieht, auf die Monokulturen pflanzlicher Lebensmittel in allen Ecken der Erde oder auf das Vordringen agrarischer Nutzflächen in natürliche Lebensräume. Die Kritik richtet sich gegen all diese Aspekte gleichzeitig und nicht zuletzt gegen die Tatsache, dass es erst die »Erfindung« der Landwirtschaft vor über 10 000 Jahren war, die uns an den Punkt brachte, an dem wir heute stehen: eine sogenannte volle Welt, wie es schon der Club of Rome nannte.[1]

Durch ausreichende Nahrung hat es der Mensch geschafft, sich irgendwann auch noch anderen wichtigen Erfindungen wie zum Beispiel Antibiotika, Impfungen und Energieträgern zu widmen, sodass wir immer länger leben konnten und stetig mehr Menschen wurden. Wäre also die Landwirtschaft nicht gewesen, dann hätte man sich all dies ersparen können. Wir würden immer noch in Sippen durch die Steppen und Wälder ziehen, ein paar Pilze, Wurzeln und Früchte essen, ab und an ein Tier erlegen und ansonsten so viele Nachkommen zeugen wie nötig und möglich.

Diese Rückwärtsgewandtheit ist die Vorlage für eine aktuellere Debatte, die Landwirtschaft als »Flächenräuber« bezeichnet. Dass sich Bevölkerungswachstum, ein steigender Bedarf an Lebensmitteln und damit mehr agrarwirtschaftlich genutzte Flächen irgendwie gegenseitig bedingen, dürfte eigentlich evident sein, dennoch gilt die Landwirtschaft eben als Verursacher des Grundübels sowie aktuell seiner Konsequenzen. Da rund 70 Prozent der weltweiten Landwirtschaftsfläche Grasland ist, sich somit nur für Wiederkäuer eignet und manche Länder kaum ausreichend fruchtbare Böden haben, um sich selbst mit Lebensmitteln zu versorgen, stellt sich die Frage: Ist es nun gut oder schlecht, wenn Böden durch Landwirtschaft belegt sind?

Die Antwort ist einfach: Prinzipiell ist es sogar sehr gut, wenn

Böden agrarökonomisch genutzt werden können. Ländern wie Japan stehen dazu nur etwas mehr als 10 Prozent der Landfläche zur Verfügung, Deutschland dagegen rund die Hälfte. Weltweit sind etwa 40 Prozent der Fläche durch Landwirtschaft belegt, davon sind rund zwei Drittel Weide- und ein Drittel Ackerland. Auf Letzterem werden sowohl Nahrungs- als auch Futtermittel angebaut.[2] Nachrichten über die Rodung von Wäldern für die Landwirtschaft treffen zwar auch zu, wurden aber zuletzt teilweise wieder korrigiert, da das Ausmaß kleiner ist als gedacht, wie neue Satellitendaten zeigten.[3]

In Deutschland ist es so: Die landwirtschaftliche Fläche teilt sich in ein Drittel Weideland auf, ein Drittel Ackerland für Nahrungsmittel und ein Drittel Ackerland für Futtermittel.[4] Nun produziert Deutschland aufgrund seiner großen landwirtschaftlichen Nutzfläche Lebensmittel auch für den Export. Etwa die Hälfte der tierischen und pflanzlichen Produkte, die hierzulande erzeugt werden, wandern ins Ausland. Bei den tierischen Lebensmitteln werden für unseren Inlandsverbrauch ähnlich viele auch wieder importiert und bei den pflanzlichen Lebensmitteln sogar dreimal mehr. Dadurch verursachen pflanzliche Lebensmittel für unsere Ernährung insgesamt 18 Millionen Hektar Landnutzung, vor allem im Ausland, tierische Lebensmittel rund 13 Millionen Hektar, vorrangig im Inland. Für Getränke sind es noch mal sieben Millionen Hektar. Der deutschen Landwirtschaft stehen allerdings nur 16 Millionen Hektar zur Verfügung, und wir benötigen in Summe bereits 38 Millionen Hektar für unsere Ernährung.[5] Das ist etwas mehr als die gesamte Fläche Deutschlands. Wir wären zwar rechnerisch ohne Import von tierischen Lebensmitteln in der Lage, uns aus eigener Kraft mit heimischen Tierprodukten zu versorgen, pflanzliche Lebensmittel müssten wir jedoch immer in größeren Mengen importieren.[6] Es ist daher ein Trugschluss, die deutsche Ernährung könnte rein pflanzlich (vegan) sein und gleichzeitig regional.

Fazit: Landwirtschaft benötigt Flächen, und wir benötigen die Landwirtschaft – zum Leben.

53 LANDWIRTSCHAFT IST EIN WASSERVERSCHWENDER

Wird in verschiedenen Medien über nachhaltige Ernährung berichtet, so kommt häufig eine Zahl vor, wenn vom Wasserverbrauch die Rede ist: 70 Prozent. Dabei geht es um den Verbrauch von Frischwasser durch die Landwirtschaft. Der Begriff »Frischwasser« bezieht sich speziell auf das Wasser, das aus Grundwasserreserven, Seen, Flüssen oder anderen Oberflächengewässern entnommen wird. Dieses Wasser wird auch als »blaues Wasser« bezeichnet. Davon unterscheidet sich das sogenannte grüne Wasser. So wird ganz einfach das Wasser genannt, das vom Himmel fällt.

Auch wenn es Erdregionen gibt, in denen weniger Regen fällt, so verschwindet das Wasser niemals aus unserem Ökosystem. Wasser verdampft, steigt in die Höhe, wird durch Winde verweht und kondensiert irgendwann wieder, sodass es als Regen zu Boden fällt. Dort wird es entweder durch Pflanzen, Tiere und Mikroorganismen direkt aufgenommen oder sickert durch den Boden ins Grundwasser. Oder Bäche, Flüsse und Seen füllen sich durch Regenfälle auf. Grünes und blaues Wasser stehen also in einem Austausch, aber Wasserknappheit entsteht dann, wenn nicht mehr genug Regen fällt und so zusätzlich auch die Wasserreserven entleert und nicht wieder aufgefüllt werden. Daraus folgt: Je mehr blaues Wasser aus den Wasserreserven nötig ist, um zur künstlichen Bewässerung in der Landwirtschaft zu dienen, desto stärker sind die Anzeichen für eine drohende Wasserknappheit.

Da Wasser ebenso für viele andere Dinge wie industrielle Prozesse und Versorgung von Haushalten benötigt wird, wir aber auch Lebensmittel aus der Landwirtschaft zum Leben brauchen, wird Wasserknappheit schnell zum Problem. Was sagt also die eingangs genannte Zahl von 70 Prozent für den Wasserverbrauch durch die Landwirtschaft aus? Ist das viel oder wenig? Auf Lebensmittel können wir nicht verzichten, aber sollten wir dafür weniger die Hände waschen? Hier ist eine Einordnung für Deutschland nötig!

Der Wasserverbrauch in Höhe von 70 Prozent des Frischwassers durch die Landwirtschaft ist erklärungsbedürftig. Hier handelt es sich um einen weltweiten Durchschnittswert,[1] der zwischen 25 Prozent in Europa und 81 Prozent in Asien schwankt. Innerhalb Europas schwankt der Frischwasserverbrauch durch die Landwirtschaft ebenfalls stark: zwischen 5 Prozent in Westeuropa und 57 Prozent in den mediterranen Ländern. Man sieht hier bereits, dass es beträchtliche Unterschiede gibt, je nachdem, wie regenreich die jeweiligen Erdregionen sind. In Deutschland liegt der Anteil der Landwirtschaft am Frischwasserverbrauch sogar nur bei etwas über 1 Prozent.[2] Diese Zahl liest man in einschlägigen Medienberichten oder Büchern eher selten, denn sie eignet sich nicht, um Alarm zu schlagen. Dennoch ist Sparsamkeit nicht falsch, denn auch in Deutschland gehen die Niederschläge zurück.

Schauen wir uns noch ein paar andere Fakten an. Oft liest man, 1 Kilogramm Rindfleisch benötige 15 000 Liter Wasser und sei deshalb ein »Wasserverschwender«. Die Zahl stimmt, aber wieder nur weltweit. In Deutschland ist es etwa halb so viel, und davon sind 94 Prozent Regenwasser.[3] So verhält es sich mit den meisten tierischen und pflanzlichen Lebensmitteln, die in Deutschland erzeugt werden. Auch diese Fakten liest man eher selten, obwohl sie in derselben Veröffentlichung zu finden sind.

Nun hatte selbst der WWF Deutschland 2021 eine Studie veröffentlicht, die zeigte, dass aufgrund des hohen und zwingend notwendigen Importanteils pflanzlicher Lebensmittel der Verbrauch von blauem Wasser durch vegetarische und vegane Ernährung in Deutschland um ein Drittel beziehungsweise die Hälfte höher wäre als bei unserer derzeitigen durchschnittlichen Ernährung mit relativ viel Fleisch.[4] Da der WWF als Nichtregierungsorganisation (NGO) bekannt ist, deren Ziel nicht die Förderung des deutschen Fleischkonsums ist, an dieser Stelle eine wertneutrale Empfehlung: Egal, ob tierische oder pflanzliche Lebensmittel – regionale Lebensmittel sind meist umweltfreundlicher als Importware.

54 ÖKOLOGISCHER LANDBAU IST IMMER BESSER

Die ökologische oder »Biolandwirtschaft« ist im Kern auch ein deutsches Exportgut. Die »deutsche« Ernährungs- und Lebensmittelwissenschaft war durchgängig ab Beginn des Kaiserreichs bis zum Zweiten Weltkrieg und letztlich bis heute von Interessengegensätzen und Machtkämpfen geprägt. Eine lebensreformatorisch eingestellte biologistische Fraktion, die man heute als »Ökos« bezeichnen könnte, stand der Mehrheit einer funktional materialistisch argumentierenden Wissenschaftsgemeinschaft gegenüber. Heutzutage würde man die oftmals esoterisch angehauchte Lebensreformbewegung mangels wissenschaftlicher Basis in vielen Belangen nicht mehr mit der »Wissenschaft« gleichsetzen, allerdings erlangte sie vor allem während der NS-Diktatur in Deutschland für eine Zeit Bedeutungsgleichstand.

Eine Folge war auch die große Unterstützung des alternativen Landbaus, der, trotz Verbots des Demeter-Verbandes 1941, bis heute eine beispiellose Entwicklung aufzeigen konnte, obwohl er nach einer Flaute erst in den 1990er-Jahren den Stand der 1940er überschreiten konnte.[1]

Wir haben heute rund 10 Prozent ökologische Anbaufläche in Deutschland, die bis 2030 auf 30 Prozent ansteigen soll. Am höchsten ist der Anteil aktuell in Österreich mit 25 Prozent.[2] Weltweit liegen die ökologischen Anbauflächen allerdings bei nur 1 Prozent, so ist es auch in einem Agrargroßerzeugerland wie den USA.[3] Die ökologische Landwirtschaft dient angesichts der Folgen der konventionellen Landwirtschaft vielen als die einzige Alternative, um die offensichtlichen negativen Auswirkungen der heutigen Lebensmittelerzeugung auf Umwelt, Tiere und letztlich auch uns Menschen zu kompensieren. Neben Skandalen um Lebensmittel, die einfach mit einem Ökolabel bedruckt werden, oder Bioprodukte aus dem außereuropäischen Ausland, bei denen Standards teilweise nicht eingehalten werden, kommt auch die ökologische Landwirtschaft immer wieder an ihre Grenzen. Ist sie dennoch besser als die konventionelle Landwirtschaft?

Die ökologische Landwirtschaft bringt viele eindeutige Vorteile mit sich wie eine nachhaltigere Bodenbearbeitung, mehr biologische Vielfalt, eine möglichst natürliche Kreislaufwirtschaft sowie bessere Haltungsbedingungen für Nutztiere. Sie hat aber auch Nachteile, da ein Biobauernhof aufgrund längerer Wachstumszyklen von Pflanzen und Tieren weniger Ertrag liefert als ein klassischer Agrarbetrieb im gleichen Zeitraum. Der konventionelle Bauernhof kann auf Kunstdünger zurückgreifen, gentechnisch veränderte Futtermittel, mehr Tiere auf weniger Raum halten, Antibiotika präventiv einsetzen und Pestizide nutzen, die der Biobauernhof nicht oder nicht in der gleichen Art nutzen kann.

Wie eine Studie im Auftrag der Verbraucherschutzorganisation Foodwatch aber schon 2008 zeigte, können beide landwirtschaftlichen Betriebsformen – sowohl was den Ertrag als auch die Umweltwirkung betrifft – negative Resultate erzielen.[4] Ein unsachgemäß geführter Biobauernhof kann somit in seiner Gesamtbilanz schlechter abschneiden als ein gut geführter konventioneller Bauernhof. Und Bio braucht mehr Fläche.

Der langjährige Leiter des Forschungsinstituts für den biologischen Landbau (FiBL) Urs Niggli rechnet in seinem Buch *Alle satt?* vor, dass im Jahr 2050 für zehn Milliarden Menschen noch mal 50 Prozent mehr Kalorien benötigt werden.[5] Dazu müssten schon ohne ökologische Landwirtschaft rund 200 Millionen Hektar mehr Landfläche für Ackerpflanzen hinzukommen und 400 Millionen Hektar Weiden. Das ist bereits eine Dimension, die den ökologischen Rahmen der derzeitigen Nachhaltigkeitsziele vor riesige Herausforderungen stellen wird. Wäre die ökologische Landwirtschaft dominierend, wäre der Flächenbedarf nochmals deutlich größer.

Wir stehen also nicht an einem Scheideweg, an dem es darum geht, welche Art der Landwirtschaft die bessere ist, sondern die Lösung liegt in einer »neuen« ökologischen Agrarökonomie. Wie Urs Niggli aus seiner jahrzehntelangen Erfahrung sagt: »… extreme Positionen und das Graben von Schützengräben wirken kontraproduktiv.«[6] Nutzen wir lieber die Möglichkeiten!

55 UNSERE NUTZTIERE FRESSEN NUR NOCH SOJA

Manchmal könnte man den Eindruck haben, dass sich Nutztiere in Deutschland nur noch von Soja ernähren. Liest man einschlägige Berichte oder lauscht leidenschaftlichen Verfechtern veganer Ernährung, dann fallen früher oder später die Schlagwörter »Soja«, »Regenwald« und »Abholzung«. Dicht gefolgt von dem Vorwurf, wer noch Fleisch und Eier esse oder Milch trinke, der sei direkt mit dafür verantwortlich, dass im Amazonas der Urwald verschwinde – und so fort. Dabei vergessen die Protagonisten auch selten, darauf hinzuweisen, dass sämtliche Sojabohnen, die in Tofuwürstchen und Sojadrinks wanderten, ethisch einwandfrei seien, da sie aus europäischem Anbau stammten. Gut fühlen könne sich jeder, der in Deutschland oder Europa lebe, denn immerhin lieferten Sojafelder in Italien genügend Ernte, um die Nachfrage nach Milchersatzprodukten zu stillen, die sich noch im einstelligen Bereich gemessen am Milchmarkt insgesamt bewegen ...

Die Hauptanbauflächen sind aufgrund der klimatischen Bedingungen aber eben in Brasilien und in den USA. Und die Hauptverbrauchsorte für Sojabohnen oder den Pressrückstand aus der Sojaölherstellung liegen in den USA, Südamerika und China, wohin allein 81 Millionen Tonnen Sojabohnen exportiert werden. Tiere in der Landwirtschaft fressen auch nicht die ganze Bohne, sondern nur den proteinreichen Pressrückstand, der als Sojaschrot in den Trögen landet. Der macht 80 Prozent der ursprünglichen Bohne aus. Das Sojaöl landet in der Lebensmittelindustrie und somit in unseren Bäuchen oder als Industrieöl in Fabriken. Weder allein für die Tiere noch für uns Menschen ist die Sojabohne an sich unbedingt notwendig, sondern in der Regel nur in dieser Form der Doppelverwertung sinnvoll. Aber was fressen die Tiere auf dem Bauernhof dann?

Das lässt sich einigermaßen gut ausrechnen: Am meisten Sojaschrot fressen nicht etwa die Kühe, wie man anhand der vielen Geschichten über die Folgen von Hamburgern mit Rindfleischbuletten denken könnte. Auf sie kommen nur 8 Prozent des Soja-schrots, Geflügel kommt dagegen schon auf 32 Prozent, und den Großteil vertilgen die Schweine mit 57 Prozent.[1] Nun fressen die Tiere aber neben Soja eine ganze Menge anderer Futtermittel. Diese Informationen lassen sich jährlich in der sogenannten Futtermittelbilanz der Bundesanstalt für Landwirtschaft und Ernährung nachlesen. Leider kommt kaum jemand auf die Idee, dort einmal reinzuschauen. Der Grund liegt nahe, denn die Erkenntnis wäre nicht gerade spektakulär, geschweige denn skandalfähig: Sojaschrot macht lediglich 1,8 Prozent aller Futtermittel aus, die in Deutschland an Nutztiere verfüttert werden. Insgesamt sind sogar 94 Prozent der Futtermittel in Deutschland angebaut worden. Das meiste ist Silomais, frisches Gras, Silage und Heu sowie Futtergetreide. Sojaschrot dient wie erwähnt als Eiweiß-komponente im Futter, da dies wie auch beim Menschen das Wachstum der Tiere beschleunigt. Betrachtet man nur den Ei-weißanteil des Sojaschrots, dann liefert er rund ein Viertel bis ein Drittel des Proteins im Tierfutter.[2] Da wir nicht über ausreichend Kapazitäten in Deutschland verfügen, um genügend Eiweiß aus heimischen Futtermitteln zu liefern, würden ohne den Import des Sojaschrots weniger Fleisch, Milch und Eier erzeugt werden.

Fast 70 Prozent der Sojabohnen kommen übrigens aus den USA nach Deutschland, nur 15 Prozent aus Brasilien. Beim Soja-schrot als Restprodukt der Sojaölherstellung kommen hingegen 50 Prozent der Importe aus Brasilien und 30 Prozent aus den Niederlanden.[3] Solange allerdings Sojaöl vor allem für den asia-tischen Markt produziert wird, wird auch Sojaschrot als Futter-mittel bereitstehen. Es nicht zu nutzen, wäre gegen jede Logik der Ernährungssicherheit. Die Tendenz bei uns ist übrigens abneh-mend, da in Deutschland zunehmend auch Rapsschrot aus der heimischen und europäischen Rapsölherstellung genutzt wird. Insgesamt könnten wir uns aber auch ohne Sojaimporte ausrei-chend mit Fleisch, Milch und Eiern selbst versorgen, denn wir essen ohnehin zu viel davon.

VII.
LEBENSMITTEL-
VERARBEITUNG

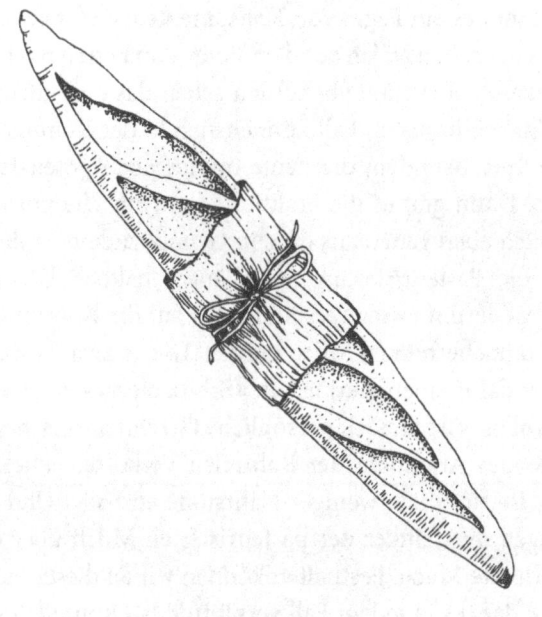

Wie beim Thema »Pflanzliche Rohkost« gibt es auch bei einem tierischen Produkt immer wieder die Befürchtung, dass durch die Lebensmittelverarbeitung wertvolle Nährstoffe verloren gehen. Das betrifft vor allem die Milch. Schließlich trinken wir Milch so gut wie nie frisch aus dem Euter gemolken, sondern sie wird mindestens einmal abgekocht, pasteurisiert oder ultrahocherhitzt.

Ohne näher auf die einzelnen Verfahren einzugehen, ist ihnen allen gemein, dass die Milch für wenige Sekunden auf 60 bis 100 °C erhitzt wird. Für ultrahocherhitzte Milch sind es sogar 135 bis 155 °C, wobei sie dann im Anschluss wieder schnell heruntergekühlt wird.

Nun gibt es ein Lager von Konsumenten, das schwört auf den Genuss der rohen Milch aus dem Euter. Am besten noch lauwarm getrunken. Lebensmittelbehörden sehen das eher nicht so gern, denn im schlimmsten Fall können sich in der Rohmilch Krankheitserreger befinden, die heute immer noch potenziell tödlich wirken. Dann gibt es die Fraktion, die trinkt die normale Konsummilch eben genau aus diesem Grund, zudem ist diese Milch durch die Pasteurisierung auch länger haltbar. Diese Gruppe guckt wiederum etwas verständnislos auf die Konsumenten, die zur ultrahocherhitzten Milch greifen. Die ist zwar länger haltbar, hat aber dafür einen merklichen »Erhitzungsgeschmack«.

Das alles wäre ja noch persönliche Geschmackssache, doch ein schlagendes Argument der Rohmilch-Verkoster lautet, dass die pasteurisierte Milch weniger Nährstoffe enthalte. Und das Gleiche sagen die Trinker der pasteurisierten Milch über die ultrahocherhitzte Milch. Festhalten können wir an dieser Stelle schon einmal, dass es in jedem Fall vernünftig ist, Rohmilch nur unter gut kontrollierten Bedingungen zu trinken. Aber was ist mit den Nährstoffen?

Ja, es stimmt. Manche Nährstoffe reagieren empfindlich auf Hitze. Manche auch empfindlich auf Licht, und so gut wie alle lebende Biomasse reagiert irgendwie empfindlich auf Sauerstoff.

Egal, ob wir von pflanzlichen oder tierischen Lebensmitteln sprechen, Nährstoffverluste treten immer auf, sobald ein Lebensmittel zu sehr gereift oder eben zu lange den äußeren Umständen des Lebens ausgesetzt ist. Bei der Milch haben wir es mit einem Lebensmittel zu tun, das unmittelbar nach dem Melken einen sehr stark vorgegebenen Prozess durchläuft. Sie wird gekühlt, vor Licht geschützt und unter großen Hygieneanforderungen weiterverarbeitet. Gerade die Hygienerichtlinien verlangen allerdings eine kurze Erhitzung, um Keime abzutöten, falls vorhanden.

Milch und Milchprodukte sind die Hauptlieferanten für die tägliche Versorgung mit Kalzium. Es wäre daher gut, wenn der Kalziumgehalt nicht unter der Erhitzung litte; und glücklicherweise ist es so, dass sowohl bei pasteurisierter als auch ultrahocherhitzter Milch kein Kalzium verloren geht.[1] Gleiches trifft auf alle Mineralstoffe zu, denn diese sind gegenüber den verwendeten Temperaturen unempfindlich. Der Gehalt an Vitamin D und K steigt sogar messbar an, da diese fettlöslichen Vitamine durch die Pasteurisierung aus den Fetttröpfchen der Milch freigesetzt werden. Bei Ultrahocherhitzung sinkt der Gehalt dann aber wieder ab.

Bei den Vitaminen C, B_1, B_2, B_3, B_6, B_{12} und Pantothensäure sowie Biotin treten durch Pasteurisieren keine oder nur sehr geringe Verluste im Vergleich zu Rohmilch auf. Der Gehalt an Folsäure und Vitamin E sinkt allerdings um ein Viertel beziehungsweise die Hälfte. Ultrahocherhitzung senkt den Gehalt an manchen Vitaminen bis zu 30 Prozent, zum Beispiel bei Vitamin B_1, Folsäure oder Vitamin C.

Man sieht also, es hängt von dem Grad der Erhitzung ab, und vor allem die normale pasteurisierte Konsummilch steht der Rohmilch kaum nach. Einen Vorteil hat die Erhitzung zudem: Die oft für angeblich krebserregende Wirkung von Milch verantwortlich gemachten Wachstumsfaktoren werden zum großen Teil zerstört.[2] Da es sich dabei ohnehin um einen weiteren Mythos handelt, gilt generell: Milch liefert wertvolle Nährstoffe, egal ob erhitzt oder nicht.

57 FERMENTATION IST DER NEUESTE TREND

Fermentierte Lebensmittel werden in Berliner Hipster-Bars genauso wie in modischen Yuppie-Restaurants angeboten.[1] In Supermärkten füllen sie zuverlässig die Regale mit sexy klingenden Marken von Start-ups, die inzwischen »einmachen«. Nicht zuletzt haben wir die erhöhte Aufmerksamkeit auch einem weiteren Hype zu verdanken: der Darmgesundheit.[2] Fragt man aber, wer zuerst da war, der Darm oder die fermentierten Lebensmittel, dann ist die Antwort wohl klar. Menschen sind also schon lange vor der Entdeckung der Fermentation überlebensfähig gewesen, und zwar auch deshalb, weil in unserem Darm ebenfalls Bakterien leben, die ihrerseits selbst Fermentation betreiben.

Der neue Hype um fermentierte Lebensmittel dreht sich daher auch vor allem darum, dass sie unseren Darm bei der Arbeit unterstützen. Die Geschichte ist stets die gleiche: Die moderne Zivilisation isst immer mehr Fertiglebensmittel, was dazu führt, dass wir an diversen Erkrankungen leiden. Unter anderem deshalb, weil sie unsere Darmbakterien nicht ausreichend oder nicht in der richtigen Zusammensetzung wachsen lassen.

Abgesehen davon, dass zwischen der Entwicklung der ersten Fertiglebensmittel um 1850 bis heute nicht einmal 200 Jahre vergangen sind, während deren die Lebenserwartung der Menschheit stetig angestiegen ist, waren fermentierte Lebensmittel schon mindestens 30 000 Jahre vorher in den Mägen unserer Vorfahren gelandet. Es wäre daher also zu fragen: Wieso sollen neuerdings die durchaus gut aussehenden und hippen fermentierten Lebensmittel entscheidende Vorteile bieten? Vorteile, die wir bereits Tausende von Jahren nutzten und die es trotzdem nicht vermochten, die Lebenserwartung schon vor dem Beginn des Industriezeitalters auf das Niveau von heute zu verlängern? Ist der Hype um fermentierte Lebensmittel also gerechtfertigt oder ein reiner Marketingerfolg?

Zunächst gibt es keine wissenschaftlichen Belege dafür, dass Menschen, die besonders viel fermentierte Lebensmittel essen, länger leben würden. Dazu existiert schlichtweg keine verlässliche Datenerhebung, weil so gut wie jede Kultur irgendeine Art von fermentierten Lebensmitteln auf dem Speiseplan hat. Zwar lässt sich feststellen, dass diese Nahrung die Darmflora beeinflussen kann, allerdings ist hier längst nicht geklärt, was das bei gesunden Menschen bewirken soll oder ob dadurch mit Ausnahme chronisch entzündlicher Darmerkrankungen irgendeine Heilwirkung auftritt (siehe auch das Kapitel »Darmdiäten: charming or alarming?«). In diesem Sinne scheint also schon mal kein Pokal zu gewinnen zu sein.

Der »Trend« ist auch nicht neu.[3] Schon vor 30 000 Jahren wurde Brot gebacken. Der Teig wurde durch Hefen sauer, konnte aufgehen, und das Korn war in der Form »vorverdaut« und besser konserviert. 7000 Jahre ist es her, dass erstmals Bier gebraut wurde, durch Fermentation mit Hefen. Vor 5400 Jahren kam der Wein dazu, kurz danach Käse, und vor 2400 Jahren hat man dann Gemüse mit Essigsäurebakterien eingemacht, Stichwort »saure Gurken«. Was heute als der neuste Schrei gilt, das Kimchi, wurde im 7. Jahrhundert erfunden.

Nun kann man davon ausgehen, dass die Menschen damals deutlich mehr von all den fermentierten Lebensmitteln gegessen haben, ja sogar essen mussten. Kühlschränke, Konservierungsmittel und andere neumodische Erfindungen gab es seinerzeit schließlich nicht. Bier wurde im Mittelalter statt Brunnenwasser getrunken, weil es zumindest einmal erhitzt wurde und somit, wie wir heute wissen, weniger Keime enthielt. Bei Wein sorgte der hohe Alkoholgehalt für weniger Keimbelastung.

Fassen wir also zusammen: Fermentierte Lebensmittel wurden schon lange vor den hippen Kimchi-Start-ups und Darmdiäten erfunden und haben sich bis heute gut gehalten. Wem sie schmecken, dem bekommen sie mit Sicherheit nicht schlecht. Wem sie nicht schmecken, der braucht sie auch nicht zu essen.

58 ZUSATZSTOFFE SIND UNGESUND

Schon in den 1920er-Jahren war der populärwissenschaftliche Markt wie geschaffen für Bücher mit Schreckensnachrichten: *Kultursiechtum und Säuretod*. *Vollernährung als Schicksalsfrage für die weiße Rasse* lautet beispielsweise ein Titel von Alfred W. McCann aus dieser Zeit, was auf Englisch noch *The Science of Eating* hieß. Die Übersetzung stammte vom deutschen Lebensreformer August von Borosini, der wiederum die Lehren von Horace Fletcher nach Deutschland brachte. Es ging um die Zerstörung des Nahrungswertes durch industrielle Fertigung und künstliche Zusätze, gekaufte Wissenschaft, Kommerz und den Niedergang der Rasse.[1]

Dann kam 1930 der Schweizer Hans Balzli mit dem Buch *Kunst und Wissenschaft des Essens* über basische Ernährung als Heilsweg.[2] Und 1931 folgte Curt Lenzner mit *Gift in der Nahrung*, das den Vegetarismus und die Lebensreformbewegung als positives Gegenbild zu künstlichen Produkten und Zusatzstoffen aufbaute.[3]

Irgendwann wurden »Denaturierung« der Nahrung und »chemische« Zusatzstoffe als weitere Ursache für die damals noch wenig erforschte Krebskrankheit ausgemacht. Vor allem Erwin Liek (1878–1935), Gründer der Fachzeitschrift *Hippokrates* (ein Protagonist der sogenannten Neuen deutschen Heilkunde), verbreitete diese in manchen Kreisen bis heute existente Ansicht.

Ein Dauerbrenner ist auch Monosodiumglutamat beziehungsweise Glutamat, das als Geschmacksverstärker eingesetzt wird. Tatsächlich wurden 1968 mehrere Symptome wie Hitzegefühl, Juckreiz im Hals, Übelkeit, Taubheitsgefühle, Nackensteifheit und Gliederschmerzen mit Glutamat in Verbindung gebracht, was dann als »China-Restaurant-Syndrom« bekannt wurde, weil die Betroffenen zuvor in einem chinesischen Restaurant gegessen hatten.[4] Was ist von solchen Anekdoten zu halten, und wie schlimm sind Zusatzstoffe wirklich?

Unter Zusatzstoffen versteht man sämtliche während des Verarbeitungsprozesses eines Lebensmittels zugesetzten Stoffe, die keine Zutaten sind. Zutaten sind andere Lebensmittel, die einer Rezeptur hinzugefügt werden. Zusatzstoffe sind dagegen Einzelsubstanzen wie Geschmacksverstärker, Farbstoffe, Süßungsmittel und Konservierungsstoffe. Letztere behandeln wir im nächsten Kapitel, doch generell sind sämtliche Zusatzstoffe vor ihrer Zulassung auf gesundheitliche Unbedenklichkeit zu prüfen. Auch wird geschaut, wie viele Zusatzstoffe die Menschen durch ihre Ernährung im Durchschnitt aufnehmen, denn für jede Substanz gibt es eine akzeptable tägliche Höchstmenge.

Es liegt in der Natur der Zusatzstoffe, dass sie vor allem in verarbeiteten und hoch verarbeiteten Lebensmitteln vorkommen. Aus Studien weiß man, dass Kinder, die wenig frische Lebensmittel essen, täglich vier bis fünf Zusatzstoffe pro 1000 Kilokalorien mit der normalen Nahrung zu sich nehmen. Bei vorrangig frischen Lebensmitteln sind es zwei bis drei.[5]

Was ist die Konsequenz? In der Regel bleiben die Konsumenten bei einer abwechslungsreichen Ernährung weit unter der täglichen Höchstmenge. Nur wenn immer wieder und täglich von einem oder mehreren verarbeiteten Lebensmitteln gegessen wird, kann es zu Höchstmengenüberschreitungen kommen.[6] Im Fall von Glutamat nehmen wir allerdings durch frische und wenig verarbeitete Lebensmittel schon um die 12 Gramm »natürliches« Glutamat pro Tag auf, während die Aufnahme des Zusatzstoffes in Deutschland täglich nur 0,4 Gramm ausmacht.[7] Das China-Restaurant-Syndrom und Schreckensnachrichten über Glutamat-Vergiftungen sind daher wohl eher Märchen als Realität.

Selbst die Geschichte, dass Zusatzstoffe dick machen, ist nicht belegt: Zwar gibt es einen Zusammenhang zwischen Übergewicht und Zusatzstoffen, doch ob Menschen einfach nur mehr Zusatzstoffe aufnehmen, weil sie mehr essen, oder ob die Zusatzstoffe dick machen, ist so nicht erwiesen. Zu viele Kalorien sind wohl eher die Ursache. Mein Tipp für weniger Zusatzstoffe ist einmal mehr: selbst und frisch kochen!

Alle Jahre wieder kommen sie in irgendeinem Tischgespräch, einem Blog, einem Ernährungsratgeber oder sonst einem Medium zur Sprache: die Konservierungsstoffe. Da das Wort »Konservierungsstoffe« von der schon im vorletzten Jahrhundert erfundenen Blechkonserve abgeleitet wurde, ist damit in unseren Köpfen ein wenig attraktiver Eindruck von labbrigem Dosenfutter verbunden. Dazu kommt, dass in der Geschichte der Zusatzstoffe allgemein immer wieder Neubewertungen ihrer gesundheitlichen Auswirkungen vorgenommen wurden, was teilweise auch zu Verboten führte. Die Kritiker von Zusatzstoffen sahen sich in diesen Fällen stets in ihrer Grundannahme bestätigt, dass alles »Unnatürliche« dem Körper Schaden zufüge, selbst wenn sich derartige Belege nur für einen kleinen Teil der Zusatzstoffe wiederfanden.

Ideal für das Spinnen von Verschwörungstheorien ist auch das in Deutschland verwendete E-Nummern-System, das man im Fall der Konservierungsstoffe mit Ausnahme von E 1105 (Lysozym) immer an einer E-2xy-Nummer erkennt.[1] Es ist allerdings auch vor allem diese kryptische Nomenklatur, die vielen Menschen zusätzlich suggeriert, hier handele es sich um etwas gefährlich »Chemisches«, was durch unverständliche Abkürzungen auch noch möglichst gut vor den Augen der Verbraucher verborgen bleiben soll. Wenn da nicht mehr dahintersteckt!

An dieser Stelle sei schon mal darauf hingewiesen, dass die Begriffe »Natürlichkeit« und »Chemie« bei Lebensmitteln selten eine Beurteilung von Gesundheitsgefahr oder -risiko zulassen. Gerade ein Zusatzstoff, der bewusst hergestellt und in kalkulierter Menge Lebensmitteln zugesetzt wurde, birgt ein geringeres Gesundheitsrisiko als Schimmelpilz- oder Bakterienverunreinigungen, von denen ein Verbraucher nichts ahnen kann. Und genau hier setzen die Konservierungsstoffe an, weshalb wir ihnen ein Extrakapitel widmen.

Konservierungsstoffe sind gar nicht so fremdartig, wie es

E-Nummern, Medienschelte und chemische Bezeichnungen manchmal glauben machen können. Die Konservierung von Lebensmitteln war schon früh entwickelt, indem durch Fermentation (siehe das Kapitel »Fermentation ist der neueste Trend«) mithilfe von Essigbakterien (die ungefährlich für den Menschen waren) und der von ihnen produzierten Essigsäure andere Bakterien unschädlich gemacht wurden. Die E-Nummern E 260 bis E 263 stehen übrigens für Essigsäure und Verbindungen daraus. Weil man nicht jedes Lebensmittel fermentieren kann oder muss, werden manche heute einfach direkt mit purer Essigsäure haltbar gemacht. Auch andere Säuren wie Milchsäure (E 270) und Propionsäure (E 280 bis E 283) stammen ursprünglich aus Bakterien und werden auch als Konservierungsstoff mithilfe von Bakterien biotechnologisch hergestellt. Die Benzoesäure (E 210 bis E 213) ist zwar nicht bakteriellen Ursprungs, aber auch schon seit dem vorletzten Jahrhundert ohne Vorfälle im Einsatz.[2]

Säuren greifen in der Regel alle Bakterien an, es können aber auch Konservierungsmittel zugesetzt werden, die bestimmte Bakterien unschädlich machen, wie zum Beispiel Nisin (E 234), eine Art Antibiotikum. Gegen Schimmelpilzbefall wird Natamycin (E 235) eingesetzt. Ein Spezialfall ist das schon genannte Lysozym (E 1105), das auch in unserem Speichel vorkommt und Bakterien unschädlich macht. Ebenso schon seit Ewigkeiten im Einsatz sind Salze, vom klassischen Salz über Pökelsalze (E 249 bis E 252) bis zu Natriumsalzen (E 284, E 285). Sie senken den Wassergehalt der Lebensmittel und verhindern so, dass Bakterien oder Schimmelpilze überhaupt wachsen können. Das gleiche Prinzip greift, wenn Früchte mit Zucker eingemacht werden.

Fassen wir also zusammen: Das Prinzip der Konservierung ist schon lange bekannt, vermeidet Lebensmittelverschwendung, und die meisten Stoffe entsprechen dem natürlichen Vorbild oder sind dem nachempfunden. Besser so als eine Lebensmittelvergiftung!

Spätestens wenn man sich einmal im Ausland aufhält, weiß man, dass wir vor allem in Deutschland eine sehr große Brotauswahl haben. Die Kreationen der Bäckermeister sind meistens ziemlich schmackhaft und bieten eine willkommene Abwechslung gegenüber dem »klassischen Weißbrot«. Eine Sache hat sich in Deutschland allerdings fest in den Köpfen der Menschen verankert: Weißmehl sei ungesund. Nicht zuletzt haben dazu gewisse populärwissenschaftliche Bücher beigetragen, die sich meistens auf das in Weizenmehl vorhandene Gluten beziehen.[1]

Dies ist allerdings nur die eine Seite. Die andere Seite rührt mal wieder von den Ursprüngen der Lebensreformbewegung her, die schon zu Beginn des 20. Jahrhunderts damit begonnen hatte, die »Natürlichkeit« der Nahrung anhand unterschiedlicher Merkmale von Lebensmitteln festzumachen. Das aus den USA und anderen Ländern stammende hoch ausgemahlene Mehl, das sogar noch zusätzlich gebleicht wurde, damit es schön weiß aussah, war daher der ideale Gegenpol zu einem möglichst gering verarbeiteten Mehl, das zudem auch noch aus anderen Getreidesorten gewonnen bleiben konnte.

Weizenmehl war und ist dennoch das dominierende Mehl geblieben, einfach aufgrund seiner Verarbeitungseigenschaften. Gerade das enthaltene Gluten ist dafür verantwortlich, dass der Brotteig ein gewisses Haltevermögen hat, sodass sich im Inneren des Brotes während des Backens kleine Luftbläschen bilden können, die in ihrer Summe dann zu der gewünschten fluffigen Brotkrume werden. Roggen und andere Getreidesorten können nur glutenähnliche Stoffe aufweisen, daher findet man oftmals Roggenmischbrote, wo dann etwas Weizenmehl für bessere Backeigenschaften des Teigs zugemischt wurde. Allerdings ist Weizenmehl auch wieder nicht gleich Weizenmehl, denn je nach Ausmahlungsgrad schwankt der Nährstoffgehalt. Sollte uns das alles Sorgen bereiten?

Gehen wir der Reihe nach vor. Was den Nährstoffgehalt be-

trifft, so nimmt dieser tatsächlich ab, je feiner das Mehl ist.[2] Bei
der bekannten und am häufigsten eingesetzten Mehltype 405 ist
der Mahlgrad am höchsten und der Gehalt an Nährstoffen am
geringsten. Bei der Mehltype 1050 ist es umgekehrt. Dazwischen
gibt es noch die Typen 550, 630 und 812. Mehr Nährstoffe können
laut der Zeitschrift *Öko-Test* leider auch wieder mehr Mineral-
ölrückstände in Vollkornmehlen und Mehltype 1050 bedeuten.[3]
Nun werden für feine Gebäcke und Backwaren gern feine Mehle
eingesetzt. Meistens sind sie sogar noch mit viel Zucker und Butter zu einem köstlichen Gebäck oder Kuchen geformt. Anders
kann es bei Broten aussehen, da eignen sich die Mehle von
Typ 550 an aufwärts.

Und dennoch, Weißbrot ist nicht automatisch ungesund. Wir
in Deutschland konsumieren etwa 56 Kilogramm Brot im Jahr.
Spitzenreiter sind die Türken mit 104 Kilogramm. Am wenigsten
Brot essen die Briten mit gerade einmal 32 Kilogramm per an-
num. Auch wenn die Angaben zum Brotkonsum je nach Quelle
ein wenig schwanken, so landen wir Deutschen trotz der hohen
Brotkultur meistens im Mittelfeld.[4]

Nun ist die Sache recht einfach aufzuschlüsseln: Die Franzosen
essen mit 57 Kilogramm bekanntlich feinster Weißmehlprodukte
ein bisschen mehr Brot als die Deutschen und werden mit 82 Jahren Lebenserwartung auch älter als sie. Die Italiener essen mit
52 Kilogramm unwesentlich weniger Brot, bekanntlich ebenfalls
Weißmehlprodukte, und kommen auf 83 Jahre Lebenserwartung.
In Deutschland wird man trotz Vollkorn- und Roggenschrot
derzeit fast 81 Jahre alt.[5] Hätte Weißmehl tatsächlich einen so
schädlichen Einfluss auf unsere Gesundheit, wie oft behauptet
wird, dann dürften Italiener und Franzosen nicht länger leben als
wir Deutschen, und dann wären sie wohl auch häufiger übergewichtig. Das Gegenteil ist der Fall.[6]

Auch wenn die Lebenserwartung und Übergewicht natürlich
noch von vielen weiteren Faktoren abhängen, so kann man unser
deutsches Brot einfach als das nehmen, was es ist: ein Genuss!

61 SALZ, ZUCKER UND FETT
SIND UNNÖTIGE ZUTATEN FÜR LEBENSMITTEL

Salz, Zucker und Fett sind inzwischen zu einer Art Triumvirat des Schreckens geworden, dessen einziges Ziel die Schädigung unserer Gesundheit sei. Fett hat in dieser Geschichte wohl bereits den längsten Leidensweg hinter sich gebracht (siehe auch das Kapitel »Mediterrane Ernährung ist die beste«) und wurde inzwischen wieder teilweise rehabilitiert. Salz zählte schon länger zu den üblichen Verdächtigen und sitzt inzwischen auf der Anklagebank, im Verfahren der »Gesundheitsanwaltschaft gegen die Verursacher von Bluthochdruck und Herz-Kreislauf-Erkrankungen«.

Die ehemals dem Fett zugedachte Rolle als Haupttäter für alles Übel wurde inzwischen auf den Zucker übertragen. Auch an diesem Rollenwechsel waren wie schon bei der Fetthysterie der 1970er- und 1980er-Jahre wieder zunächst eine Reihe von populärwissenschaftlichen Bestsellerbüchern aus den USA beteiligt, deren Inhalte dann auch später in den deutschen Ratgebermarkt überschwappten. Im Vergleich zur Fett- konnte sich die Zuckerhysterie durch die Möglichkeiten von Social Media und die Mithilfe von Bloggern, Influencern und Aktivisten in wenigen Jahren mit vielfacher Geschwindigkeit etablieren.

Fakt ist aber auch, dass wir, gemessen an den Empfehlungen der Deutschen Gesellschaft für Ernährung (DGE), mehr Salz, Zucker und Fett zu uns nehmen als nötig. Salz sollten wir täglich in einer Menge von höchstens 6 Gramm zu uns nehmen, Frauen liegen in Deutschland bei 8 Gramm, Männer bei 10.[1] Die Zufuhr von Zucker liegt in Deutschland bei 61 Gramm für Frauen und 78 Gramm für Männer, das meiste davon aus Süßwaren (36 Prozent) und zuckerhaltigen Getränken wie Fruchtsäften und Nektaren (26 Prozent) sowie Limonaden (12 Prozent). Es sollten weniger als 50 Gramm sein, besser nur 25 Gramm.[2] Und sowohl Männer als auch Frauen überschreiten die empfohlene Fettaufnahme von 30 Prozent der täglichen Energiezufuhr.[3] Aber sind Salz, Zucker und Fett deshalb unnötige Zutaten?

VII. Lebensmittelverarbeitung

Die Aufnahme von Salz, Zucker und Fett hängt eng mit dem Konsum von Fertiglebensmitteln zusammen (siehe das Kapitel »Snacken ist ungesund«). Allerdings zeigt sich in vielen Studien immer wieder, dass die Menge an Fertigprodukten, die ein Mensch isst, nicht allein ausschlaggebend dafür sein kann, ob er zum Beispiel Übergewicht entwickelt. Die generelle Verteufelung von Zucker, Salz und Fett ist daher wenig sinnvoll, da alle drei Lebensmittelinhaltsstoffe sowohl natürlicherweise in unverarbeiteten als auch in verarbeiteten Lebensmitteln vorkommen, die wir zur täglichen Ernährung nutzen. Selbst hoch verarbeitete Fertiglebensmittel sind, in geringem Umfang genossen, in der Regel unbedenklich.

Vollständig verzichten können wir auf Salz, Zucker und Fett als Zutaten auch allein deswegen nicht, weil sie wichtige Funktionen bei der technologischen Herstellung von Nahrungsmitteln übernehmen.[4] Zucker liefert neben dem süßen Geschmack auch die Grundlage für Gärungsprozesse bei der Fermentation. Seine Eigenschaften sorgen dafür, dass Backwaren die richtige Konsistenz erhalten. Durch seine wasserbindenden Eigenschaften wirkt er zudem konservierend, und nicht zuletzt ergeben sich während des Kochens oder Backens durch die Reaktion von Zucker und Proteinen die schmackhaften Bräunungsprodukte, die wir in Brotkrusten oder gegrilltem Fleisch gern mögen. Salz gibt ebenfalls Geschmack, bewirkt wie Zucker durch Wasserbindung die Konservierung und beeinflusst die Konsistenz von Lebensmitteln. Und auch Fett sorgt für Geschmack sowie Konsistenz.

Letztlich ist es meistens die genau austarierte Mischung dieser drei Zutaten, die den köstlichen Kuchen oder das knusprige Gebäck entstehen lässt, die wir uns wünschen. Es kommt dabei selbstverständlich auf die Dosis an, und inzwischen gibt es für Zucker einige Ersatzmöglichkeiten. Auch die Eigenschaften von Fett für Volumen und Konsistenz lassen sich teilweise durch Protein oder Ballaststoffe ausgleichen. Das gilt jedoch vor allem für Fertigprodukte.[5] Wer selbst kocht, hat wie immer noch die beste Kontrolle!

62 TIEFKÜHLPRODUKTE SIND UNGESUND

Mit Fertiglebensmitteln haben wir uns in diesem Buch nun schon einige Male beschäftigt, doch Tiefkühlprodukte verdienen noch einmal eine gesonderte Behandlung. Denn eigentlich ist es diese Produktkategorie, an welche die meisten sofort denken, wenn es um Fertiglebensmittel geht. Allerdings: Letztere machen zwar immerhin rund 20 Prozent der Tiefkühlprodukte aus, das heißt aber im Umkehrschluss, dass die restlichen 80 Prozent keine Fertiglebensmittel sind. Auch wenn die Tiefkühlpizza, die immerhin rund 10 Prozent der Tiefkühlprodukte ausmacht, für die meisten als Fertiglebensmittel durchgeht, gehören zu den Tiefkühlprodukten ebenso Gemüse, Kartoffelerzeugnisse, Fleisch, Fisch und Backwaren.[1]

Doch das Image der Tiefkühllebensmittel ist seit jeher angekratzt. Sie werden oftmals als nährstoffarm, zu fett, zu zuckrig und zu salzig angesehen. Also in Summe genommen: Sie sollen sehr ungesund sein. Wer schon einmal in den USA gewesen ist, weiß zudem, dass es dort Supermärkte gibt, die nichts anderes als Tiefkühlprodukte verkaufen. Wenn das nicht als der letzte Beweis für den schlechten Gesundheitswert von Tiefkühlware gelten darf! Dabei war die Tiefkühlung ja anfänglich durchaus gut gemeint und sinnvoll. Vor der Erfindung des Kühlschranks und der Gefriertruhe verdarben zahlreiche Lebensmittel, noch ehe sie einen Teller zu sehen bekamen. Bei geringer Temperatur verlangsamen sich dagegen die Stoffwechselprozesse von Pflanzen wie auch von Mikroorganismen. Reife- und auch Verderbprozesse werden dadurch verzögert oder kommen sogar zum Stillstand. Auch Fleisch von toten Tieren hat noch etwas Leben in sich, da die Muskelfasern einen Rest an Kontraktionskraft besitzen und Enzyme aktiv bleiben. Zum Abhängen wird daher auch die Temperatur gesenkt, um die Fleischqualität zu optimieren. Anschließend lässt es sich durch Tiefgefrieren lange haltbar machen. Also, was soll daran schlecht oder ungesund sein? Die Wahrheit ist, es geht mal wieder um die Nährstoffe ...

Das Leben eines Tiefkühlgemüses beginnt logischerweise auf dem Acker bei der Aussaat. Mit der Ernte setzt dann leider auch schon sein Ende ein. Das ist dafür gut durchorganisiert. Innerhalb von ein paar Stunden wird es abtransportiert, gewaschen, geputzt, zerkleinert und gegebenenfalls auch schon mal vorgegart. Und dann geht's ab in die Tiefgefrieranlage. Und das ist entscheidend, denn wenn zum Beispiel Erbsen oder Bohnen einfach so nach der Ernte für eine Woche bei Raumtemperatur gelagert werden, nimmt ihr Vitamin-C-Gehalt schon um etwa 70 bis 80 Prozent ab. Tiefgekühlt sinkt der Vitamin-C-Gehalt im Vergleich zur erntefrischen Bohne oder Erbse nur um 5 bis 25 Prozent nach zwölf Monaten Lagerung. Erbsen und Bohnen aus der Dose können dagegen sogar schlechter abschneiden, als wenn die Hülsenfrüchte einfach nur für eine Woche bei Raumtemperatur gelagert wurden. Aber auch andere Inhaltsstoffe bleiben besser erhalten, zum Beispiel die bekannten sekundären Pflanzeninhaltsstoffe. Und die Tiefkühlung schlägt sogar nicht nur die Lagerung bei Raumtemperatur, sondern auch noch die Lagerung im Kühlschrank. Kühl ist also manchmal nicht kalt genug.[2]

Der Erhalt sämtlicher Nährstoffe äußert sich nicht zuletzt durch die Eigenschaft, die sogenannten freien Radikale abzufangen. Freie Radikale sind Moleküle, die unsere Zellwände und andere Körperstrukturen angreifen und so deren Funktionsweise beeinträchtigen können. Die Fähigkeit, diese freien Radikale unschädlich zu machen, wird auch als »antioxidative Kapazität« bezeichnet. Rohe und erntefrische Bohnen sind dabei selbstverständlich im Vorteil, dicht gefolgt von den tiefgefrorenen Bohnen, die gegart auf dieselbe Abwehrkraft kommen wie gegarte erntefrische Bohnen.

Nun wäre es also an der Zeit, diese Vorteile von Tiefkühlgemüse zu nutzen. Leider greifen wir aber nur in etwa 15 Prozent der Fälle für unverarbeitetes Gemüse in die Gefriertruhe. Fertiggerichte, Pizza und Backwaren machen dagegen etwa die Hälfte aus.[3] Umgekehrt wäre es besser.

Man sieht immer häufiger kleine Läden, in denen in mehr oder weniger funktionalen und transparenten Containerbehältern Lebensmittel zum Selbstabfüllen angeboten werden. »Unverpackt-Läden« heißen die hippen Bastionen gegen die globale Verpackungsmüll-Katastrophe angesichts gigantischer Plastikabfallteppiche in unseren Ozeanen und vieler Tiere, die durch den Müll verenden, entweder weil sie ihn für Nahrung hielten oder weil sie sich in ihm zu Tode verhedderten.

Die Dimensionen des globalen Verpackungsmüllproblems werden der Menschheit gerade erst bewusst. Eine weltweite Erfassung sämtlicher Materie, die durch den Homo sapiens und seine Technologie erschaffen wurde, ergab, dass bereits doppelt so viel menschengemachte Masse existiert wie lebende Biomasse.[1] Allein das Plastikaufkommen wird auf 8 Gigatonnen geschätzt. Zum Vergleich: Das ist viermal so viel Masse wie die aller Menschen und Tiere, die auf der Erde leben. Kein Wunder also, dass das Thema »Verpackung« uns inzwischen überall begegnet, sei es beim Schwimmen im Meer, beim Grillen im Park oder in Form von Mikroplastik in unserem Trinkwasser.

Dabei sprechen wir allerdings nicht nur von Plastik. Papier, Karton und Pappe erfüllen ebenfalls ihren Zweck, genauso wie Glas und Metall. Sie gelten alle als die »besseren« Verpackungen, weil sie ein umweltfreundlicheres Image haben, und geschicktes Marketing lässt sie auch noch irgendwie umweltfreundlicher aussehen. Dabei stellen Pappe, Papier und Karton sogar 44 Prozent des gesamten Verpackungsaufkommens, gefolgt von Plastik mit 17 Prozent und Glas mit 15 Prozent. Weißblech hat mit 3 Prozent eher einen kleinen Anteil am Verpackungsmarkt. Allesamt ist ihnen gleich, dass sie früher oder später im Müll landen und dann entweder recycelt werden können oder eben nicht. Manchmal werden sie auch nicht wiederaufbereitet, obwohl es möglich ist. Das alles hört sich nicht so gut an. Warum verzichten wir dann nicht einfach auf Verpackungen?

Der Mensch hat schon immer nach irgendeiner Art der Verpackung gesucht. Schließlich fällt es recht schwer, 1 Kilogramm Äpfel in zwei Händen zu halten, wenn sie unverpackt sind. Flüssigkeiten können wir ohne Verpackung auch schlecht transportieren. Gerade frische Lebensmittel wie Fleisch oder Fisch verderben sehr schnell, wenn sie ungeschützt einfach nur ein paar Stunden an der frischen Luft sind. Es liegt auf der Hand, dass Verpackungen ihren Zweck für Transport, Lagerung und Haltbarkeit erfüllen. Ohne Verpackungen würden noch viel mehr Lebensmittel verschwendet werden, als es aktuell mit rund 13 Millionen Tonnen allein in Deutschland der Fall ist.

Es scheint also so zu sein, als hätten wir die Wahl zwischen Pest und Cholera: Entweder wir riskieren Lebensmittelverschwendung und Gesundheitsgefahren auf der einen Seite, oder wir produzieren Unmengen von Verpackungsmüll auf der anderen. Auch die oftmals stylish in Aufräum- und Küchenratgebern aufgestellten Einmachgläser mit diversen Lebensmitteln drin sind nur sinnvoll, wenn man sie direkt im »Unverpackt-Laden« befüllt. Der Transport einer solchen Menge Gläser bedeutet wiederum eine große Last, für die man entweder ein Auto benötigt oder öfter zu Fuß geht.[2] Wenn man überhaupt die Zeit hat.

Auch im Supermarkt ist Glas nicht der Heilsbringer: Es ist zwar zu 100 Prozent recycelbar, allerdings kostet das Einschmelzen und Wieder-in-Form-Bringen eine Menge Energie. Dazu werden die Altgläser und die neuen Gläser oft quer über den Kontinent gefahren, und auch dafür braucht es wieder Energie.[3]

Laut einer Studie schneidet ein Verbundkarton unter Berücksichtigung aller Aspekte deshalb immer noch am besten ab.[4] Einzig die Entwicklung neuartiger Verpackungen, die zum Beispiel aus Papier und speziellen Beschichtungen aus Proteinen bestehen, geben Anlass zur Hoffnung, dass ein adäquater Ersatz für Kunststoffe gefunden wird.[5] Wer so lange nicht warten will, der kann schon mit einer eigenen Tragetasche, Obst- und Gemüsenetzen damit beginnen, Verpackungsmüll zu vermeiden.

VIII.
LEBENSMITTEL-
HANDEL

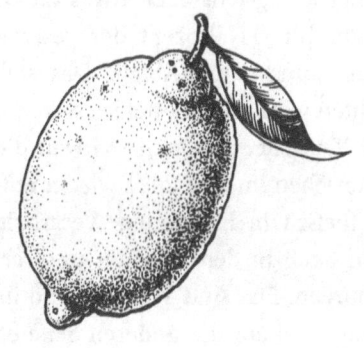

Spätestens seit Veröffentlichung einer Studie der Universität Stuttgart im Jahr 2012 ist das Thema allgegenwärtig: Lebensmittelverschwendung.[1] Natürlich gab es so etwas schon immer, allerdings meistens nur dort, wo es den Menschen besonders gut ging beziehungsweise geht.

In Deutschland zum Beispiel nimmt das Müllproblem seit der Nachkriegszeit mit steigendem Wohlstand bis heute zu (siehe auch das Kapitel »Verpackung von Lebensmitteln ist unnötig«). Zwar entwickeln sich parallel auch immer Ansätze, um vor allem Reststoffe etwa aus der Lebensmittelverarbeitung zu verwerten, doch meistens landen sie genauso wie Bioabfälle in der Biogasanlage. Das bringt wenigstens noch etwas Energie. In Deutschland stammen immerhin 11 Prozent der gesamten Primärenergieerzeugung aus Biomasse und Abfall.[2] Das ist nicht schlecht, doch eigentlich sollten wir Lebensmittel ja essen.

Außer der Tatsache, dass sich weltweit die Zahl der Hunger leidenden Menschen im Jahr 2021 wieder auf fast eine Milliarde erhöht hat,[3] fließen in Erzeugung, Verarbeitung, Handel, Verbringung und auch in den Konsum unserer Lebensmittel jede Menge Ressourcen. Das sind Wasser, Land und Arbeitskraft auf der einen Seite, und auf der anderen Seite entstehen so Klimagase, Abwässer und Umweltschäden, zum Beispiel Biodiversitätsverluste (siehe auch das Kapitel »Allein die Massentierhaltung ist für das Artensterben und Pandemien verantwortlich«).

Es liegt also auf der Hand, dass der sorglose Umgang mit Lebensmitteln ethisch kaum zu vertreten ist. Und dennoch werfen wir in Deutschland jedes Jahr rund 13 Millionen Tonnen Lebensmittel in den Müll. Davon sind allerdings nur rund 7 Millionen Tonnen vermeidbar, denn nicht essbare Lebensmittelbestandteile wie Schalen, Kerne, Rinden oder Knochen können wir natürlich nicht wirklich vermeiden. Obwohl die Lage also sehr komplex ist, wollen bestimmte Kreise seit Jahren einen Hauptverdächtigen ausgemacht haben: den Lebensmittelhandel.

Bei Diskussionen und vielen Medienbeiträgen begegnet man daher einem klassischen Stereotyp auf die Frage, wo am meisten Lebensmittel verschwendet werden. Die Antwort lautet dann oftmals: in den Supermärkten. Vermutlich liegt das an diversen TV-Dokumentationen und pressewirksamen Aktionen von Aktivisten, die in Container voller Lebensmittelabfälle reinfilmen oder -tauchen. Letzteres ist zwar laut Gesetz verboten, dennoch berichten Medien landauf, landab immer gern wieder darüber, wenn sich jemand in den Müll gestürzt hat und dann wegen Diebstahl von Betriebseigentum vor Gericht steht. Womöglich sollen diese Aktionen auf das Problem hinweisen, allerdings verzerren sie die Lage extrem.

Den genauesten Erfassungen von Lebensmittelverschwendung zufolge trägt der Lebensmittelhandel inklusive Großhandel nur rund 4 Prozent dazu bei – oder knapp 500 000 Tonnen. Das ist zwar ein schönes Sümmchen, dennoch sind wir Verbraucher mit unseren vielen Küchen und Kühlschränken mit fast 7 Millionen Tonnen beteiligt oder zu 55 Prozent. Der Rest geht zu 11 Prozent auf Kosten der Landwirtschaft, 13 Prozent sind den Essgelegenheiten außerhalb unserer vier Wände zuzuordnen, und 17 Prozent der Lebensmittel gehen während der Verarbeitung verloren.[4]

Laut den Erfassungen hat sich in den letzten zehn Jahren daran auch nicht viel verändert. Trotz vieler Aufklärungskampagnen und Informationen zur Vermeidung von Lebensmittelverschwendung werfen vor allem wir Verbraucher fleißig weiter Lebensmittel in den Müll. Im Gegensatz dazu schaffen es wirtschaftliche Unternehmen, an der ein oder anderen Stellschraube zu drehen und weniger Lebensmittel wegzuwerfen. Vor allem Kantinen, Restaurants und Großküchen haben inzwischen erfolgreich Maßnahmen eingeleitet. Der Handel arbeitet ebenfalls daran, das Einkaufsverhalten der Kunden besser vorherzusagen.

Was können wir Verbraucher also tun? Wiegen Sie Ihre Lebensmittelabfälle zu Hause, um einen Überblick zu bekommen. Das kann bereits die Augen öffnen …!

65 DER KUNDE WILL VIELFALT IM ANGEBOT

Wer vor dem Zweiten Weltkrieg geboren wurde, kann sich sicher noch an das aus heutiger Sicht überschaubare Sortiment in Lebensmittelgeschäften zu dieser Zeit erinnern. Aber auch wer kurz nach Kriegsende zur Welt kam, war wahrscheinlich schon alt genug, um zu registrieren, dass die Regale ab dieser Zeit mit immer mehr Lebensmitteln unterschiedlicher Marken befüllt wurden. Zwischen 1954 und 1988 wuchs das Supermarktsortiment von 1383 auf 6010 Artikel an. Bei Frischwaren stieg es von 444 auf 1243, vor allem Backwaren und Molkereiprodukte. Bei den übrigen Lebensmitteln nahm die Anzahl von 793 auf 3093 zu, insbesondere Kühlwaren, Getränke, Genussmittel und das sogenannte Trockensortiment. Gebrauchsgegenstände stiegen von 146 auf 1674 Artikel.[1]

Heute hat ein Supermarkt mit Vollsortiment im Durchschnitt 11 000 Artikel. Ein Selbstbedienungs-Warenhaus kommt auf 24 000, und ein Discounter liegt bei 1900. Der gesamte Lebensmittelmarkt umfasst durch die unterschiedlichen Marken und Angebotsformen in den jeweiligen Einkaufsstätten geschätzt 250 000 Artikel. Laut Handelsreport erwartet der Verbraucher Marken verschiedener Anbieter und bestimmt das Sortiment deshalb mit. Die Kunden wollen demnach die Auswahl zwischen günstigen, mittleren und teuren Marken haben und generell unter vielen verschiedenen Marken wählen können. So sollen sich in Summe 77 Prozent von ihnen das bestmögliche Preis-Leistungs-Verhältnis wünschen, 70 Prozent eine große Auswahl und gut erreichbare Geschäfte in der Nähe, zwei Drittel wollen hohe Qualität bei allen Produkten und 60 Prozent alles, was sie brauchen, an einem Ort. Der Lebensmittelhandel weiß das und dirigiert deshalb ein Netzwerk von über 14 000 Lieferanten, die just in time gut 37 000 Lebensmittelgeschäfte in Deutschland beliefern. Nun stellt sich bei diesem gigantischen Angebot die Frage: Will der Kunde das wirklich, und kann er davon überhaupt profitieren?

Vorneweg: »*Der* Kunde« ist kein einfaches Wesen. Laut Befragung würden zwar nur zwischen 10 und 15 Prozent der Kunden das Geschäft wechseln, wenn zum Beispiel ein Joghurt, eine Schokolade oder eine Eiscreme nicht verfügbar ist, aber bis zu zwei Drittel würden sich für einen Markenwechsel entscheiden. Ein Fünftel bis ein Viertel verzichten einfach auf den Kauf und sind damit noch die zahmere Variante, denn der Wechsel der Marke oder des Geschäfts ist der Super-GAU für Hersteller und Händler. Bei einem Preisanstieg sind immerhin ein Drittel bereit, den Preis zu zahlen, anstatt ein günstigeres Ausweichprodukt zu kaufen. Doch auch hier entscheiden sich je nach Artikel bis zur Hälfte der Kunden für einen Markenwechsel, und 10 bis 16 Prozent wechseln direkt das Geschäft.[2]

Das ist nicht gerade zimperlich, wenn man bedenkt, dass der durchschnittliche Mensch vor siebzig Jahren mit deutlich weniger Marken und Artikeln auch ganz gut zurechtgekommen ist. Unverständlicher ist dies angesichts der Tatsache, dass wir laut Konsumpsychologen bereits 75 Prozent des gesamten Angebots in einem Supermarkt ausblenden, sobald wir ihn betreten.[3] Und da wir pro Einkauf im Durchschnitt nur rund zehn Artikel kaufen, wird dieses Überangebot noch schwerer nachvollziehbar.[4] Natürlich kommt auch der große Wocheneinkauf für die ganze Familie vor, aber Hand aufs Herz: Sie wissen ziemlich genau, wo was steht, und greifen meistens immer wieder zu den gleichen Produkten. Das ist nur zu gut verständlich.

Eine als »Marmeladen-Experiment« bekannt gewordene Studie zeigte, dass die Studienteilnehmer wunderbar aus einer Anzahl von sechs Marmeladen eine Auswahl treffen konnten, aber bei 21 waren sie derart überfordert, dass manche lieber gar keine mitnahmen.[5] Aus diesem Grund blenden wir routinemäßig drei Viertel des Angebots von vornherein aus.[6] Umgekehrt hat jeder Kunde die Erwartung, dass die bevorzugten 25 Prozent des Angebots auch immer verfügbar sind.[7] Der deutsche Lebensmittelhandel muss also letztlich für 82 Millionen Menschen ein individuelles Angebot vorhalten. Das ist wohl eher nur ein *Gefühl* von Vielfalt.

Wer 1997 die Fußballszene verfolgte, erinnert sich mit Sicherheit. Und auch wer nicht, dürfte ihn damals mit großer Wahrscheinlichkeit über die Medien mitbekommen haben: den »Aldi-Tüten-Skandal«. Bei einem Champions-League-Duell zwischen dem FC Bayern München und Besiktas Istanbul kam es 1997 nicht nur zum sportlich-menschlichen Eklat, sondern fast auch zu einer diplomatischen Krise. Einige Bayern-Fans hielten damals im Münchner Olympiastadion »Aldi«-Tüten über ihre Köpfe, die vermutlich so leer waren wie die Tüten. Die Implikation war nicht weniger, als dass die gegnerische Mannschaft auf demselben Niveau Fußball spiele, wie der Discounter Lebensmittelqualität anböte. Gegenüber den in Deutschland lebenden Türken war es eine unnötige Diskriminierung. Abgesehen von diesem dümmlichen Einfall ging es dann noch weiter. Fans des 1. FC Köln solidarisierten sich, indem sie Spruchbänder mit der Aufschrift »FC-Fans kaufen bei Aldi« aufhängten, und Fans des BVB Dortmund hielten beim nächsten Spiel gegen die Bayern »Lidl«-Tüten in die Höhe.[1]

Nun könnte man angesichts dieser Anekdote sicherlich eine sozialpsychologische Studie über Fußballfans durchführen, doch eines ist klar geworden: Discounter-Lebensmittelgeschäfte hatten ein schlechtes Image und haben es in vielen Köpfen noch heute. Dass sie preislich meist günstiger sind als die klassischen Supermärkte, dürfte selbsterklärend ein Grund sein, warum möglicherweise manche Besserverdiende die Discounterartikel übergehen und lieber einen höheren Preis zahlen. Manchmal dient die Abwertung der Qualität zudem der Selbstsabotage, nämlich dann, wenn man doch eigentlich auch Geld sparen will, obwohl man schon genug hat. Das soll nicht selten der Fall sein. Auf der anderen Seite haben die Discounter ihre Kundenreichweite ausgebaut, was einerseits am Aufklappen der Einkommensschere in Deutschland liegen kann, andererseits trauen sich mehr Leute dorthin. Aber wie ist objektiv die Qualität?

Da kommt es durchaus zu Überraschungen. Welche Institution des Vertrauens würde man wohl in Deutschland befragen, wenn es um die Qualität von Lebensmitteln geht? Die Stiftung Warentest. Netterweise stellt die Redaktion alle paar Jahre alle ihre Testergebnisse auf den Kopf und schaut, wie gut Produkte von Discountern gegen die klassischen Marken abgeschnitten haben. Discounter haben ihre eigenen Handelsmarken, aber auch Supermarktketten können Eigenmarken haben. Klassische Marken sind in der Regel teurer und die Handelsmarken der Discounter günstig, während die Eigenmarken der Supermarktketten von günstig bis teuer reichen. Schon 2011 ergab der Test, dass Discountermarken häufiger das Qualitätsurteil »gut« erhalten haben.[2] Auch bei Aussehen, Geruch und Geschmack bekamen sie etwas häufiger ein »gut«; und was die Deklaration und Aufmachung der Discountermarken betraf, waren sie auch da führend. Konnte das Zufall sein?

Zuletzt wertete die Stiftung Warentest im Jahr 2018 wieder sämtliche Testurteile aus.[3] Ergebnis diesmal: Die Discountermarken lagen mit einem durchschnittlichen Testurteil von 2,8 leicht vor den klassischen Marken, die im Durchschnitt eine 3,0 erhielten. Sie bekamen etwas häufiger das Gesamturteil »gut« oder »befriedigend«. Beim Geschmack lagen die klassischen Marken mit durchschnittlich einer 2,5 gegenüber einer 2,7 bei Discountermarken vorn. Bei der Belastung mit Schadstoffen waren die Discountermarken mit durchschnittlich einer 2,2 wieder besser als die klassischen Marken mit 2,5. Auch bei der Kennzeichnung punkteten die Discountermarken mit durchschnittlich 2,8 gegenüber einer 3,2. Und neu war auch das Biosegment, das die Biodiscountermarken mit einer 2,8 im Vergleich zu einer 3,1 bei klassischen Biomarken ebenfalls für sich entschieden. Es steht 4:1 für die Discountermarken. Laut einer Studie des Deutschen Instituts für Service-Qualität aus dem Jahr 2020 liegen die Discounter insgesamt gleichauf mit den klassischen Supermärkten.[4] Einen »Aldi-Tüten-Skandal« wird es also hoffentlich nie mehr geben!

67 LEBENSMITTEL IN DEUTSCHLAND SIND ZU BILLIG

Alle Jahre wieder das Gleiche: Es fängt mit einem politischen Statement einer Partei an, ein Food-Aktivist schlägt Alarm, oder andere Themen wie »Tierwohl« und »Biolandwirtschaft« triggern die Medien. Es geht um das Thema »Lebensmittelpreise«, und es reicht jedes Jahr aus, damit sich allerhand Akteure die Finger wund schreiben, um über »Ramschpreise« für deutsche Lebensmittel herzuziehen. Die Verknüpfung der Lebensmittelpreise mit Umweltwirkungen unserer Ernährung, Fettleibigkeit, Tierwohl und anderen heiß debattierten Themen gibt den Kommentaren und Äußerungen dann noch den richtigen Drall. Die Botschaft: Der ignorante deutsche Verbraucher habe sich an erschwingliche Lebensmittel in bester Qualität gewöhnt und vergesse dabei, welche Folgen für Umwelt, Gesellschaft und ihn selbst dies habe. Schnell kommen dann die Forderungen nach staatlichem Eingriff: die Mehrwertsteuer für tierische Lebensmittel von 7 auf 19 Prozent zu erhöhen, während pflanzliche Lebensmittel weiterhin den ermäßigten Mehrwertsteuersatz behalten sollen. Das soll zu nachhaltigerer und gesünderer Ernährung führen, so die Theorie.

Außerdem in der Diskussion sind die »wahren Kosten«, die unsere Lebensmittel verursachten und nicht im Preis an der Kasse abgerechnet würden. Diese wahren Kosten seien die Kosten für die Vermeidung und Behebung von Gesundheits- und Umweltschäden, für welche die Allgemeinheit irgendwann aufkommen müsse, aber nicht die Unternehmen, die das Lebensmittel produzierten. Die Lebensmittelwirtschaft argumentiert jedes Mal reflexhaft, dass sie gute und günstige Produkte für alle herstellen wolle. Das sei ihr Auftrag, schließlich hätten manche Menschen nur geringe Einkommen. Eine komplizierte Gemengelage, die wir an dieser Stelle einmal entschlüsseln sollten.

Preise sind an sich unschuldig. Sie sind nur ein Signal, was Waren auf dem Markt wert sind. Sie steigen im Allgemeinen, wenn die Ware knapp ist, und sinken, wenn sie im Überfluss vorhanden

VIII. Lebensmittelhandel

ist. Die Preissteigerungen durch die Ukraine-Krise im Jahr 2022 haben das schmerzlich bewusst gemacht. Das ist bei Lebensmitteln in der Realität besonders paradox, da wir Menschen sie im Zweifelsfall lieber im Überfluss vorhanden haben als im Mangel. Deshalb wird der Mechanismus der zyklisch steigenden und fallenden Preise von Produkten mit einem schnellen Marktumsatz auch »Schweinezyklus« genannt. Da wir täglich essen müssen und unsere Ernährung oftmals von Trends und vom Marketing begleitet wird, verkaufen sich Lebensmittel also relativ schnell und müssen genauso schnell nachproduziert werden, sogar noch schneller, wenn immer mehr Menschen das Gleiche essen wollen. Da der Markt irgendwann übersättigt ist und die Leute Abwechslung wünschen, kommt es schnell zur Überproduktion, was wieder zu fallenden Preisen führt. Unter optimalen Umständen, versteht sich.

Weil die begehrten Lebensmittel nun auch für Menschen erschwinglich sind, die zuvor aufgrund des Preises verzichtet haben, wird weiter gekauft und weiter produziert, bis auch in diesen Käuferschichten die Übersättigung eintritt. So kommt es zum Preisverfall. In der Europäischen Union leben wir vergleichsweise auf hohem Niveau, und trotzdem unterscheiden sich die Preisniveaus in einzelnen Ländern. Laut offizieller EU-Statistik liegen wir in Deutschland aber genau im Durchschnitt, also nicht zu billig,[1] bei Fleisch, Fisch, Obst und Gemüse sogar über dem Durchschnitt. Milch, Käse und Eier liegen unter dem Mittelmaß. Günstige Preise sind aber nicht die Folge von Geiz, sondern eben der Angebotsmenge.

Wäre eine künstliche Bepreisung durch höhere Steuern sinnvoll? Nein, denn pro Prozentpunkt mehr Steuern würde zum Beispiel die Fleischnachfrage zwar um 0,5 Prozent fallen,[2] bei 19 statt 7 Prozent Mehrwertsteuer also um 6 Prozent, das hätte aber kaum Auswirkungen. Wirksam wäre, tatsächlich die »wahren Kosten« aufzuschlagen, da sie einen realen Bezugspunkt hätten.[3] Dann wäre Fleisch doppelt so teuer, für viele Menschen aber auch seltener erschwinglich.

Nun räumen wir direkt im Anschluss an das Kapitel zu den billigen Lebensmittelpreisen noch mit einem weiteren Mythos auf, den wir alljährlich um die Ohren gehauen bekommen: Lebensmittel seien nicht nur zu billig, sondern wir seien auch nicht bereit, genug Geld für sie auszugeben. Jedes Jahr veröffentlicht die Statistikbehörde der Europäischen Union die Zahlen zur Verwendung des Nettohaushaltseinkommens in den Mitgliedsstaaten. Deutschland zählt regelmäßig zu den Ländern, die nur 10 bis 11 Prozent ihres verfügbaren Haushaltseinkommens für Lebensmittel und Getränke ausgeben.[1] Weniger Geld machen nur die Menschen in Österreich, der Schweiz, Irland, Luxemburg und im Vereinigten Königreich dafür locker. Franzosen und Italiener bezahlen dagegen deutlich mehr. Ganz klar, so die medialen Schlagzeilen, dort wissen die Menschen, was gute Lebensmittel sind, und zahlen dafür auch gern den angemessenen Preis. In Deutschland hingegen herrsche immerzu der Dreiklang »Billig, billig, billig«.

Was bei den Schlagzeilen meistens vernachlässigt wird, ist die Tatsache, dass die Menschen in Litauen, Lettland, Estland, Kroatien oder auch Rumänien sogar bis zu ein Viertel ihres Gehalts für Lebensmittel und Getränke ausgeben müssen.[2] Das mag daran liegen, dass die dortigen Landesküchen mit Ausnahme von Kroatien den meisten Deutschen kaum oder gar nicht bekannt sind. Dazu sind diese Länder auch noch nicht zu den Sehnsuchtsorten dieser Welt hochstilisiert worden, wo die Menschen den Weg des »Savoir-vivre« oder des »Dolce Vita« entdeckt hätten, während wir in Deutschland kulinarisch bei Sauerkraut und Hackbraten stehen geblieben sein sollen.

Leider bedienen derartige stereotype Medienberichte und die zahllosen ohne Prüfung der Fakten nachgeplapperten Zitate in Blogs, Büchern und Stammtischrunden nur wieder das Klischee des geizigen Deutschen ohne Freude am Leben. Das komplette Bild sieht allerdings etwas anders aus.

Bekanntlich geht es uns in Deutschland sehr gut. Wer sich nicht nur anschaut, wie viel Geld wir für Lebensmittel und Getränke ausgeben, der sieht schnell, dass wir zusammen mit Luxemburg, der Schweiz, Norwegen und Österreich zu den fünf Ländern mit den höchsten Nettoeinkommen in Europa gehören,[3] dicht gefolgt von den Niederlanden, Frankreich, dem Vereinigten Königreich und Dänemark. Die osteuropäischen Länder finden sich dagegen am anderen Ende der Fahnenstange wieder. Es wird wohl niemanden verwundern, dass sich jeder Mensch sein verfügbares Einkommen nach gewissen Prioritäten einteilt.

An erster Stelle kommen Essen und Wohnen. Da wir in Deutschland mitunter die höchsten Mietpreise haben, während in den meisten anderen Ländern die Wohneigentumsrate deutlich höher ist, gehen nicht selten mehr als 40 Prozent des Einkommens fürs Wohnen drauf. Daraus folgt: Es bleibt weniger für den Rest übrig.[4] Da die Lebensmittel in Deutschland dankenswerterweise nicht auch noch zu den teuersten in Europa gehören, sondern weder teurer noch billiger sind als im Durchschnitt,[5] lässt es sich mit dem verbleibenden Einkommen recht gut leben und es bleibt sogar noch etwas Geld für andere Lebensbereiche.

Wenn man sich die anderen 28 Länder der EU-Statistik ansieht und auswertet, dann wird auf einen Blick klar und logisch: Je mehr die Menschen in einem Land verdienen, desto weniger geben sie prozentual für Lebensmittel und Getränke aus. Das ist weltweit so und ein gut erforschter ökonomischer Zusammenhang. Genauso gut bekannt: Je weniger die Menschen von ihrem Einkommen für Lebensmittel ausgeben, desto günstiger sind meistens die Preise in diesem Land. Es gibt Ausnahmen, wie in Norwegen, doch die sind meistens wiederum eher darin begründet, dass Norwegen im Vergleich zu Deutschland viele Lebensmittel importieren muss. Insgesamt sind wir also in einer sehr komfortablen Situation: Wir haben hohe Einkommen und erschwingliche Preise für Lebensmittel. Wäre das anders, hätten wir in Deutschland Probleme, die sich keiner wünscht und während der Ukraine-Krise 2022 sichtbar waren.

Wann haben Sie zuletzt eingekauft und dachten hinterher, dass sich da doch ein paar Artikel in Ihren Einkaufstüten wiederfanden, die Sie eigentlich gar nicht eingeplant hatten? Selbstverständlich hat das Geschäft, in dem Sie waren, nach eigenem Bekunden immer nur das Beste für Sie im Sinn: ein breites Sortiment (siehe dazu das Kapitel »Der Kunde will Vielfalt im Angebot«), schön präsentiert und mit attraktiven Sonderangeboten. Das ist doch selbstverständlich, gern geschehen! Natürlich wissen Sie selbst am besten, was Sie brauchen, da bedarf es keiner Unterstützung. Es sei nur ein zuvorkommendes Angebot für die treue Kundschaft ...

Andere Stimmen behaupten dagegen, dass man mit Betreten eines Supermarkts bereits in eine Kauffalle getappt sei, aus der Sie sich nur noch durch den Bezahlvorgang an der Kasse befreien können. Das Stichwort lautet *nudge,* was auf Englisch »stupsen« heißt.[1] In der Verhaltenspsychologie werden damit Auslöser bezeichnet, die uns unterbewusst in eine bestimmte Richtung stupsen. Ein bekanntes Beispiel ist eine eingedruckte Fliege in öffentlichen Urinalen. Um den Reinigungsaufwand zu senken, nutzten die Betreiber den männlichen Zieltrieb während des Geschäfts aus und »stupsten« sie so zu einem hygienefreundlicheren Verhalten an.

Solche Beispiele führen immer wieder zu Diskussionen, wie weit die unbemerkte Manipulation in unsere Privatsphäre vordringen darf, dabei setzen wir uns mit Betreten eines Lebensmittelgeschäfts regelmäßig und freiwillig einer so hohen Konzentration von *nudges* aus wie sonst selten im öffentlichen Raum. Die häufigste genannte Gegenmaßnahme, um die eigene Entscheidungsfreiheit wiederzuerlangen, ist, eine Einkaufsliste zu erstellen. Diese gibt es als »mentale« Einkaufsliste, als klassischen Papierzettel und inzwischen natürlich auch als App. Die Einkaufsliste ist auch tatsächlich der beste Tipp, um Spontankäufe zu vermeiden. Doch wie gut gelingt das im Alltag wirklich?

Vorweggenommen: nicht so gut, wie man es selbst gern annimmt. Laut der Gesellschaft für Konsumforschung aus dem Jahr 2011 fallen 70 Prozent der Kaufentscheidungen erst im Geschäft, auch wenn der Einkauf vorher geplant wurde.[2] Das kann die Entscheidung sein, doch eine andere Marke zu kaufen oder lieber drei statt einer Packung. Die Menge der Spontankäufe, also Kaufentscheidungen, die überhaupt nicht geplant waren, liegt sogar mit Einkaufszettel immer noch bei 40 Prozent.[3]

Ganz ohne Planung läge sie natürlich noch deutlich höher, das ergibt sich von selbst. Dennoch ist die Wirksamkeit der Einkaufsplanung scheinbar begrenzt. Wie kommt das? Zum einen könnte es daran liegen, dass 72 Prozent der Teilnehmer einer Umfrage mindestens einmal pro Woche komplett spontan einkaufen,[4] zwei Drittel der Befragten insgesamt zwei- bis viermal pro Woche. Ein kompletter Spontankauf ist selbstredend keine gute Idee, wenn man die Kosten im Blick haben will. Allerdings sind auch mehrere geplante Einkäufe weniger effizient als ein gut geplanter Wocheneinkauf. Wer nur einmal pro Woche im Supermarkt steht, hat schlichtweg weniger Gelegenheit für Spontankäufe als jemand, der viermal dort ist. Und darauf kommt es schließlich an, denn wir können uns ja ohnehin nicht zu 100 Prozent ihrer entledigen. Denn das Marketingsystem ist perfekt entwickelt:[5] Die Konsumpsychologen haben Farben, Gerüche und Produktplatzierungen genau erdacht, damit wir Kunden möglichst viele unbewusste Kaufimpulse bekommen. Hier noch ein Probierstand und dort noch ein Sonderangebot tun ihr Übriges.

Es ist auch kein Geheimnis, dass wir Menschen generell gern mal spontan sind. Überraschungen lösen ein kleineres oder größeres Glücksgefühl aus, je nachdem, wie unerwartet sie sind. Da wir Lebensmittel per definitionem zum Leben brauchen, verbinden wir mit ihnen auch etwas Gutes. Nein, wir kaufen mit Sicherheit nicht so gezielt ein, wie wir es gern hätten. Auch wenn die Einkaufsliste im Trend liegt,[6] das beste Gegenmittel ist wohl, einmal richtig geplant einzukaufen und sich dann eben auch nur einmal spontan überraschen zu lassen ...

IX.
LEBENSMITTEL

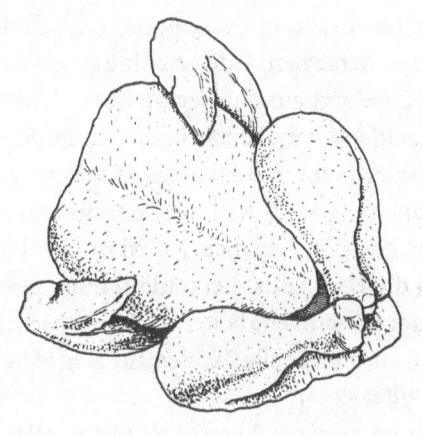

70 WO »REGIONAL« DRAUFSTEHT, IST AUCH »REGIONAL« DRIN

Regionalität ist ein großer Trend in Deutschland und anderswo. Zwar möchte man auch ein echtes toskanisches Olivenöl auf dem Tisch haben oder einen fangfrischen Lachs aus Alaska. Für Gourmets darf es auch mal ein gutes Stück vom Rind sein, das aus der Region um die japanische Stadt Kōbe stammen muss. Aber andersherum: Lebensmittel aus der Region, in der Sie leben, haben auch einen hohen Wert. Sie kennen sich dort ein bisschen besser aus als in der Toskana, in Alaska oder in Japan. Womöglich kennen Sie sogar Landwirte in der Region, die selbst einen guten Käse oder Wurst herstellen. Oder zumindest einen Metzger, der die Teile vom Landwirt aus der Region bezieht, die er dann weiterverarbeitet. Oder noch anders: Sie stehen im Supermarkt und erkennen auf manchen Produkten das »Regionalfenster«. Dieses Fenster gibt an, wo das Produkt herkommt, wo es verarbeitet wurde und wie hoch der regionale Anteil ist. Das heißt allerdings übersetzt: Wo die Hauptzutat herkommt, muss das Lebensmittel nicht auch automatisch verarbeitet oder abgepackt worden sein. Und es müssen auch nicht alle Zutaten aus demselben Ursprungsort der Hauptzutat stammen.

Das ist zwar schon einmal besser als nichts, allerdings dürften Sie an dieser Stelle schon einigermaßen verwirrt sein, was mit »regional« überhaupt gemeint ist. Die Wahrheit lautet, dass es keine allgemeingültige Definition für diesen Begriff gibt und auch nicht geben kann. Dennoch ist die Werbewirksamkeit der Regionalität nicht zu unterschätzen. Laut den Trendberichten für den deutschen Lebensmittelmarkt wächst das Verlangen der Verbraucher nach regionalen Lebensmitteln jedes Jahr ein bisschen weiter. Das bietet viel Platz für Interpretationsspielraum, wie wir gesehen haben. Leider bietet es auch viel Spielraum für Betrügereien.[1] Lebensmittelfälschungen sind eine lukrative Einnahmequelle für kriminelle Geister. Ein Etikett ist schnell gestaltet und aufgeklebt. Die Frage lautet also: Was bedeutet Regionalität?

Insgesamt wurden 2021 über 15 000 Tonnen falsch deklarierte Lebensmittel in der Europäischen Union sichergestellt. Die am häufigsten gefälschten sind Olivenöl, Fisch, Bioware, Milch, Getreide, Honig, Kaffee/Tee, Gewürze, Wein und Obstsäfte.[2] Jedes dieser Produkte könnte mit einer bestimmten Herkunftsregion beworben werden, für die das Lebensmittel bekannt ist. Der dreisteste Betrug wäre ein schlichter Etikettenschwindel, es würde aber auch schon ausreichen, einzelne Zutaten nicht aus der Region zu beziehen, aus der das Lebensmittel traditionell herkommen soll. Zum Beispiel sollte ein regionaler Wein nur die Rebsorten aus dem betreffenden Gebiet enthalten, das macht ihn besonders. Ist die Nachfrage aber so groß, dass die so produzierte Menge nicht ausreicht, dann könnte man auf die Idee kommen, den Wein mit anderen Rebsorten zu strecken.

Um mehr Sicherheit zu schaffen, hat die Europäische Union das Siegel der »geschützten geografischen Herkunft« entwickelt, kurz »g. g. H.«. Durch Kontrollstellen soll garantiert werden, dass alle Rohstoffe und alle Verarbeitungsschritte nach traditionellem Verfahren dort herkommen beziehungsweise stattgefunden haben, wo der historische Ursprungsort des Lebensmittels liegt.[3]

Es gibt auch noch die »geschützte geografische Angabe«, kurz »g. g. A.«. Hier ist sichergestellt, dass mindestens der maßgebliche Verarbeitungsschritt in der historisch angestammten Ursprungsregion stattgefunden hat, zum Beispiel bei den »Nürnberger Rostbratwürsteln«.

Nun müssen die Hersteller für diese Siegel aufwendige Anträge stellen und Kontrollen durchstehen, weshalb die meisten Lebensmittel eben keine solche Angaben tragen. Der sicherste Weg wäre somit, vor Ort bei einem Direktvermarkter einzukaufen, dem Sie auf den Hof oder in die Küche schauen können. Zwischen geschützten Herkunftsangaben und Direktvermarktern haben Sie nur die Möglichkeit, eine gute Portion Vertrauen in den Anbieter Ihrer Wahl zu setzen und gegebenenfalls dort einmal freundlich anzufragen, ob man Ihnen einen Herkunftsnachweis zeigen könnte. Vertrauen ist gut, Kontrolle ist besser.

Wie so viele Mythen begann auch der über den Wein mit dem guten Leben in den Ländern rund ums Mittelmeer. Einige Forschungsarbeiten machten damals schon böse tierische Fette und Cholesterin als die Übeltäter aus, die zu häufigeren Herzinfarkten und Schlaganfällen führen sollten. Nun war und ist es aber so, dass auch die mediterranen Landsmänner und -frauen nicht unbedingt in Abstinenz von tierischen Lebensmitteln lebten und leben, aber dennoch traf sie seltener der Schlag oder eine Herzattacke. So wurde das Phänomen fast lyrisch als »French Paradox« betitelt. Neben anderen Lebensmitteln, die in den Mittelmeerländern gern und viel konsumiert werden – wie zum Beispiel Knoblauch, Olivenöl oder »viel Obst und Gemüse« –, konnte schnell noch ein weiteres Produkt ausfindig gemacht werden, das dort mengenmäßig wohl mehr genossen wurde als sonst irgendwo auf der Welt: Wein. Zumindest in Portugal, Frankreich und Italien. Die Luxemburger führen die Spitze des Weinkonsums zwar mit großem Abstand an, über deren Lebensstil lässt sich wohl jedoch keine Sehnsuchtsgeschichte erfinden, die über jeden Zweifel erhaben wäre.[1]

Zudem sollte sich der in Rotwein vorkommende Stoff Resveratrol in Tierexperimenten als vorbeugend nicht nur gegen Herzinfarkt und Schlaganfall erwiesen haben, sondern eigentlich gegen nahezu sämtliche Zivilisationskrankheiten des modernen Menschen. Blöd war nur, dass die Tieren verabreichte Dosis bei Menschen das Trinken von rund 20 Flaschen Rotwein täglich erfordert hätte. Findige Geschäftsleute verkaufen den Stoff daher bis heute als Nahrungsergänzungsmittel, der Beweis einer Wirksamkeit steht aus. Aber wenn es nicht der Rotwein allein ist, so wurde doch zumindest Alkohol generell noch eine lebensverlängernde Wirkung nachgesagt. Was stimmt also nun?

Zunächst ist es schon einmal so, dass wir Menschen umso mehr Alkohol konsumieren, je mehr Geld wir verdienen. Zwar gibt es auch in weniger einkommensstarken Ländern noch immer irgendeinen Alkohol zu kaufen, aber speziell der Zusammenhang zwischen Weinkonsum und Einkommen ist stärker als bei Bier oder alkoholischen Getränken generell. Ein weiterer Aspekt dieses Zusammenhanges ist, dass in Ländern mit hohem Einkommensniveau meistens auch genügend Steuern gezahlt werden, um ein funktionierendes Gesundheitssystem aufzubauen, genauso wie Sozialhilfesysteme. All das trägt neben einem gesunden Lebensstil auch zu einer höheren Lebenserwartung bei.

Nun könnte man ja trotzdem vermuten, dass die wertvollen Inhaltsstoffe des Rotweins doch noch einen Unterschied machen, wenn man besonders viel davon aufnimmt. Auch hier stößt die Realität den Mythos vom Sockel, denn die Menschen mit der höchsten Lebenserwartung, die Japaner, trinken bekanntlich keinen Rot-, sondern farblosen Reiswein. So sieht es bei allen asiatischen Regionen aus, wo die Menschen eine etwa so hohe oder höhere Lebenserwartung haben als in Frankreich oder Italien. Was die Leute dort aber umso lieber trinken, ist Bier. Der Zusammenhang mit einer Steigerung der Lebenserwartung ist sogar etwa genauso stark wie der für Wein. Wäre Bier also ähnlich nobel im Ansehen wie Wein und würden wir auch in Deutschland uralt werden, dann hätte man daraus sicher wie beim »French Paradox« ein werbewirksames »German Paradox« machen können.

Hilft vielleicht der Alkohol an sich? Eine immer wieder zitierte Studie fand einmal eine lebensverlängernde Wirkung von 1,9 Jahren bei einer täglichen Alkoholaufnahme von 29 Gramm.[2] Eine Heidelberger Studie, die für deutsche Leser sicher aussagekräftiger ist, fand einen Verlust von 1,7 Lebensjahren bei Männern bei ähnlicher Menge. Deutsche Frauen gewannen hingegen ein Jahr.[3] Ein Glas Bier oder Wein ab und zu dürfte also weder schlecht noch gut sein, wenn es Freude bereitet. Entgegen aller Wein- oder Bier-Romantik müsste dann aber auch für alle anderen alkoholischen Getränke gelten: in Maßen genossen ist auch ein Aperitif, Digestif oder sonstiges Getränk das, was es ist, ein Genussmittel. Nicht mehr und nicht weniger.

Man mag es kaum glauben, aber es wird nicht nur gegen Fleisch, Eier und Milch geschossen, sondern auch gegen Gemüse und Hülsenfrüchte.[1] Gut, Obst wird ab und an für den enthaltenen Fruchtzucker verteufelt, aber gegen Gemüse und Hülsenfrüchte? Es kam schon vor, dass manch einer Soja schlechtmachen wollte, weil es vor allem für vegan lebende Menschen eine der wichtigsten pflanzlichen Eiweißquellen ist. Hormonähnliche Substanzen aus der Sojabohne sollten das Krebsrisiko steigern, was sich, wie zu vermuten war, als Falschinformation herausgestellt hat. Oder die Phytin- und die Oxalsäure, die in vielen pflanzlichen Lebensmitteln vorkommen. Sie können zwar tatsächlich Mineralstoffe binden und sie so für den Körper weniger gut verfügbar machen, aber dieser Nachteil lässt sich leicht durch ein wenig Ansäuern mit Zitronensaft beheben. Der gleiche Vorwurf wird auch den in allen pflanzlichen Lebensmitteln enthaltenen Lektinen gemacht. In höherer Konzentration finden diese sich vor allem in Gemüse, Getreide und Hülsenfrüchten.

Lektine sind Mischmoleküle aus Proteinen und Kohlenhydraten und erfüllen vielfältige Funktionen, indem sie andere Moleküle an sich binden.[2] Auch in unserem eigenen Blut kommen Lektine vor, zum Beispiel, um die Blutgerinnung zu unterstützen. Die pflanzlichen Lektine sollen dagegen alle möglichen Schäden verursachen. Außer dass sie Nährstoffe binden, die uns so vorenthalten werden, sollen sie auch noch schadhafte Wirkung auf unseren Darm haben. Und sobald sie es irgendwie in unseren Blutkreislauf geschafft haben, kommen auch noch Multiple Sklerose und unkontrollierte Blutgerinnung hinzu, bis zum tödlichen Ausgang. Wer jetzt noch Gemüse, Getreide oder Hülsenfrüchte isst, muss lebensmüde sein! Unsere Vorfahren, die das nicht wussten, scheinen dennoch aus irgendeinem Grund lange genug überlebt zu haben, damit es uns heute gibt und Sie diese Zeilen lesen können. Irgendetwas kann da doch nicht stimmen?

Tatsächlich können Lektine ungemütlich werden. Das Lektin

Rizin kann in geringer Dosis bereits tödlich sein. Es kommt in den Samen des Wunderbaums vor und dient in Kriminalfilmen gern als selbst gemachtes Gift, das unliebsamen Personen ins Essen gemischt wird. Diese Samen zählen aber zum Glück nicht zu unseren Lebensmitteln. Doch auch in grünen Bohnen sind Lektine der Kategorie Phaseoline enthalten, diese können zu Magen-Darm-Beschwerden führen. Glücklicherweise essen wir Bohnen nur gekocht, denn durch die Hitze werden die Lektine deaktiviert. Das trifft generell zu, wenn Lebensmittel erhitzt werden, sodass es sehr, sehr selten zu Vergiftungserscheinungen durch Lektine kommt. Eigentlich nur, wenn besonders große Mengen eines stark lektinhaltigen Lebensmittels verzehrt wurden. Eine abwechslungsreiche Ernährung ist also auch in dieser Sache schon die beste Vorbeugung.[3]

Eine andere Möglichkeit neben der Erhitzung, um Lektine unschädlich zu machen, ist, die Lebensmittel über mehrere Stunden in Wasser einzuweichen.

Auf keinen Fall sollte die unnötig verbreitete Angst vor Lektinen dazu führen, dass Sie weniger Gemüse, Hülsenfrüchte oder Getreideprodukte essen. Denn erstens würden Ihnen so eine ganze Menge gesundheitsförderlicher Inhaltsstoffe entgehen, die in diesen Lebensmitteln natürlicherweise enthalten sind, und zweitens wirken Lektine in geringen Mengen sogar antioxidativ. Durch ihre Bindungsfähigkeit an andere Moleküle können sie zudem Schadstoffe aus dem Verkehr ziehen. Wären Lektine also so schlimm – wie von manchen »Ernährungsexperten« behauptet –, dann würden wir weltweit beobachten, dass Nationen mit besonders hohem Verzehr von Hülsenfrüchten, Getreide, Gemüse oder Obst eine deutlich geringere Lebenserwartung hätten als solche, die weniger davon konsumieren. Die Ergebnislage einer Auswertung von über 160 Ländern zeigt ganz klar: Ob viel oder wenig von diesen Lebensmitteln konsumiert wird, es führt weder zu einem längeren noch zu einem kürzeren Leben.[4] Sie tun einfach ihren Job.

73 EIER ERHÖHEN DEN CHOLESTERINSPIEGEL

Viele Ernährungs-Mythen haben einen gemeinsamen Ursprung: die Sieben-Länder-Studie (siehe auch die Kapitel zu Wein, Knoblauch und zur mediterranen Ernährung).[1] Es ist keine Überraschung, dass viele Studien aus dem letzten Jahrhundert nicht den methodischen und wissenschaftlichen Ansprüchen genügen, die heute gestellt werden. Es sollte aber eine große Überraschung sein, dass sich viele Glaubenssätze über Ernährung bis in die heutige Zeit gehalten haben, obwohl sie längst widerlegt sind.

Eine dieser über Jahrzehnte aufgebauten Verfehlungen ist der Mythos, dass Eier den Cholesterinspiegel erhöhen würden. Wird so etwas erst einmal in die Welt gesetzt und mit extra zum Trend entwickelten Lebensmitteln als wahrgenommener Fakt aufgebaut, dann springen auch noch ideologische Grabenkämpfer auf den Zug auf. Nichts war daher lange Zeit besser geeignet, tierische Lebensmittel in Verruf zu bringen, als Cholesterin. Es kommt schließlich nur in tierischen Lebensmitteln vor und sollte das Risiko für Herz-Kreislauf-Erkrankungen in die Höhe schießen lassen – also besser vegan oder zumindest vegetarisch leben, denn Fleisch und Eier sind die Hauptquellen für Cholesterin. Zu der Ernährungshysterie gesellten sich dann noch die Anbieter von Medikamenten gegen zu hohe Cholesterinspiegel im Blut.

Der ganze Cholesterin-Hype wurde gut mit zahlreichen Studien garniert, und funktionelle Lebensmittel wie eine cholesterinsenkende Margarine verkauften sich dank der verbreiteten Panik bestens. Ähnliche Spiele wie mit Eiern wurden hinterher auch mit Fleisch und Milch getrieben. Nachdem die Cholesterinpanik mangels Beweisen abgeflaut war, wurde Krebs das neue Schreckgespenst, und der Heilsbringer sollte wieder mal der Verzicht auf tierische Lebensmittel sein, was also vegetarische oder besser noch vegane Ernährung heißt. Den Ruf des Cholesterins und die lang verpönten Eier sollten wir hier rehabilitieren.

Eier sind so ziemlich das nährstoffdichteste Lebensmittel, das wir finden können. Hinsichtlich der dreißig Nährstoffe, für die eine tägliche Zufuhrempfehlung existiert, können bereits zwei Eier die empfohlene Menge bei zwanzig Nährstoffen zu mindestens 5 Prozent decken. Bei fünfzehn Nährstoffen sogar zu mehr als 10 Prozent und bei sieben sogar zu mehr als 30 Prozent. Das schafft sonst kein Lebensmittel. Ein Ei liefert je nach Gewicht bis zu 240 Milligramm Cholesterin. Die Empfehlung der Deutschen Gesellschaft für Ernährung lautet, nicht mehr als 300 Gramm Cholesterin über die Nahrung aufzunehmen. Da wäre also noch etwas Luft nach oben nach dem Frühstücksei, aber mit ein wenig Butter, Milch und etwas Fleisch ist das schnell geschafft.

Die Frage wäre dann: Ist das schlimm? Nein. Es dauerte aber fast sechzig Jahre, bis 2019 auch die Deutsche Gesellschaft für Ernährung wieder Entwarnung gab und verkündete: »Anhand aktueller wissenschaftlicher Erkenntnisse im Zusammenhang mit Krankheitsrisiken kann derzeit keine Obergrenze für den Eierverzehr abgeleitet werden«.[2] Schaut man sich dazu auch weltweit die Entwicklung des Blutcholesterinwertes zwischen 1980 und 2018 an, zeigt sich, dass dieser seinerzeit in der westlichen Welt über dem damaligen Grenzwert von 260 Milligramm pro Deziliter Blut lag. Heute liegt er im Durchschnitt unterhalb des aktuellen Grenzwertes von 200 Milligramm pro Deziliter.

Diese Entwicklung fand weltweit statt. Auch in Deutschland kann diese Absenkung beobachtet werden, und das, obwohl der Eierkonsum seit 1994 bereits auf einem Niveau von rund 12 Kilogramm pro Kopf im Jahr liegt. 1980 lag er zwar noch bei 18 Kilogramm, allerdings kann die Differenz von 6 Kilogramm allein nicht ausschlaggebend gewesen sein. Doch auch Todesfälle durch die sogenannte ischämische Herzkrankheit, die mit zu viel Cholesterin in Zusammenhang gebracht wurde, sind seit 1994 rückläufig.[3] Global zeigt sich ein ähnliches Bild, obwohl die Menschen weiter Eier essen. Also Entwarnung für das Ei, weltweit![4]

Fleisch sei der Übeltäter: Nicht nur wegen des Cholesterins und gesättigter Fettsäuren, die das Risiko für die Todesursache Nummer 1 steigern sollten – Herz-Kreislauf-Erkrankungen –, nein, das reicht nicht, es muss auch noch Todesursache Nummer 2 hinzukommen: Krebs. »Fleisch ist krebserregend«, titelten Nachrichtenseiten im Jahr 2015, als die internationale Krebsforschungsagentur IARC rotes Fleisch in die Stufe »wahrscheinlich krebserregend« und verarbeitetes Fleisch wie zum Beispiel Wurst in die Kategorie »krebserregend« eingruppierte.[1] Interessenverbände von Veganern und Vegetariern fühlten sich bestätigt, sie hatten es ja schon immer gewusst.

Doch damit nicht genug, verarbeitete Fleischwaren wurden in vielen Schlagzeilen direkt in einem Atemzug mit Tabakrauch, radioaktiver Strahlung, Asbest und Schimmelpilzgiften genannt. Alles krebserregend, alles schlecht für die Gesundheit. Immerhin fallen diese Stoffe allesamt in die gleichen Kategorien der IARC. Der Beweis schien erbracht. Außerdem finden sich dort auch Dinge wie zum Beispiel allgemeine Luftverschmutzung, Sonnenstrahlen und alkoholische Getränke wieder. Selbst ein Medikament gegen Brustkrebs ist als »krebserregend« gelistet. Rotes Fleisch befindet sich dagegen nur in der Kategorie »wahrscheinlich krebserregend«, wo auch heiße Getränke (über 65 °C), Frittiertes, Acrylamid aus Chips, Brot und Backwaren und sogar Schichtarbeit aufgeführt werden.

Man sieht schon, es gibt ziemlich viele Dinge in unserem alltäglichen Leben, die unter Krebsverdacht stehen. Manche wurden auch schon wieder freigesprochen. Aus Mangel an Beweisen wurde Koffein rehabilitiert und sogar auch Cholesterin (siehe zum Beispiel das folgende Kapitel »Kaffee ist ungesund«).[2]

Das Prinzip ist also klar: Es handelt sich bei der Bewertung der IARC um eine Risikoabschätzung. Risiko bedeutet, etwas kann passieren, muss aber nicht. Dies ist ein sehr wichtiger Unterschied. Wie gefährlich ist Fleisch also wirklich?

Die IARC beobachtet generell, wann Krebserkrankungen unter bestimmten Umständen gehäuft auftreten. Wir haben schon gesehen, dass es sich um äußerst viele Lebensumstände handelt, von Sonnenlicht über Baustoffe bis hin zu Medikamenten und Lebensmitteln. Was Fleisch betrifft, bezieht sich die Warnung explizit auf rotes Fleisch sowie auf verarbeitete Wurstprodukte und vor allem das Risiko für Darmkrebs.

Nun gibt es einen recht einfachen Weg, um herauszufinden, wie schlimm es wirklich ist. Der World Cancer Research Fund (WCRF) stellt regelmäßig die internationalen Daten der 25 Länder zusammen, in denen am häufigsten Darmkrebs auftritt.[3] An der Spitze liegt Ungarn mit 51 Erkrankungen auf 100 000 Einwohner im Jahr 2018, und am unteren Rand liegt Weißrussland mit 32 Fällen. Deutschland liegt laut Robert Koch-Institut (RKI) ebenfalls bei 32 Fällen,[4] wurde allerdings bei der Statistik des WCRF nicht in die Liste aufgenommen, was durch kleine Unterschiede in der Erfassung des RKI begründet sein kann. Nun konsumieren die Ungarn im Jahr fast 59 Kilogramm rotes Fleisch, die Weißrussen 52 und wir Deutschen 61 Kilogramm. Die Japaner hingegen essen nur 31 Kilogramm rotes Fleisch im Jahr und finden sich bei einer Darmkrebshäufigkeit von 39 Fällen auf 100 000 Einwohner im Jahr wieder, das sind mehr als bei den Deutschen – trotz eines deutlich geringeren Konsums von rotem Fleisch. Norweger und Dänen verzehren 49 beziehungsweise 51 Kilogramm rotes Fleisch, haben aber mit 43 und 41 Fällen auf 100 000 Einwohner pro Jahr wie die Japaner ebenfalls eine höhere Darmkrebshäufigkeit als die Deutschen.

Mit einem Satz: Ein klarer Zusammenhang zwischen rotem Fleisch inklusive verarbeiteten Fleischwaren und Krebs ist nicht erkennbar. In Deutschland sinkt im Übrigen ohnehin sowohl der Konsum von rotem Fleisch seit zwanzig Jahren und ebenfalls die Häufigkeit von Darmkrebs und dadurch verursachten Todesfälle.[5] Panikmache ist also in jedem Fall unangebracht. Vielleicht erleben wir in naher Zukunft, dass auch rotes und verarbeitetes Fleisch einen Freispruch der IARC erhalten.

Kaffee erblickte die Welt bereits vor über tausend Jahren. Zumindest in gerösteter Form, denn die Kaffeepflanze gab es selbstverständlich schon, lange bevor der Legende nach ein paar Ziegenhirten im heutigen Äthiopien die belebenden Eigenschaften der kleinen Bohne entdeckt hatten.

Neben vielen schönen Erzählungen über Kaffee, von der Herkunft bis zu den wundervollen Aromen und Kaffeehäusern in aller Welt, existiert auch eine dunkle Seite des schwarzen Getränks. In vielen alternativen Ernährungsszenen und bei zahlreichen Heilpraktikern ist Kaffee nicht weniger als ein natürliches Gift, das es besser zu meiden gilt. Kaffee übersäuere den Magen oder auch den ganzen Körper, je nach Heilslehre. Außerdem sei das Koffein ein Nervengift, das zu allerlei Formen des Unwohlseins führen könne, und erhöhe den Blutdruck. Er sei damit generell schlecht fürs Herz und könne auch dessen Schlagfrequenz erhöhen. Kaffee entziehe dem Körper zudem noch Wasser, sodass wir innerlich austrocknen.

Zu allem Überfluss wurde vor über zwanzig Jahren auch noch eine Substanz im Kaffeegetränk ausgemacht, die schon seit jeher darin vorkommt. Und seitdem sie entdeckt wurde, galt Kaffee als krebserregender denn zuvor. Man hatte zwar in den Sechziger- und Siebzigerjahren bereits beobachtet, dass Menschen, die viel Kaffee tranken, auch häufiger an Krebs erkrankten. Mit der Entdeckung des Acrylamids glaubte man vierzig Jahre später aber, endlich eine Erklärung dafür gefunden zu haben, denn in Experimenten bildeten Nagetiere tatsächlich ein potenziell kanzerogenes Stoffwechselprodukt, wenn sie ausreichend isoliertes Acrylamid aufgenommen hatten. Krebstumoren fanden sich aber dennoch nicht.

Es muss ein wahres Wunder sein, dass täglich Milliarden Menschen auf der Welt Kaffee trinken, ohne tot umzufallen. Wie kann das sein?

Schlüsseln wir zuerst den ältesten Mythos auf. Kaffee wird bekanntlich mit Wasser aufgebrüht, besteht also zum größten Teil auch aus Wasser. Misst man, wie viel Urin Menschen an Tagen abgeben, an denen sie Kaffee trinken oder keinen Kaffee trinken, dann sind die Unterschiede minimal. Die Deutsche Gesellschaft für Ernährung gab daher 2015 offiziell bekannt, dass Kaffee genauso wie andere Getränke in die Flüssigkeitsbilanz eingerechnet werden kann.[1] Kaffee regt zwar die Nierentätigkeit an, dieser Effekt wird aber schwächer, sobald der Körper sich ans Kaffeetrinken gewöhnt hat.

Was ist mit Bluthochdruck und Herzrasen? Manche Menschen reagieren tatsächlich stärker auf die anregende Wirkung des Koffeins und verspüren einen schnelleren Puls sowie einen stärkeren Herzschlag. Auch hier tritt nach einiger Zeit ein Gewöhnungseffekt ein, wie sich in Studien zeigte.[2] Wer bereits Bluthochdruck hat, sollte aber trotzdem durch seinen Arzt messen lassen, wie der eigene Körper reagiert. Ansonsten tut es immer noch ein koffeinfreier Kaffee.

Auf Koffein verzichten sollten Sie aber nach Möglichkeit nicht. Kaffeetrinker leiden seltener an den neurodegenerativen Erkrankungen Demenz, Alzheimer und Parkinson. Die nervenanregende Wirkung des Koffeins könnte dabei eine Rolle spielen. Aber auch weitere Inhaltsstoffe des Kaffeegetränks scheinen sich positiv auszuwirken, die sogenannten Chlorogensäuren. Sie wirken antioxidativ, genauso wie die schwarzen Farbpigmente des Kaffees, die als »Melanoidine« bezeichnet werden. Möglicherweise tragen beide Substanzgruppen dazu bei, dass Kaffeetrinker auch seltener an einigen Krebsarten erkranken, unter anderem Darm- und Leberkrebs.[3] Das widerspricht neben der dünnen Beweislage im Tierexperiment auch der Theorie, dass besagtes Acrylamid für Krebs bei Menschen bedeutsam wäre.

Was die Übersäuerung betrifft, kann auch Entwarnung gegeben werden. Kaffee mag zwar leicht sauer sein, doch das ist nichts im Vergleich zur Salzsäure im Magen. Nervöses Aufstoßen hat deshalb meist andere Gründe, die unbedingt abgeklärt gehören. Ansonsten genießen Sie weiterhin Ihren Kaffee!

Haben Sie schon einmal davon gehört? Milch soll kanzerogen sein. Mal ist das Eiweiß schuld, mal sind es sogenannte Wachstumsfaktoren in der Milch, die eigentlich für den eigenen Nachwuchs der Kühe bestimmt sind und nicht für uns Menschen. Bei uns lassen sie angeblich nur Krebs wachsen. Diese Nachrichten finden sich immer wieder in diversen News-Portalen seriöser oder auch weniger seriöser Medien. Oder Sie haben es schon mal im Freundes- und Bekanntenkreis gehört.

Leider verbreiten sich schlechte Nachrichten immer schneller als die guten. Neben den Vorwürfen, gesundheitsschädlich zu sein (siehe auch das Kapitel »Viel Kalzium hilft gegen Knochenschwund«), hat die Milch aktuell auch noch einen schlechten Stand, weil sie angeblich ein »Klimakiller« sei. Nach dem »Flug-Shaming« ist also nun auch das »Milch-Shaming« in Mode gekommen. Wer Milch trinkt, schadet nicht nur seinem Körper, sondern gleich der ganzen Welt.

Offensichtlich haben sich noch nicht alle Menschen davon überzeugen lassen. Sie können einfach mal einen näheren Blick in die Supermarktregale dieser Welt werfen oder auch in Ihr eigenes Umfeld. Wie viele Milchprodukte finden Sie dort und wie viele Milchtrinker? Wie viele Personen sind in Ihrem Umfeld bereits an Krebs erkrankt? Die traurige Wahrheit ist zwar, dass in Deutschland fast jeder zweite Mensch im Laufe seines Lebens einmal an einer Form von Krebs erkrankt, allerdings sind nicht alle Krebsarten von unserer Ernährung abhängig. Im Durchschnitt ernährt sich jeder von uns von etwa 75 Lebensmitteln, die regelmäßig gekauft werden. Bei dem größten Teil der Menschen stehen auch noch Milch und Milchprodukte auf dem Speiseplan, da in Deutschland nur etwa 1 Prozent der Bevölkerung gar keine tierischen Lebensmittel isst, die Veganerinnen und Veganer. Sollten also Milch und Milchprodukte wirklich krebserregende Wirkung haben, so müssten wirklich sehr viele Menschen daran erkranken, insbesondere an Darm-, Prostata- und

Brustkrebs, wenn der Einfluss der Ernährung mitgezählt wird. Ist das so?

In Deutschland sind die Häufigkeiten von Darm-, Prostata- und Brustkrebs seit Jahren rückläufig.[1] Inzwischen deuten aktuellere Auswertungen großer Ernährungsstudien für Darm- und Brustkrebs sogar auf einen umgekehrten Zusammenhang hin: Je mehr Milch und Milchprodukte konsumiert werden, desto seltener erkranken Menschen an diesen beiden Krebsarten.[2] Lediglich bei Prostatakrebs gibt es keine umgekehrten Hinweise, aber eine sehr praktische Erkenntnis. Männer, und nur die sind davon betroffen, haben ein erhöhtes Risiko, wenn sie täglich mehr als 1,25 Liter (!) Milch trinken. Das ist eine Menge! Für Molkereiprodukte wie Käse oder Joghurt ist keine Risikosteigerung bekannt.[3] Und wie viel Milch trinken Männer in Deutschland im Durchschnitt pro Tag? Etwa 120 Milliliter.[4] Es kommt bekanntlich immer auf die Dosis an, wenn überhaupt.

Weltweit gibt es sogar einen relativ starken Zusammenhang zwischen dem Milchkonsum und der Lebenserwartung. Je mehr Milch und Milcherzeugnisse genossen werden, desto älter werden die Menschen.[5] Das liegt freilich nicht allein an den Molkereiprodukten, Milch liefert jedoch auf einen Schlag neben hochwertigem Protein auch viele Mikronährstoffe. Insgesamt können mit einem Glas Milch (200 Milliliter) von dreißig Nährstoffen, für die es eine wissenschaftlich gesicherte Zufuhrempfehlung gibt, bereits siebzehn zu mindestens 5 Prozent gedeckt werden.[6] Das vermögen nur wenige Lebensmittel.

Was sollten Sie noch wissen, wenn es um Milch und Krebs geht? Milchprodukte sind in den meisten Studien immer gut weggekommen. Das könnte auch daran liegen, dass die eingangs erwähnten Wachstumsfaktoren durch Erhitzen oder Fermentieren stark reduziert werden. Auch das Kalzium scheint speziell einen schützenden Effekt bei Darmkrebs zu haben. Das heißt aber nicht, dass Sie Kalzium unbedingt über Milch und Molkereiprodukte aufnehmen müssen, sondern es geht auch über grünes Gemüse, wie zum Beispiel Brokkoli.

Nüsse haben in der Ernährung eine herausragende Bedeutung. Zu Recht, denn sie enthalten viel wertvolles Protein, zahlreiche Mikronährstoffe, und sie lassen sich mannigfaltig verarbeiten und sehr gut in Rezepten kombinieren. Wie auch andere Lebensmittel gelten sie seit der Entdeckung der mediterranen Ernährung als Ursache-Kandidaten für den insgesamt besseren Gesundheitszustand und die höhere Langlebigkeit der Mittelmeeranrainer.[1] Abgesehen davon, dass es *die* mediterrane Ernährung nicht gibt, wurde der Konsum von Nüssen dennoch irgendwie in die Definition derselben hineininterpretiert.

Tatsächlich gibt es einige Studien, die bei einem ausreichenden Nusskonsum ein selteneres Auftreten der koronaren Herzkrankheit zeigen. So kann das Risiko um 16 Prozent geringer sein, wenn man mindestens 28 Gramm Nüsse pro Tag isst. Bei Auswertung aller Studien schwankt die Risikosenkung zwischen 3 und 27 Prozent. Auch bei Bluthochdruck, einem der wichtigsten Risikofaktoren für Herzerkrankungen, war in einigen Studien das Auftreten um 12 Prozent geringer, mit einer Schwankung zwischen 4 und 20 Prozent.[2] Diese Risikosenkungen sind nicht besonders groß, könnten aber individuell durchaus Einfluss haben, da auch die Schwankungen ebenso groß ausfallen. Da passt es dennoch fast wie die Faust aufs Auge, dass in Deutschland die Zahl der Todesfälle durch die koronare Herzkrankheit seit über einem Jahrzehnt sinkt, während der Nusskonsum steigt ...[3]

Und auch bei alternativen Ernährungsweisen sind Nüsse immer ein fester Bestandteil des Speiseplans, denn wer gar keine tierischen Lebensmittel isst oder zumindest kein Fleisch, findet in Nüssen eine alternative Proteinquelle. Da auch bei dem Vergleich alternativer Ernährungsweisen mit den gängigen Ernährungsmustern Herzerkrankungen in manchen Studien seltener auftraten, könnten Nüsse doch den Unterschied machen?

Ernährungsstudien beobachten meistens eine größere Anzahl von Menschen, was sie essen, wie sie leben und ob sie erkranken oder woran sie sterben. Rückblickend werden die Ernährungs- und Lebensgewohnheiten analysiert und man schaut, welche Gewohnheiten zu Erkrankungen oder Todesfällen führten. Der mögliche Einfluss einzelner Lebensmittel lässt sich zwar rechnerisch ermitteln, allerdings ist es nicht möglich, auszuschließen, dass es gar nicht durch das jeweilige Lebensmittel zu einem höheren oder niedrigeren Risiko für eine Erkrankung kam, sondern durch einen anderen Umstand oder die Kombination aller Nahrungsmittel und des Lebensstils.

Ein Blick auf die Nüsse zeigt in der Auswertung vieler Studien, dass bei der schon erwähnten Menge von 28 Gramm pro Tag das Sterberisiko um 15 Prozent sinkt und nur zwischen 9 und 18 Prozent schwankt.[4] Die koronare Herzkrankheit ist natürlich nur eine von vielen möglichen Sterbeursachen, und zwischen der Diagnose bis zu einem möglichen Todesfall kann eine Verbesserung oder Verschlechterung des Zustandes stehen, was sich zudem noch über Jahrzehnte hinziehen kann.

Den einzigen Schluss, den man nun aus den Ergebnissen zu Nusskonsum und Herzerkrankungen oder Todesfällen durch diese ziehen kann, ist, dass Nussesser offensichtlich ein geringeres Sterberisiko haben können, was aber nicht allein an den Nüssen liegen muss. Eine Menge von 28 Gramm Nüssen pro Tag ist in Deutschland ohnehin nicht realistisch. Seit 2010 ist der Konsum gerade einmal von 12 auf 15 Gramm pro Tag gestiegen.[5] Der seit 1990 in Deutschland zu beobachtende Rückgang von Todesfällen durch Herzerkrankungen kann also keinesfalls allein auf den höheren Nusskonsum zurückzuführen sein, selbst wenn manche Menschen auf die veranschlagten 28 Gramm pro Tag kämen. Auch weltweit gibt es keine Anzeichen dafür, dass Länder mit besonders hohem Nusskonsum eine geringere Häufigkeit der koronaren Herzkrankheit aufweisen oder ihre Bewohner generell länger leben.[6]

Fazit: Nüsse sind wertvolle Lebensmittel, ob sie das Herz schützen können, ist noch zu beweisen.

Weizen hat es wahrlich nicht einfach in der Welt der Ernährungs-Mythen. Vielleicht liegt es daran, dass er global das mengenmäßig am häufigsten verzehrte Getreide ausmacht. Daraus ergeben sich in vielen Studien zufällige Zusammenhänge, die sich gut für Schlagzeilen über vermeintliche Gesundheitsgefahren eignen. In anderen Erdregionen wird neben Weizen auch Reis, Mais oder Pseudogetreide wie Quinoa gegessen. Oftmals sind die Menschen dort froh, dass es überhaupt etwas gibt, was Kohlenhydrate und ein paar weitere Nährstoffe liefert. Ihre Lebensweise wird dennoch in manchen alternativen Ernährungsratgebern gern deswegen als vorteilhafter dargestellt, weil sie weniger oder keinen Weizen enthält.

In der westlichen Wohlstandsgesellschaft ist es also in bestimmten Kreisen populär geworden, sämtliche Zivilisationskrankheiten auf zu viel Weizen in unserer Ernährung zurückzuführen – oder wahlweise auch auf andere Lebensmittel, die wir in größeren Mengen essen. Wie schon gesagt, lässt sich mit durchaus gut gemachten Studien mittels statistischer Auswertemethoden ohne Probleme eine Vielzahl von Zusammenhängen berechnen. Also einfache Korrelationen, die zufällig auftreten können, wenn zwei Ereignisse parallel eintreten. So zum Beispiel die Tatsache, dass wir viel Weizenprodukte essen und über die Jahrzehnte auch immer mehr Menschen unter Übergewicht oder Adipositas leiden. Oder die Tatsache, dass wir viel Weizenprodukte essen und die Anzahl der Menschen mit Demenz oder Alzheimer seit Jahrzehnten zunimmt. Zwar können und sollen solche Erkenntnisse untersucht werden, doch ohne dass bisher irgendein ursächlicher Zusammenhang zwischen dem Konsum von Weizenprodukten und diesen Phänomenen wissenschaftlich belegt wurde, ziehen manche »Ernährungsexperten« um die Häuser und predigen den Verzicht. Unter anderem auch, weil Weizen »dumm« machen soll. Ist das schlau?

Schauen wir zunächst, wie es sich mit der Intelligenz verhält.

Intelligenz, wie wir sie heute messen, ist eine Art Schulintelligenz. Der Intelligenzquotient lässt sich durch Bildung verbessern, weiter entwickelte Länder erzielen daher im Durchschnitt höhere Ergebnisse in Intelligenztests als weniger gut entwickelte Länder. Abgesehen davon, dass theoretisch eine einzelne Person schlechtere Ergebnisse in einem Intelligenztest erzielen könnte, weil sie sich mit Weizenprodukten ernährt, so müsste ein genereller Einfluss auftreten, sobald ganze Nationen sehr viel Weizen essen. Dagegen müssten Nationen mit sehr geringem Weizenkonsum sehr gute Ergebnisse erzielen. In der Tat schneiden asiatische Nationen wie Südkorea, Japan oder China bei den Testergebnissen am besten ab, allerdings nicht viel besser als Nationen wie die Schweiz, das Vereinigte Königreich, Spanien oder Italien, wo deutlich mehr Weizenprodukte gegessen werden. Zudem kommt es natürlich auf die Fleißkultur der jeweiligen Länder an, die in Asien bekanntlich bis zur Perfektion getrieben wird. In der Tendenz liegt der durchschnittliche Intelligenzquotient sogar umso höher, je mehr Kalorien aus Weizenprodukten verzehrt werden.[1] Allerdings nicht, weil Weizen besonders die Intelligenz fördert, sondern weil ausreichend Energie für die Entwicklung und Leistungsfähigkeit unseres Nervensystems dienlich ist.[2]

Und auch bei Demenz und Alzheimer liegt die Ursache nicht beim Weizen, selbst wenn man statistisch einen Zusammenhang messen kann.[3] Die Forschung zeigt klar, dass diese Erkrankungen dort häufiger auftreten, wo die Lebenserwartung steigt.[4] Die Veränderungen in den betroffenen Gehirnen werden nicht durch Weizenprodukte verursacht, sondern durch Alterungsprozesse.

Das gleiche Spiel gilt für zu viele Kilos auf den Hüften.[5] Zwar lässt sich statistisch wieder eine Korrelation mit der Menge an Kalorien aus Weizen herstellen, allerdings auch mit den konsumierten Gesamtkalorien. Die Preisfrage lautet: »Wenn wir mehr Gesamtkalorien aufnehmen als Kalorien aus Weizen, kann dann allein Weizen die Ursache für Übergewicht sein?« Die Antwort ist einfach: »Nein.«

X.
NAHRUNGS-
ERGÄNZUNGSMITTEL

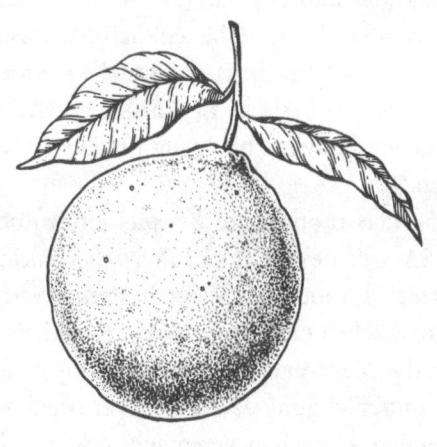

Beginnen wir dieses Kapitel nach kurzer Einführung mit der klassischen Geschichte eines Ernährungs-Gurus, der sich als Hochstapler entpuppt. Die Geschichte der »Übersäuerung des Körpers« begann allerdings schon lange vor diesem aktuelleren Fall, als nämlich die Säure-Basen-Therapie auch in Deutschland aufgrund der Stoffwechseluntersuchungen von Carl Röse und Ragnar Berg populär wurde, nach deren Theorie tierische Eiweiße den Körper durch »Schlacken« übersäuerten und deshalb von außen Basen zur Neutralisierung zugeführt werden müssten.[1] Heute weiß man zwar, dass der Mensch sehr gut ohne Basenpulver zurechtkommt und eine ausgewogene Ernährung, inklusive tierischen Eiweißes, völlig unbedenklich ist. Das ändert jedoch nichts daran, dass schon damals Buchtitel wie *Kunst und Wissenschaft des Essens* über basische Ernährung als Heilsweg von Hans Balzli erschienen und sich bis heute bestens auf dem Ratgebermarkt halten.[2]

Zuletzt fiel das prominente Beispiel eines Robert O. Young aus den USA auf, dessen Buch *The pH Miracle,* auf Deutsch *Die pH-Formel,* ein internationaler Bestseller war.[3] In Deutschland ist es inzwischen nicht mehr direkt erhältlich, was daran liegen könnte, dass der Mann 2017 rechtskräftig zu einer Freiheitsstrafe und Entschädigungszahlungen verurteilt wurde, weil er Hilfe suchenden Menschen versprach, dass sie durch basische Ernährung jede erdenkliche Krankheit bis zu Krebserkrankungen heilen und vorbeugen könnten.[4] Viele derartige Heilsversprechen bewegen sich in Deutschland in rechtlichen Grauzonen, da Nahrungsergänzungsmittel weder als Lebens- noch als Arzneimittel definiert sind. Da ist Aufklärung hilfreich!

Der Begriff »pH-Wert« steht für *the potential of hydrogen,* also das Potenzial von Wasserstoffionen. Die Konzentration von Wasserstoffionen ist ein Maßstab für saure oder basische Eigenschaften einer Flüssigkeit. Der pH-Wert wird auf einer Skala von 1 bis

14 gemessen; und liegt der Wert genau in der Mitte bei 7, dann spricht man von einem neutralen pH-Wert. Unter 7 wird es sauer, über 7 wird es basisch.

So viel zur Chemie, denn in unserem Blut lässt sich aufgrund aller vorhandenen Wasserstoffionen ebenfalls ein pH-Wert messen, der zwischen 7,35 und 7,45 liegt. Unser Blut ist also ganz leicht basisch. Die Theorie der basischen Ernährung besagt nun, dass es Lebensmittel gibt, die den pH-Wert in den saureren Bereich verschieben und damit alle möglichen Krankheiten begünstigen. Es wäre in diesem Fall allerdings schon ein Aufenthalt auf der Intensivstation des nächstgelegenen Krankenhauses wahrscheinlich, der sich auch mit Basenpulver nicht verhindern ließe. Wie kommen die Verfechter der basischen Ernährung aber darauf? Zu Beginn verbrannten sie Lebensmittel und lösten die übrig gebliebene Asche in destilliertem Wasser auf, dann bestimmten sie den pH-Wert. Je nach den enthaltenen Mineralien war dieser eher sauer oder eher basisch, so wurden Lebensmittel dann einfach unterteilt.[5]

Nachdem sich herausgestellt hatte, dass unser Körper Lebensmittel zwar auch »verbrennt«, aber eben nicht wie ein Feuer, wurde auf die Säureausscheidung im Urin umgesteuert. Hier lässt sich ebenfalls je nach Lebensmittelverzehr ein saurerer pH-Wert messen. So wurden vor allem tierische Lebensmittel und Getreideprodukte als »Säurebildner« identifiziert und auf die rote Liste gesetzt, obwohl sie den pH-Wert im Blut gesunder Menschen gar nicht kritisch beeinflussen, übrigens genauso wenig, wie sauer schmeckende Lebensmittel dies tun. Zwar enthält Basenpulver zur »Abwehr« des drohenden Säureschocks »basische« Mineralien, doch die werden ebenfalls einfach wieder ausgeschieden. Sinn macht eine möglichst wenig säurebildende und dennoch nährstoffdeckene Ernährung nur bei Menschen mit Nierenfunktionsstörungen. Was das österreichische Medizinportal »medizin transparent« für Basenfasten befindet, gilt deshalb auch für Basenpulver: Sie sind vor allem eine »Kur für Ihre Geldbörse«.[6]

80 B-VITAMINE SIND GUT GEGEN DEMENZ

Viele Menschen haben Angst davor, im Alter unter Gedächtnisverlust und anderen geistigen Einschränkungen zu leiden. Nicht ohne Grund, denn meistens ist dies ein fortschreitender Prozess, und wenn er einmal begonnen hat, wird die betroffene Person am Ende meist betreuungs- oder sogar pflegebedürftig sein. Wie bei anderen Erkrankungen auch, so öffnet die Angst vor dieser Gefahr ein perfektes Einfallstor für Anbieter von Nahrungsergänzungsmitteln. Und auch hier ist die bewährte Mischung aus wissenschaftlichen Fakten und pseudowissenschaftlicher Spekulation schnell gefunden.

Unsere Nerven funktionieren nur, wenn wir ausreichend Energie zu uns nehmen, und sie bevorzugen Zucker. Da im Zuckerstoffwechsel einige B-Vitamine entscheidend dabei helfen, die Energie aus Zucker freizusetzen, ist zunächst einmal festzustellen und wissenschaftlich gut belegt, dass B-Vitamine wichtig für die Nervenfunktion sind. Man weiß außerdem auch recht gut, dass der Mangel an bestimmten B-Vitaminen Einschränkungen der Nervenfunktion oder auch zu unumkehrbaren Nervenschäden führen kann, wie etwa bei der perniziösen Anämie durch einen Mangel an Vitamin B_{12}.

Es ist allerdings ein weiter Weg, von diesen Tatsachen abzuleiten, dass eine Zufuhr von B-Vitaminen per Nahrungsergänzungsmittel zu einer verbesserten Funktion der Nerven bei ansonsten gesunden Menschen führt. Es ist ein noch weiterer Weg, davon auszugehen, dass sich auf diesem Weg Erkrankungen vorbeugen ließe, die einen sehr langen Entwicklungsprozess haben und zudem unterschiedliche Ausprägungen annehmen können wie bei der Demenz oder der Alzheimer-Erkrankung als eine Form der Demenz. Doch auch das ist wiederum eine geeignete Voraussetzung, um Heilsversprechen abzugeben, deren Einlösung sich voraussichtlich niemals überprüfen lässt. Denn dazu brauchte es jahrzehntelange Studien, welche die Einnahme von B-Vitaminen mit einer Kontrollgruppe vergleichen.

Die Cochrane-Stiftung hat es sich bekanntlich zum Ziel gesetzt, die Wirksamkeit von Methoden zur Krankheitsbehandlung oder -vorbeugung nach wissenschaftlichen Kriterien objektiv und neutral zu bewerten. Sie gilt als »Goldstandard«, um aufzudecken, was mehr Schein und was mehr Sein ist. Daher wird sie auch an unterschiedlichen Stellen in diesem Buch immer wieder erwähnt. Zur möglichen Vorbeugung von Demenz durch B-Vitamine wurden dankenswerterweise in den letzten Jahrzehnten gleich mehrere Übersichtsstudien veröffentlicht.[1] Diese Untersuchungen betrachteten die Teilnehmer zwar auch nicht ein Leben lang (das wäre schlicht zu teuer), doch zumindest für ein bis zwei Jahre. Vor allem wurde auch die Nahrungsergänzung mit B-Vitaminen in den meisten Studien mit dem Effekt einer Pille verglichen, die keine Vitamine enthielt. Auf diese Weise lässt sich erkennen, ob allein die Erwartungshaltung der Studienteilnehmer oder der Wissenschaftler bereits einen Effekt auf die körperliche oder geistige Verfassung haben kann (Sie wissen ja: der Placeboeffekt). Für Folsäure allein oder mit Vitamin B_{12} ergab sich keine Verbesserung der geistigen Funktionen von Menschen, die keine Beeinträchtigung hatten oder bereits Anzeichen von Demenz zeigten. Für Vitamin B_6 auch nicht.

Eine neuere Auswertung aus dem Jahr 2018 konnte ebenfalls keine Verzögerung von geistigen Abbauprozessen bei älteren Menschen durch B-Vitamine feststellen, übrigens auch nicht für das oft beworbene Vitamin E.[2]

Zusammenfassend können also sämtliche Gesundheitsversprechen einer Nahrungsergänzung mit B-Vitaminen für die Vorbeugung oder Behandlung von Demenzerkrankungen in das Reich der Märchen verwiesen werden, solange hierzu keine eindeutigen und wiederholbaren Resultate vorliegen. Leider hält das aber nicht alle davon ab, indirekt oder direkt genau damit zu werben. Und das trifft nicht nur auf B-Vitamine und Vitamin E zu. Auch Omega-3-Fettsäuren,[3] Ginkgo-Mittelchen[4] oder chinesische Kräutermischungen[5] werden auf dem Markt der Möglichkeiten feilgeboten. Belege der Wirksamkeit: Fehlanzeige.

Wer in den letzten Jahren im Supermarkt einmal genauer in die Regale geblickt hat, wird den Hype mit Sicherheit mitbekommen haben. Wohin das Auge blickt, werden »High Protein«-Produkte beworben. Selbst Lebensmittel, die bereits natürlicherweise einen hohen Proteingehalt aufweisen, wie zum Beispiel Milchprodukte, werden zusätzlich mit Eiweiß angereichert, um auch noch das Label »High Protein« tragen zu können. Der Hinweis »Hoher Proteingehalt« oder »Reich an Eiweiß« darf nur auf die Verpackung gedruckt werden, wenn mindestens 20 Prozent des gesamten Kaloriengehaltes des Lebensmittels aus dem Proteinanteil stammen. Es ist auch noch erlaubt, ein Lebensmittel als »Proteinquelle« zu bezeichnen oder mit dem Hinweis »enthält Protein« auf seinen Eiweißanteil hinzuweisen, wenn mindestens 12 Prozent der Gesamtkalorien darauf entfallen. Mit etwas zusätzlichem Protein lässt sich also fast jedes Lebensmittel aufpeppen.[1]

So geschieht es bei Brot, Müsli, Nudeln, Nichtgetreidemehlen, Eis und sogar bei Wurst und Fleischprodukten. Zusätzlich wurde der Protein-Hype auch noch durch die Popularität von Low-Carb-Diäten befeuert.

Proteine können sich durch mehr Magendehnung positiv auf das mechanische Sättigungsgefühl auswirken, da sie für etwas mehr Volumen sorgen. Zusätzlich wirkt sich eine ausreichende Proteinzufuhr auch auf andere körperliche Mechanismen der Sättigung aus, da sich der Körper bei unzureichender Zufuhr weiter im Modus der Nahrungssuche befindet. Schließlich sind Proteine auch der Grundbaustoff für sämtliche Körpergewebe, Enzyme, manche Hormone und Faktoren des Immunsystems. Es liegt also in der Natur, dass wir Eiweiß brauchen und suchen. Es ist auch gut belegt, dass nur bei ausreichender Proteinzufuhr das Wachstum der Muskulatur möglich ist, während bei zu wenig Protein Muskelsubstanz verschwindet, um Protein für die anderen genannten Körperfunktionen zur Verfügung zu stellen. Die Frage lautet aber: »Brauchen wir eine Extramenge Eiweiß?«[2]

Die kurze Antwort lautet: »Nein.« Auch wenn die Bewerbung von Protein-Lebensmitteln und Eiweißpulvern gern suggeriert, dass ein Eiweißmangel drohe, so sieht die Realität mal wieder etwas anders aus. Oftmals wird dabei ein möglicher Mangel von der täglichen Zufuhrempfehlung für Protein abgeleitet. Diese Empfehlung liegt bei 0,8 Gramm Protein pro Kilogramm Körpergewicht pro Tag.[3] Ein 75 Kilogramm schwerer Mensch sollte also über die Nahrung täglich 60 Gramm Protein zu sich nehmen. Nun ist es möglich, dass dies nicht jeden Tag gelingt, doch genau dieser Fall ist in der Empfehlung schon berücksichtigt.[4] Denn für den Erhalt von Muskeln und allen anderen Systemen existiert ein Mindestbedarf, und der liegt bei 0,34 Gramm pro Kilogramm Körpergewicht. Unser Modellmensch ist also mit 25,5 Gramm Protein am Tag schon ausreichend versorgt, um in der modernen westlichen Welt zu überleben. Da er eventuell körperliche Arbeit verrichtet oder etwas Sport treibt, werden zur Sicherheit noch einmal 30 Prozent draufgeschlagen. Und weil nicht jeder Mensch Protein gleich gut verdauen kann, kommen nochmals 30 Prozent dazu. Um dann auch noch die unterschiedliche Proteinqualität von pflanzlichen und tierischen Proteinquellen zu berücksichtigen, werden nochmals 40 Prozent aufgeschlagen. So landet man bei einer Zufuhrempfehlung für Protein von 0,8 Gramm pro Kilogramm Körpergewicht am Tag. Mit Ausnahme älterer Menschen[5] sind die meisten damit bestens versorgt, selbst wenn sie vorhaben, Muskelmasse aufzubauen. Auch das lässt sich schnell rechnerisch demonstrieren.[6] Muskeln bestehen zu 20 Prozent aus Protein. Sollten Sie in einem Jahr 10 Kilo Muskelmasse aufbauen wollen (was bereits sehr, sehr ehrgeizig ist), so benötigen Sie zusätzliche 2 Kilogramm Protein in einem Jahr als Bausubstanz. Der Rest zum Erhalt der neuen Muskelmasse ist ja bereits in der normalen Zufuhrempfehlung enthalten. Das macht pro Tag für den Modellmenschen von 75 Kilogramm Körpergewicht ganze 5 Gramm mehr Protein, um das Protein für die zusätzliche Muskelmasse zu liefern. Dafür braucht es keine Pulver, da reicht ein Glas Milch.[7]

Wer schon einmal eine Fischölkapsel eingenommen hat, wird sich in der Regel sehr gut daran erinnern, weil der eigene Atem im Anschluss tatsächlich nach Fisch riechen kann, was meist weder für einen selbst noch das persönliche Umfeld besonders angenehm ist. Hätte man wenigstens tatsächlich Fisch gegessen, dann wäre es womöglich noch ein kulinarischer Genuss gewesen, für den sich ein wenig »Fischatem« gelohnt hätte.

Aber warum tun wir uns das eigentlich an? Vermutlich, weil vor allem die Anbieter der Kapseln, die Werbung und auch einige Ratgeber Omega-3-Fettsäuren ununterbrochen gegen alles Mögliche empfehlen: Demenz (siehe auch das Kapitel »B-Vitamine sind gut gegen Demenz«), Depressionen, Entzündungen, schöne Haut und eben Herz-Kreislauf-Erkrankungen. Da diese wertvollen Fettsäuren in größeren Mengen in Kaltwasserfischen enthalten sind, wir diese aber relativ selten auf den Teller bekommen, sofern wir nicht direkt an der Küste wohnen, dachte man sich, dass die Verabreichung in Kapseln durchaus sinnvoll sein könnte. Dazu passte die schöne Geschichte von den Inuit, die sehr viel fetten Kaltwasserfisch essen und eine geringe Häufigkeit von Todesfällen durch Herz-Kreislauf-Erkrankungen aufwiesen.

Wie bei vielen anderen Mythen rund um die Ernährung sollte inzwischen bekannt sein, dass Erkrankungen fast nie auf einen einzigen Nährstoff zurückzuführen sind, sondern meistens auf den gesamten Ernährungs- und Lebensstil.[1] Obwohl klar war und ist, dass die Inuit einen völlig anderen Lebensstil pflegen, eine andere genetische und kulturelle Prägung aufweisen und nicht zuletzt weniger mit gesetzlichen Krankenkassen sowie Gesundheitssystemen zu tun haben als der durchschnittliche Westeuropäer, sollten nun also Fettfische und besonders die Omega-3-Fettsäuren auch unsere Herzen schützen. Wie bei den »Blue Zones« (siehe das Kapitel »Wir müssen leben wie die Hundertjährigen aus den ›Blue Zones‹«) hinkt auch dieser Vergleich stark, wie wir gleich erfahren werden.

Dass wir uns nicht falsch verstehen: Omega-3-Fettsäuren sind »etwas Gutes«. Die Frage lautet nur, ob mehr vom Guten auch wirklich besser ist. Grundsätzlich kann unser Körper Omega-3-Fettsäuren nicht selbst herstellen, deshalb müssen wir sie über die Ernährung zuführen. Er kann sie zwar aus einer bestimmten Fettsäure aufbauen, die vor allem in Pflanzenölen vorkommt, allerdings eben nicht genau diejenigen, die im Fisch vorkommen. Die Omega-3-Fettsäuren aus Fettfischen sind deshalb so wertvoll, weil sie mehrfach ungesättigt sind und daher besonders gute Eigenschaften gegen Entzündungen aufweisen (siehe auch das Kapitel »Stille Entzündungen machen uns krank«) und für die frühkindliche Gehirnentwicklung wichtig sind.

So weit, so gut, denn im Gegensatz dazu sind Omega-6-Fettsäuren eher in Verruf, Entzündungen wie auch das Risiko für Herz-Kreislauf-Erkrankungen zu fördern. Und wie üblich kommen Omega-6-Fettsäuren in den meisten tierischen Lebensmitteln vor. Es wurde somit wiedermal geschlussfolgert: Pflanzliche Lebensmittel und Fisch sind gut, sonstige tierische Lebensmittel sind schlecht. Das übliche Narrativ eben.

Nun kam 2018 eine Studie der Cochrane-Stiftung zu den Effekten von Omega-3-Fettsäuren heraus[2] – mit dem Resultat, dass die Einnahme von Fischölkapseln keinerlei Auswirkung auf das Herz-Kreislauf-Risiko hat. Sie schaden allerdings auch nicht, schlimmstenfalls droht besagter fischiger Mundgeruch. Für Fisch generell konnten die Forscher immerhin einen kleinen Effekt sehen, der aber noch stark mit Unsicherheiten behaftet war.

Auch die in Pflanzen vorkommende Omega-3-Fettsäure Alpha-Linolensäure hatte so gut wie keinen Einfluss, egal, ob man sie durch angereicherte Margarine oder erhöhten Konsum von Walnüssen zu sich nahm. Der Mythos um die herzgesunden Inuit dürfte eher in ihrem gesamten Lebensstil begründet gewesen sein, aber nicht allein in Omega-3-Fettsäuren. Auch die Stiftung Warentest hat es 2020 mit dem Test von zwanzig Omega-3-Nahrungsergänzungsmitteln auf den Punkt gebracht: Sie sind überflüssig.[3]

83 PFLANZENEXTRAKTE STEIGERN DIE GESUNDHEIT

Viele falsche Vorstellungen in der Ernährung drehen sich um pflanzliche Lebensmittel. Dabei mangelt es weder an Übertreibungen in Richtung Gesundheitsschäden (siehe dazu unter anderem das Kapitel »Weizen macht dick und dumm«) noch an grenzenlosen Heilsversprechen (siehe dazu beispielsweise auch die Kapitel »Veganer sind gesünder als Mischköstler« oder »Milch ist krebserregend«). Aus den diversen Gesundheitsverheißungen lässt sich bei übertriebenem Optimismus und einer guten Portion Gutgläubigkeit herleiten, dass konzentrierte Pflanzenextrakte noch mehr der Gesundheit nutzen müssten als die gleiche Stoffmenge, die natürlicherweise in einer Portion der Pflanze vorkommt. »Viel hilft viel«, heilt die Kranken und macht Gesunde noch gesünder – der übliche Irrtum in Sachen gesunder Ernährung.

Die Anbieter vermarkten ihre Produkte äußerst geschickt.[1] Es heißt oftmals, dass die Extrakte »natürlich« sind oder aufwendig aus frischem Obst und Gemüse gewonnen wurden. Nur das Beste und das auch noch in großen Mengen. Stellen Sie sich mal vor, wie viel Gemüse und Obst Sie essen müssten, um die wundersame Wirkung solcher Nährstoffkonzentrate zu bekommen. Vertrieben werden die Mittelchen oftmals über Schneeballsysteme und Mund-zu-Mund-Marketing. Wer selbst an den Produkten mitverdient, behauptet gern mal, dass er oder sie selbst wirklich ganz tolle Erfahrungen damit gemacht hat. Frische Haut, nie mehr erkältet und eine ganz neue Vitalität. Das sind im Übrigen ziemlich unspezifische Wirkungen, die auch im Zusammenhang mit anderen positiven Ereignissen auftreten können und zufällig vielleicht mit der Einnahme eines Wundermittels zusammengetroffen sind.

Es hilft auch nichts, dass Anbieter wegen falscher Gesundheits- oder Produktversprechen immer wieder abgemahnt werden.[2] Die Werbesprüche ein bisschen abzuändern reicht schon aus, und schon geht's weiter wie zuvor. Was ist also wirklich dran?

Zunächst mal enthalten Extrakte immer nur wenige Inhaltsstoffe aus der ganzen Pflanze. Nicht, dass diese dem Körper nicht ebenfalls guttäten, doch entstehen auf diese Weise auch unnötig Lebensmittelabfälle aus den ungenutzten Pflanzenteilen, und sie können auch kein natürliches und ganzes Obst oder Gemüse ersetzen. Manchen Mittelchen werden auch synthetische Vitamine zugesetzt, dann stammen keinesfalls alle Inhaltsstoffe aus einem »Pflanzenextrakt«. Nachteilig kann auch die Wechselwirkung der Pflanzenstoffe mit Medikamenten sein. Generell sind Pflanzenextrakte ernährungswissenschaftlich immer ungünstiger zu bewerten als das ganze Obst oder Gemüse.

Die Anbieter werben zwar gern damit, dass die Wirkung ihrer Produkte »wissenschaftlich nachgewiesen« sei, doch schaut man in diese »Studien« hinein, dann sind sie meist mit zu wenig Teilnehmern und für zu kurze Zeit gelaufen. Zusätzlich müsste für einen echten Wirknachweis immer eine Kontrollgruppe im gleichen Zeitraum unter exakt den gleichen Bedingungen eine gleich schmeckende Flüssigkeit bekommen, die aber keine Extraktstoffe enthält (das bekannte Placebo). Nur wenn über längere Zeit ausreichend viele Menschen aus der Gruppe mit der Einnahme von Pflanzenextrakten zum Beispiel seltener an Diabetes, Herzerkrankungen oder Krebs erkrankten als die Menschen, die keinen echten Pflanzenextrakt erhielten, dann könnte man eine Wirkung vermuten. Und auch nicht mehr als vermuten, denn wie bei vielen Ernährungsstudien können zahlreiche (Lebensstil)-Faktoren Einfluss nehmen, etwa, dass die Menschen nicht nur Pflanzenextrakte zu sich nahmen, sondern vielleicht auch mehr Wasser tranken, weil der Extrakt so bitter war. Nun könnte je nach körperlicher Beschwerde schon nicht mehr eindeutig nachgewiesen werden, ob der Pflanzenextrakt oder mehr Flüssigkeitsaufnahme den Unterschied begründete.

Ein weiterer Nachteil: Aufgrund der Aufkonzentrierung der Extrakte können sich auch Schadstoffe wie Schwermetalle oder Pestizide anreichern.[3] Wie gesagt: Ganzes Obst und Gemüse ist gesünder, günstiger und schmeckt auch besser.

Coenzym Q10 begegnet einem nicht nur in Anti-Falten-Cremes, sondern auch in Nahrungsergänzungsmitteln. Das Molekül spielt eine wichtige Rolle bei der Energiegewinnung unserer Körperzellen. Es ist sogar so wichtig, dass unser Organismus es selbst herstellen kann, und dies in der Regel auch in ausreichender Menge, solange wir nicht Hunger leiden. Außerdem werden ihm auch antioxidative Eigenschaften zugeschrieben. Wie fast allen Helferlein, die antioxidative Eigenschaften haben, wird auch Coenzym Q10 gern unterstellt, dass es Alterungsprozesse mindestens verlangsamen könnte. Denn Antioxidanzien haben die Fähigkeit, freie Radikale zu entgiften, die ansonsten durch Oxidationsprozesse unsere Zellstrukturen schädigen könnten.

Nun hat die Schönheitsindustrie schon vor langer Zeit damit begonnen, Cremes neben Vitamin A oder E auch noch Coenzym Q10 beizumischen. Außerdem soll es in Kapseln verpackt zusätzlich von innen wirken, doppelt hält ja bekanntlich besser. Obwohl es bislang an wissenschaftlichen Beweisen fehlt und eigentlich jeder weiß, dass die akademischen Belobigungen von Pflegeprodukt- und Nahrungsergänzungsmittel-Anbietern meistens auf hausgemachten Studien oder Ähnlichem beruhen, wird das angebliche Wundermittel angepriesen. Zum Glück gibt es neutrale Aufklärung seriöser Institutionen.

Eine solche Institution und der Goldstandard ist wie gesagt die Cochrane-Stiftung, die Medikamente und andere Maßnahmen zur Therapie oder Vorbeugung von Erkrankungen mit Blick auf die Beweislage existierender Studien untersucht. Was die Wirkung auf die Haut betrifft, gab es zwar einmal eine Studie mit sechzig Frauen, die über zwölf Wochen Kapseln mit Coenzym Q10 einnahmen und feststellten, dass es zu einer deutlichen Glättung der Haut kam, doch Cochrane beurkundete der Studie ebenso deutliche Qualitätsmängel. So waren neben Coenzym Q10 auch noch weitere Stoffe enthalten, die diesen Effekt verursacht haben könnten, und die Daten wurden nicht sauber dokumentiert. Es wurde sogar ein Manipulationsverdacht geäußert. Auch eine weitere »Studie« mit 31 Frauen kommt zu einer deutlichen Faltenglättung durch Creme mit Coenzym Q10 im Vergleich zu einer Creme ohne Zusatz, allerdings wieder mal, ohne die Daten dazu veröffentlicht zu haben. Eine normale Hautcreme tut's also vermutlich auch.[1]

Nun wurde auch immer wieder in den Raum geworfen, dass Coenzym Q10 vor Herz-Kreislauf-Erkrankungen schützen könnte, und zwar durch einen positiven Einfluss auf den Blutdruck und Blutfettwerte. Immerhin wurden zu diesem Sachverhalt auch sogenannte randomisierte Kontrollstudien durchgeführt, bei denen echtes Coenzym Q10 gegen ein Schein-Nahrungsergänzungsmittel ohne Coenzym Q10 getestet wurde (Placebo). Im Ergebnis stand auch hier fest, dass die Datenlage zu dünn ist, um überhaupt eine Aussage über die Wirkung treffen zu können. Eine weitere Bewertung zum Faktor Blutdruck ergab später, dass auch hier die Studienlage derzeit keine Wirkung belegen kann.[2]

Es scheint also leider wie in zahlreichen Fällen zur Wirksamkeit von Nahrungsergänzungsmitteln die Umkehr der Beweislast zu gelten: Anbieter versprechen alles, von der Spontanheilung schlimmer Krankheiten bis zur Faltenglättung, während sich die seriöse Wissenschaft am Gegenbeweis abarbeitet. Mein Rat: Warten Sie lieber nicht, bis Beweis oder Gegenbeweis erbracht sind. Kaufen Sie sich für das Geld lieber ein paar frische Lebensmittel oder etwas, was sie sonst so glücklich macht. Denn ein Lächeln im Gesicht könnte zwar zu einem Lachfältchen führen, aber ansonsten sorgt dieser Zustand für Entspannung und das hält bekanntlich am besten jung.

85 VITAMIN B$_{12}$ HILFT GEGEN STRESS

Sie kennen vielleicht die Werbung, in der ein gestresster Mensch hektisch in seine Wohnung zurückkehrt, stirnrunzelnd an der Kamera vorbeiguckt, kurz apathisch ins Leere starrt und dann einen kurzen Erweckungsmoment hat. Gleich darauf löst er ein Nahrungsergänzungsmittel in einer speziell dafür vorgesehenen Vorrichtung auf und schluckt das Anti-Stress-Elixier in froher Erwartung von Entspannung und Glückseligkeit hinunter.

So oder so ähnlich soll Vitamin B$_{12}$ uns helfen, den stressigen Alltag zu bewältigen. Und auch hier werden wissenschaftlich gesicherte Erkenntnisse und pseudowissenschaftliche Spekulation sehr gern zu einer Marketingsuppe vermischt, die erst mal Appetit auf mehr macht.

Fakt ist, dass Vitamin B$_{12}$ wichtige Funktionen in unserem Körper erfüllt. Die Entwicklung frischer Zellen hängt neben anderen Faktoren von ihm ab, und deshalb kann bei einem Mangel die sogenannte perniziöse Anämie auftreten. Wie bei anderen Anämien auch werden zu wenige neue Blutkörperchen gebildet, weshalb es zu einem Blutmangel kommt. Außerdem sind unsere Nervenzellen betroffen, da sie einen hohen Energieverbrauch haben und Vitamin B$_{12}$ für die Energiebereitstellung als Bestandteil eines Coenzyms benötigt wird. Beide Symptome können im Anfangsstadium logischerweise mit Abgeschlagenheit, Antriebslosigkeit und Müdigkeit einhergehen.

Daraus lässt sich spekulativ schnell ein Mangel an Vitamin B$_{12}$ ableiten, der natürlich durch ein Nahrungsergänzungsmittel am schnellsten behoben werden kann. Oder umgekehrt: Wir sind sehr gestresst, was unsere Nerven viel Arbeit kostet, es kommt spekulativ zu einem hohen Energieverbrauch, und das verbraucht auch viel, viel Vitamin B$_{12}$. Die Lösung ist natürlich: zusätzlich Vitamin B$_{12}$ als Nahrungsergänzungsmittel einnehmen. So einfach ist das, und Anbieter werben mit diesen Behauptungen, bis sie von der Verbraucherzentrale abgemahnt werden und wieder neue Behauptungen aufstellen, die fast gleich klingen.[1]

Laut einer Studie der Universität Hannover und der Gesellschaft für Konsumforschung zählt Vitamin B_{12} zu den fünf am häufigsten eingenommenen Nahrungsergänzungsmitteln.[2] 45 Prozent der Teilnehmer verwendeten Vitamin B_{12}, und damit lag das Vitamin gleichauf mit Vitamin E und 1 Prozent vor Vitamin B_6 (siehe auch das Kapitel »B-Vitamine sind gut gegen Demenz«) mit 44 Prozent. Auf Platz 1 und 2 lagen die ewigen Gewinner Magnesium und Vitamin C, die von 59 beziehungsweise 53 Prozent der Teilnehmer verwendet wurden (siehe auch die Kapitel »Wir brauchen Magnesium gegen Wadenkrämpfe« und »Vitamin C ist ein Mangelvitamin«). Generell geben die Verwender an, dass sie so ihr Allgemeinbefinden und ihre Lebensqualität verbessern oder einfach etwas Gutes für die Gesundheit tun wollen.

Nun, das ist ja auch gut so, nur dass dies vermutlich auch mit Zuckerkügelchen gelingen würde, die deutlich günstiger daherkämen. Zur Wirkung ebendieser homöopathischen Globuli ließe sich ein ganzes Buch schreiben, aber eines haben sie zweifelsfrei bewiesen: Der Glaube an die Wirkung kann bereits stärker sein als eine mögliche Wirkung selbst (der berühmte Placeboeffekt). Unterstützt wird dieser Befund im Falle von Vitamin B_{12}, da laut der »Nationalen Verzehrsstudie II«, die am genauesten gemessen hat, wie gut die Deutschen mit Nährstoffen versorgt sind, im Durchschnitt jeder Mensch hierzulande die empfohlene Tagesdosis an Vitamin B_{12} zu sich nimmt.[3] Es gibt Risikogruppen wie Veganer, Vegetarier, Schwangere oder auch ältere Menschen, die regelmäßig ihren Blutspiegel überprüfen lassen sollten, jedoch dürften die Gründe für Müdigkeit, Abgeschlagenheit und Stress in den meisten Fällen nicht an einem Vitamin-B_{12}-Mangel liegen.

Das Gute ist, dass unser Körper Vitamin B_{12} speichern kann. Das heißt, wer regelmäßig tierische Lebensmittel isst, baut über die Zeit auch die eigenen Körperspeicher auf und sorgt so für Zeiten vor, in denen möglicherweise einmal etwas weniger Vitamin B_{12} aufgenommen wird. Grundsätzlich gilt: erst einen Bluttest machen, dann nur bei einem Mangel Nahrungsergänzung.

Vitamin C ist wohl mit Abstand das bekannteste Vitamin. Kein Wunder, dass eine Studie der Universität Hannover und der Gesellschaft für Konsumforschung zeigte, dass 53 Prozent der Teilnehmer Vitamin C als Nahrungsergänzungsmittel verwenden.[1] Vitamin C erlangte erste Bekanntheit, als man feststellte, dass ein Mangel zu Zahnausfall und Blutungen an Schleimhäuten sowie zu Immunschwäche führen kann.

Nachdem in den 1920er- und 1930er-Jahren die chemischen Strukturen der meisten heute bekannten Vitamine aufgeklärt wurden, kam es zum sogenannten Vitaminrummel.[2] So wurde die Geschäftstüchtigkeit von Wissenschaftlern und Nutznießern genannt, die von übertriebener Ängstlichkeit vor Vitaminmangel und gesundheitlichen Schäden profitierten. Während des Zweiten Weltkriegs galten Vitamine ebenfalls noch als eine Art Geheimwaffe und wurden zum Beispiel speziellen »Anti-Ermüdungs-Bonbons« zugesetzt. Nun kann man den Menschen von damals nicht vorwerfen, dass sie es hätten besser wissen müssen. Doch noch bis in die 1990er-Jahre wurde weiter am Vitamin-C-Mythos gestrickt. Ein prominenter Fürsprecher war der zweifache Nobelpreisträger Linus Pauling.[3] Er wurde 1954 mit dem Chemie-Nobelpreis für seine Verdienste in der Strukturaufklärung von komplexen Molekülen ausgezeichnet und bekam außerdem 1962 den Friedens-Nobelpreis für sein Engagement gegen Atomwaffentests. Der renommierte Wissenschaftler war überzeugt, dass Megadosen von Vitamin C vor allen möglichen Erkrankungen schützen und so das Leben signifikant verlängern könnten. Die Herleitung seiner Theorie genügt heute keinen wissenschaftlichen Standards mehr, doch sie trug maßgeblich dazu bei, dass sich der Vitamin-C-Mythos bis dato hält.

Der harmloseste Mythos zu Vitamin C dürfte sein, dass die zusätzliche Einnahme von Nahrungsergänzungsmitteln Erkältungen vorbeugen oder sie sogar behandeln kann. Dazu legte die Cochrane-Stiftung 2013 eine abschließende Analyse vor.[4] Die

Analysen der Cochrane-Stiftung gelten als Goldstandard der medizinischen Wissenschaft, während sonst oftmals Einzelstudien zitiert werden, die häufig eben gerade zufällig das ergeben, was nützlich scheint. Schaut man sich alle belastbaren Studien zu dem Thema an, bei denen die Teilnehmer wenigstens 200 Milligramm Vitamin C pro Tag einnahmen, was bereits die doppelte Dosis der täglichen Zufuhrempfehlung ist, so ergibt sich kein Effekt im Vergleich zu einem Placebo, das gar kein Vitamin C enthielt. Nur bei Sportlern könnte zusätzliches Vitamin C die Dauer eines Infekts etwas verkürzen, aber ihn nicht verhindern.

Doch was ist mit dem Effekt für ein längeres Leben? Da wäre es zum Beispiel gut, wenn zusätzliches Vitamin C dabei helfen würde, Herz-Kreislauf-Erkrankungen zu vermeiden; doch auch hier ergab eine umfassende Studienanalyse der Cochrane-Stiftung im Jahr 2017, dass Vitamin-C-Pillen keinerlei Einfluss auf die Häufigkeit von Herz-Kreislauf-Erkrankungen hatten.[5] Eine weitere umfassende Analyse aus demselben Jahr kam zu dem gleichen Ergebnis und zeigte zusätzlich, dass auch die Anzahl der Todesfälle unbeeinflusst war.[6] Das galt ebenso für die Häufigkeit von Krebserkrankungen oder Todesfällen durch Krebs. Bei sehr hohen Vitamin-C-Gaben von über 500 Milligramm stieg die Häufigkeit der Erkrankungs- und Todesfälle sogar an. Treten denn wenigstens insgesamt weniger Todesfälle auf, wenn Menschen Vitamin-C-Präparate einnehmen? Nein, aber sie sterben auch nicht häufiger als Menschen, die nicht extra Vitamin C schlucken.

In Summe kann also festgehalten werden, dass eine ausgewogene Ernährung vollkommen ausreicht und auch laut »Nationaler Verzehrsstudie II« durchschnittlich alle Menschen in Deutschland bestens mit Vitamin C versorgt sind.[7] Kaufen Sie sich für das Geld lieber einmal frisches Obst, oder essen Sie gelegentlich Gemüse wie Paprika oder Kartoffeln. Dadurch werden Sie zwar auch nicht unbedingt länger leben, aber es schmeckt sicher besser.

87 ZUSÄTZLICHES VITAMIN D STÄRKT
KNOCHEN UND GESUNDHEIT

Über Vitamin D wird seit jeher viel diskutiert. Fest steht, dass wir es benötigen und ein Mangel wie bei jedem Vitamin und allen anderen Nährstoffen auch zu unerfreulichen Folgen für unsere Gesundheit führen kann. Nun kommt wieder der oftmals angewandte Logik-Fehlschluss: Aus der Tatsache, dass uns ein Mangel – egal, welchen Nährstoffs – nicht gut bekommt, resultiert nicht automatisch, dass uns eine Überdosis davon mehr Nutzen bringt. Außerdem wäre vor einer Nahrungsergänzung festzustellen, ob bei einer bestimmten Person überhaupt ein Mangel besteht und, falls ja, ob dieser bedenklich ist.

Insbesondere bei Vitamin D kommt hinzu, dass wir es selbst bilden können, sofern wir uns ausreichend der Sonne aussetzen. Da dies gerade auf der Nordhalbkugel nicht immer der Fall ist, lautet die Empfehlung oftmals pauschal: Lieber schon mal mit einer Nahrungsergänzung vorbeugen, bevor es überhaupt zu einem Mangel kommt.

Wie zu jedem Vitamin wurden auch zu Vitamin D zahlreiche Untersuchungen durchgeführt, um seine Bedeutung für die menschliche Gesundheit besser zu verstehen.[1] Und tatsächlich ergaben viele Einzelstudien Zusammenhänge, die auf eine präventive Wirkung für die Knochengesundheit, das Schmerzempfinden, manche Krebserkrankungen, das Immunsystem, unsere Haut, die Muskeln, die Bauchspeicheldrüse und letztlich die einzelnen Körperzellen hindeuten. Doch auch diese Ergebnisse bewegen sich noch stark im Raum der Spekulation anhand von ersten Ergebnissen und lassen nicht den Schluss zu, dass eine Nahrungsergänzung mit Vitamin D den allgemeinen Gesundheitszustand der Bevölkerung steigern würde. Zuletzt wurde sogar über ein geringeres Risiko für eine Covid-19-Infektion spekuliert.[2] Die Realität sieht etwas anders aus.[3]

Tatsächlich belegt die »Nationale Verzehrsstudie II«, dass die empfohlene Tageszufuhr bei 14- und 24-jährigen sowie 51- und

64-jährigen Männern zu 100 Prozent allein durch Nahrungsergänzung erreicht wird.[4] Bei den Frauen im Alter von 19 und 34 Jahren sowie 51 und 64 Jahren gelingt dies ebenfalls nur durch Nahrungsergänzung. In den restlichen Altersgruppen werden trotz Nahrungsergänzung nur zwischen 43 und 75 Prozent der Empfehlung erreicht. Das passt auch zu dem Ergebnis der gleichen Studie, dass insgesamt 82 Prozent der Männer und 91 Prozent der Frauen die empfohlene tägliche Zufuhr von Vitamin D nur über die Ernährung nicht erreichen würden. Also wäre es doch eigentlich plausibel, dass wir zusätzlich Vitamin D einnehmen sollten, oder?

Nein, so einfach ist es nicht. Der tägliche Bedarf des Körpers kann zwischen März und Oktober problemlos gedeckt werden, wenn zwei- bis dreimal pro Woche ausreichend Sonnenstrahlung auf Gesicht, Arme und Hände ohne Sonnenschutzcreme gelangt. Ob die Versorgung aus Nahrung, Nahrungsergänzung und körpereigener Bildung ausreicht, lässt sich zudem im Blut messen. Auch dazu gibt es Daten: Da sieht es schon etwas weniger dramatisch aus, da nur rund 30 Prozent der Deutschen einen zu niedrigen Vitamin-D-Spiegel im Blut haben. Und auch dieser Wert fällt wieder nicht das endgültige Urteil über unsere Gesundheit. Die gesammelten Daten der Internationalen Osteoporose-Stiftung zeigen, dass in Ländern mit sehr guten Vitamin-D-Spiegeln im Blut dennoch hohe Raten von Knochenbrüchen und Osteoporose auftreten, während sie in Ländern mit geringen und mittleren Spiegeln niedriger ausfallen können.[5]

Der Grund liegt auch laut aktueller Analysen eher im gesamten Lebensstil und der ausreichenden Versorgung mit Kalzium, anderen Nährstoffen und vor allem Bewegung. Auch die Wirkung auf das Immunsystem, Krebs oder das gesamte Todesrisiko sowie ein geringeres Risiko für eine Covid-19-Infektion durch Vitamin D lassen sich anhand bisheriger Analysen nicht bestätigen. Zu Recht titelte die Zeitschrift *Öko-Test* also schon 2018 in ihrem Vitamin-D-Special mit Blick auf die Nahrungsergänzung: »Lieber in die Sonne«.[6] Mit viel Bewegung!

88 WIR BRAUCHEN MAGNESIUM GEGEN WADENKRÄMPFE

Kommen wir nun zum Abschluss des Buches zum »König der Nahrungsergänzungsmittel«: Magnesium. Seit Jahrzehnten steht es ganz oben auf dem Siegertreppchen, wenn die jährlichen Anwendungszahlen von Nahrungsergänzungsmitteln veröffentlicht werden.[1] Magnesium ist wie jeder andere Nährstoff ein äußerst wichtiges Mineral. Es ist Bestandteil mancher Enzyme, spielt bei der Kommunikation zwischen Nervenzellen eine wichtige Rolle und ist bedeutend für die Muskelkontraktion, auch im Herzmuskel. Außerdem dient es als Baustoff von Knochen und Zähnen. Bei so relevanten Funktionen lässt sich natürlich aus jedem einzelnen Mangelsymptom bereits ein erschreckendes Folgeszenario entwickeln. Empfindungsstörungen wie Kribbeln und Taubheitsgefühle sind noch die harmlosesten. Genauso wie Muskelkrämpfe und Müdigkeit. Ernst wird es erst, wenn es zu Störungen im Herz-Kreislauf-System kommt, was sich in gefühlter Brustenge äußern kann. Richtig ist mal wieder auch, dass jedes dieser Symptome sehr unspezifisch ist und neben Magnesiummangel noch viele weitere Ursachen infrage kommen, die man sicherheitshalber erst mal abklären sollte, bevor man zur Pille greift.

Doch warum soll man es kompliziert machen, wenn es auch so einfach geht? Anbieter von Nahrungsergänzungsmitteln haben eine perfekte Lösung parat: einfach eine Brausetablette, wahlweise mit Zitronen- oder Orangengeschmack, in einem Glas mit Wasser auflösen und runter damit. Schon sind Krämpfe und Müdigkeit verschwunden, das Herz schlägt wieder im Takt.

Dabei ist es in manchen Fällen durchaus sinnvoll, zusätzliches Magnesium einzunehmen. Menschen, die unter Alkoholismus leiden, benötigen mehr davon oder auch Patienten mit Darmerkrankungen, bei denen die Nährstoffaufnahme eingeschränkt ist. Auch die Einnahme bestimmter Medikamente kann dafür sorgen, dass mehr Magnesium über die Nieren ausgeschieden wird als sonst. Aber ist deshalb die Extraportion Magnesium für alle sinnvoll?

Schauen wir uns zunächst wieder an, wie viel Magnesium wir über die Nahrung zu uns nehmen. Laut der »Nationalen Verzehrsstudie II« liegen alle Männer und Frauen im Durchschnitt oberhalb der empfohlenen Tageszufuhr von 300 beziehungsweise 350 Milligramm.[2] Allerdings müssen wir uns neben den Durchschnittswerten auch die Aufnahme der jeweiligen Personen im Einzelfall ansehen. Dann liegen 26 Prozent der Männer und 29 Prozent der Frauen unterhalb der empfohlenen täglichen Zufuhr. Häufiger erreichen junge Erwachsene und auch ältere Personen die Zufuhrempfehlung nicht. Besonders auffallend war der Anteil von 56 Prozent bei den vierzehn- bis achtzehnjährigen Frauen, welche die empfohlene Magnesiumzufuhr nicht erreichten. Die durchschnittliche Zufuhr von Magnesium als Nahrungsergänzungsmittel betrug bei den Männern 86 Milligramm pro Tag und bei den Frauen 100 Milligramm. Die Einnahme von Magnesium als Nahrungsergänzungsmittel stieg ab einem Alter von 35 Jahren sprunghaft an, sodass bei den ältesten Teilnehmern 33 Prozent der Männer und 67 Prozent der Frauen nur durch Nahrungsergänzung die Zufuhrempfehlung erreichten.

Es scheint also so zu sein, dass eine Nahrungsergänzung ab einem bestimmten Alter durchaus sinnvoll sein könnte. Allerdings gilt es bei Zufuhrempfehlungen immer zu beachten, dass sie so berechnet sind, dass so gut wie jeder Mensch gut versorgt ist, obwohl er vielleicht nicht jeden Tag auf die volle Zufuhrempfehlung kommt, es genetische Unterschiede gibt oder die körperliche Aktivität den Nährstoffbedarf in die Höhe schraubt. Es sind also zahlreiche Sicherheitspuffer in der Zufuhrempfehlung enthalten.

Somit stellt sich die Frage, ob eine Extrazufuhr von Magnesium etwas gegen potenzielle Mangelsymptome wie Muskelkrämpfe oder Bluthochdruck bringt. Analysen der Cochrane-Stiftung konnten zeigen, dass die Extraportion Magnesium keinen Effekt hatte.[3] Nur bei schwangeren Frauen ist man noch unsicher. Für alle anderen gilt: Ohne Pille geht's auch.

ANHANG

DANKSAGUNG

Ein Buch ist keine Einzelleistung.

Viele Köpfe, Hände und Herzen müssen zusammenarbeiten, damit am Ende alles einen Sinn ergibt. Deshalb bedanke ich mich bei Marjorie Rubach als meine Geschäftspartnerin bei M.R.EXPERT, die sich stets die Zeit nimmt, um Texte gegenzulesen, Recherchen zu planen und, wann immer möglich, mit Geist und Körper für unsere gemeinsame Arbeit präsent zu sein. Nicht zuletzt ist aus ihrem Engagement auch die Idee für dieses Buch entstanden.

Ich bedanke mich bei meinem Verlag, der es möglich macht, mit so vielen tollen Menschen gemeinsam ein Buchprojekt zu realisieren, namentlich Ralf Lay in der Redaktion, Anja Volkmer, Dr. Esther von Bruchhausen sowie Patricia Keßler in der Pressearbeit, Sylvia Fleischer und Matthias Kuhlemann im Vertrieb, Sophia Kubitz im Veranstaltungsmanagement, Anne Witt und Kathrin Reiss bei einfachganzleben.de, Sabine Jaenicke im Lektorat und als Verantwortliche in der Programmplanung von »Bewusst Leben«, sowie bei vielen anderen Mitarbeiterinnen und Mitarbeitern, die ihren Beitrag leisten.

ANMERKUNGEN

Einleitung

1 Stefanides, M., und J. Stefanides: *Die Götter des Olymp.* Sigma, 2019, S. 7 ff.

2 Tarnas, R.: *Das Wissen des Abendlandes.* Albatros, 2006, S. 85.

3 Scrinis, G.: *Nutritionism.* Columbia University Press, 2013, S. 259 f.

4 Box, G., W. Hunter und S. Hunter: *Statistics for Experimenters.* Wiley, 2005, S. 440.

5 WHO: »Cancer: Carcinogenicity of the consumption of red meat and processed meat«, 26.10.2015, https://www.who.int/news-room/questions-and-answers/item/cancer-carcinogenicity-of-the-consumption-of-red-meat-and-processed-meat, Zugriff am 4.2.2022.

6 Statista: »Ranking der 30 Länder mit der höchsten Lebenserwartung im Jahr 2019 (in Jahren)«, 24.1.2022, https://de.statista.com/statistik/daten/studie/37214/umfrage/ranking-der-20-laender-mit-der-hoechsten-lebenserwartung/, Zugriff am 15.4.2022. FAO: »Food Balances (2010-)« (tierischer Proteinanteil in der deutschen Ernährung), 2022, https://www.fao.org/faostat/en/#data/FBS, Zugriff am 5.1.2022.

I. KÖRPER UND GESUNDHEIT

1. Blutwerten kann man immer vertrauen

1 Statistisches Bundesamt (Destatis): »Ärztedichte 2020: 4,5 Ärztinnen und Ärzte je 1000 Personen in Deutschland«, https://www.destatis.de/DE/Presse/Pressemitteilungen/2021/06/PD21_304_23526.html, Zugriff am 20.3.2022. Vgl. auch The Economist: *Pocket World in Figures 2022 Edition.* Profile Books, 2021, S. 110 ff., 147.

2 Y-Kollektiv: »Reich und schlank – Die Juice Plus-Masche mit Nahrungsergänzungsmitteln«, 12.7.2018, https://www.youtube.com/watch?v=oRKhhGqqDtY, Zugriff am 28.11.2021.

3 Mühlhauser, I.: »Das Vertrauen in die Medizin sollte erschüttert werden«, *brand eins,* 2016, https://www.brandeins.de/magazine/brand-eins-wirtschaftsmagazin/2016/richtig-bewerten/das-vertrauen-in-die-medizin-sollte-erschuettert-werden, Zugriff am 28.11.2021. Deutsche Gesellschaft zur Bekämpfung von Fettstoffwechselstörungen und ihren Folgeerkrankungen DGFF (Lipid-Liga) e. V.: »Eine klärende Stellungnahme: Cholesterin größer als 200 mg/dl (5,16 mmol/l) grundsätzlich behandlungsbedürftig?«, München 2009, https://www.lipid-liga.de/images/PDF/dgff-stellungnahme_zielwerte_mai_2009.pdf, Zugriff am 20.3.2022.

2. Übergewicht liegt in den Genen

1 Mymuesli: »Personalised Nutrition. Die passende Ernährung für deine Gene«, o. D., https://www.mymuesli.com/aktion/dna-muesli-mix-april-april, Zugriff am 29.11.2021.

2 Verbraucherzentrale Bundesverband: »Von Stoffwechsel-Diäten bis Trennkost: Erfolgsaussichten und Gefahren«, 10.2.2020, https://www.verbraucherzentrale.de/wissen/lebensmittel/schlankheitsmittel-und-diaeten/stoffwechseldiaeten-6555, Zugriff am 29.11.2021.

3 Röhlig, M.: »DNA-Diät oder Datenklau? Was die Stoffwechsel-Analysen wirklich bringen«, *Spiegel Online,* 5.6.2020, https://www.spiegel.de/panorama/die-dna-diaet-was-stoffwechsel-analysen-wirklich-bringen-a-608fdc27-6a41-408f-b332-9d01e9d9c5dc, Zugriff am 29.11.2021.

4 Jagannadham, J., et al.: »Comprehensive Map of Molecules Implicated in Obesity«, *PLOS ONE* 17, 11 (2), 2016, https://pubmed.ncbi.nlm.nih.gov/26886906/, Zugriff am 20.3.2022.

5 Duale Hochschule Baden-Württemberg Heilbronn (Hrsg.): *Personalisierte Ernährung – Anwendungsreife auf dem Prüfstand,* Schriftenreihe Food Management, Tagungsband, Kongress am 5.10.2021, S. 6.

6 Plomin, R.: *Blueprint. How DNA Makes Us Who We Are.* Allen Lane, 2018, S. 6, 9, 28, 147.

3. Mehr Protein gleich mehr Muskeln

1 Gesellschaft für Konsumforschung (GfK): »Die feinen Unterschiede«, *Consumer Index Total Grocery* 11, 2020, S. 8, https://www.gfk.com/hubfs/NCE_DE_202007_CI_11_2020.pdf, Zugriff am 20.3.2022.

2 Häberle, E., und Dr. F. Stahmann: »High, higher, High Protein«, *Lebensmittel-Praxis*, 30.4.2021, https://lebensmittelpraxis.de/handel-aktuell/173-sortiment-und-trends/30589-protein-boom-high-higher-high-protein.html, Zugriff am 30.11.2021.

3 Max Rubner-Institut – Bundesforschungsinstitut für Ernährung und Lebensmittel (Hrsg.): »Nationale Verzehrsstudie II, Ergebnisbericht Teil 2«, 2008, S. 105, https://www.mri.bund.de/fileadmin/MRI/Institute/EV/NVSII_Abschlussbericht_Teil_2.pdf, Zugriff am 20.3.2022.

4. Knoblauch schützt vor Herzinfarkt

1 »Knoblauch: 95 questions«, Answer The Public, 1.12.2021, https://answerthepublic.com/reports/9c962264-7f86-4fc2-93d9-9ea16da8cdff, Zugriff am 20.3.2022.

2 Deutsche Forschungsanstalt für Lebensmittelchemie, Freising (Hrsg.): *Lebensmitteltabelle für die Praxis. Der kleine Souci – Fachmann – Kraut.* Wissenschaftliche Verlagsgesellschaft, 5. Aufl. 2011, S. 283.

3 Stabler, S. N., et al.: »Garlic for the prevention of cardiovascular morbidity and mortality in hypertensive patients«, *Cochrane Database of Systematic Reviews* 8, 2012, https://pubmed.ncbi.nlm.nih.gov/22895963/, Zugriff am 20.3.2022.

4 Lissiman, E., A. Bhasale und M. Cohen: »Garlic for the common cold«, *Cochrane Database of Systematic Reviews* 11, 2014, https://pubmed.ncbi.nlm.nih.gov/25386977/, Zugriff am 20.3.2022.

5. Je weniger Körperfett, desto besser

1 Pontzer, H.: *Burn. The Misunderstood Science of Metabolism.* Allen Lane, 2021, S. 93.

6. Allein eine falsche Ernährung führt zu Krebs

1 Zentrum für Krebsregisterdaten: »Krebs in Deutschland für 2017/2018«, Robert Koch-Institut, 29.11.2021, https://www.krebsdaten.de/Krebs/DE/Home/homepage_node.html, Zugriff am 6.12.2021.

2 Gose, M., et al.: »Trends in food consumption and nutrient intake in Germany between 2006 and 2012: Results of the German National Nutrition Monitoring (NEMONIT)«, *British Journal of Nutrition* 115 (8), 2016, S. 1498–1507.

3 Sremanakova, J., et al.: »A systematic review of the use of ketogenic diets in adult patients with cancer«, *Journal of Human Nutrition and Dietetics* 31 (6), 2018, S. 793–802.

4 American Cancer Society: »Body Weight and Cancer Risk«, 9.6.2020, https://www.cancer.org/content/dam/CRC/PDF/Public/6847.00.pdf, Zugriff am 6.12.2021. Mau, M.: »Adipositas und Krebs. Fakten zur Krebsprävention«, Deutsches Krebsforschungszentrum in der Helmholtz-Gemeinschaft, 2014, https://www.dkfz.de/de/krebspraevention/download/FzK_Adipositas_und_Krebs.pdf, Zugriff am 20.3.2022.

7. Leberfasten ist für jeden gut

1 Hirschhausen, E. v.: *Die Leber wächst mit ihren Aufgaben.* Rowohlt, 2008.

2 Max Rubner-Institut – Bundesforschungsinstitut für Ernährung und Lebensmittel (Hrsg.): »Nationale Verzehrsstudie II«, a. a. O., S. 92, 99.

3 Roeb, E., et al.: »S2k-Leitlinie nicht alkoholische Fettlebererkrankungen. AWMF Register Nr. 021–025 Version Januar 2015, Erstauflage«, *Zeitschrift für Gastroenterologie* 53, 2015, S. 668–723, speziell S. 693.

4 Poole, R., et al.: »Coffee consumption and health: Umbrella review of meta-analyses of multiple health outcomes«, *British Medical Journal* 360, 2017, k194.

8. Stille Entzündungen machen uns krank

1 Vgl. auch Fleck, A.: *Energy! Der gesunde Weg aus dem Müdigkeitslabyrinth. Mit 30-Tage-Selbsthilfeprogramm.* Deutscher Taschenbuch Verlag, 2021, S. 50 f., 254.

2 MVZ Labor Münster: »C-reaktives Protein (CRP)«, o. D., https://www.labor-muenster.de/leistungsverzeichnis/?tx_laboratoryeditor_pi1%5Bs_uid%5D=269, Zugriff am 9.12.2021.

3 Steppuhn, H., et al.: »Individual and area-level determinants associated with C-reactive protein as a marker of cardiometabolic risk among adults: Results from the German National Health Interview and Examination Survey 2008–2011«, *PLOS ONE* 14 (2), 2019, https://www.ncbi.nlm.nih.gov/pmc/articles/PMC6368296/, Zugriff am 20.3.2022.

4 Brooks, C. G., et al.: »Relation of C-Reactive Protein to Abdominal Adiposity«, *The American Journal of Cardiology* 106 (1), 2010, S. 56–61.

9. Stärkere Nerven durch Ginseng, Ginkgo, Vitamin B$_{12}$ & Co.

1 Global Health Data Exchange: »GBD Results Tool«, 2019, http://ghdx.healthdata.org/gbd-results-tool, Zugriff am 9.12.2021.

2 Poole et al., a. a. O.

10. Viel Kalzium hilft gegen Knochenschwund

1 Michaëlsson, K., et al.: »Milk intake and risk of mortality and fractures in women and men: cohort studies«, *British Medical Journal* 349, 2014, g6015.

2 »Ernährung: Ist Milch wirklich gut für die Knochen?«, *GEOplus*, 9.3.2021, https://www.geo.de/magazine/geo-magazin/673-rtkl-ernaehrung-ist-milch-wirklich-gut-fuer-die-knochen, Zugriff am 10.12.2021.

3 Yao, P., et al.: »Vitamin D and Calcium for the Prevention of Fracture. A Systematic Review and Meta-analysis«, *JAMA Network Open* 2 (12), 2019, e1917789.

II. KOCHEN UND KÜCHE

11. Das Mindesthaltbarkeitsdatum ist schuld an der Lebensmittelverschwendung

1 Gustavsson, J., et al.: »Global Food Losses and Food Waste – Extent, Causes and Prevention«, FAO, Januar 2011, https://www.researchgate.net/publication/285683189_Global_Food_Losses_and_Food_Waste-_Extent_Causes_and_Prevention, Zugriff am 21.3.2022.

2 Schmidt, T., et al.: *Wege zur Reduzierung von Lebensmittelabfällen – Pathways to reduce food waste (REFOWAS).* Thünen Report 73, Vol. 1, 2019, S. 39, https://literatur.thuenen.de/digbib_extern/dn061368.pdf, Zugriff am 21.3.2022.

3 Hübsch, H.: »Systematische Erfassung des Lebensmittelabfalls der privaten Haushalte in Deutschland – Schlussbericht 2020«, Bundesministerium für Ernährung und Landwirtschaft, 30.9.2021, S. 26, https://www.bmel.de/SharedDocs/Downloads/DE/_Ernaehrung/Lebensmittelverschwendung/GfK-Analyse-2020.html, Zugriff am 21.3.2022.

12. Kochen ist nur etwas für Gourmets

1 »Kochbücher laufen, Reiseführer sind Ladenhüter: So beeinflusst Corona den Buchmarkt«, Redaktionsnetzwerk Deutschland, 5.12.2020, https://www.rnd.de/kultur/kochbucher-laufen-reise
fuhrer-sind-ladenhuter-so-beeinflusst-corona-den-buchmarkt-AQMVO2CMTIC3ZWWN
32AWOYZLQY.html. Sulner, M.: »Kochbücher boomen: Die schönen Seiten der Küche«, Redaktionsnetzwerk Deutschland, 14.3.2020, https://www.rnd.de/gesundheit/kochbucher-boomen-die-
schonen-seiten-der-kuche-4OJQMRTBFFDT5EICEO2NIPA6W4.html, Zugriff beide am 12.12.2021.

2 STADA Arzneimittel AG (Hrsg.): »STADA Group Gesundheitsreport 2019«, 2019, S. 17 f., https://www.deinegesundheit.stada/media/1314/stada_gesundheitsreport_2019.pdf, Zugriff am 21.3.2022.

3 Gesellschaft für Konsumforschung (GfK): »GfK-Studie ›Kochen‹ (Einstellungen zum und verbrachte Zeit mit Kochen) unter mehr als 27.000 Verbrauchern ab 15 Jahren in 22 Ländern«, *GfK compact* 08/2015, https://www.nim.org/sites/default/files/medien/1288/dokumente/1508_kochen_downloadcharts.pdf, Zugriff am 12.12.2021.

4 Bundesministerium für Ernährung und Landwirtschaft (Hrsg.): »Deutschland, wie es isst. Der BMEL-Ernährungsreport 2020«, 29.5.2020, S. 8 f., https://www.bmel.de/DE/themen/ernaehrung/ernaehrungsreport2020.html, Zugriff am 21.3.2022.

5 STADA Arzneimittel AG, a. a. O.

6 Janson, M.: »So kochen die Deutschen«, 24.5.2018, https://de.statista.com/infografik/13955/koch-und-ernaehrungsverhalten-der-deutschen/, Zugriff am 23.4.2022.

7 Vgl. auch Kecskes, R.: »Future of Food. Was passiert 2022? MOOP Massive Open Online Prediction«, GfK Consumer Panel, Evenion 2021, https://evenion.de/events/moop2022/, Zugriff am 21.3.2022.

8 Deutsche Gesellschaft für Ernährung (Hrsg.): »Wer kocht denn in Deutschland?«, Pressemitteilung vom 7.6.2017, https://www.dge.de/presse/pm/wer-kocht-denn-in-deutschland/, Zugriff am 12.12.2021.

13. Küchenkeime sind harmlos

1 Bundesinstitut für Risikobewertung (Hrsg.): »Küchenhygiene im Scheinwerferlicht. Beeinflussen TV-Kochsendungen unser Hygieneverhalten?«, 2018, https://www.bfr.bund.de/cm/350/kuechenhygiene-im-scheinwerferlicht.pdf, Zugriff am 21.3.2022.

2 Europäische Behörde für Lebensmittelsicherheit: »Foodborne outbreaks« (meldepflichtige Lebensmittelinfektionen), 2020, https://www.efsa.europa.eu/en/microstrategy/FBO-dashboard, Zugriff am 13.12.2021.

14. Kochen zerstört Vitamine

1 Högl, C.: »Richtig garen: 7 Tipps, wie Sie Vitaminverluste beim Kochen in den Griff bekommen«, La Vita GmbH, 2022, https://www.lavita-magazin.de/vitamine-kochen, Zugriff am 21.3.2022.

2 Botta Diener, M.: »Vitamine – wie man sie zerstört und wie man sie schont«, *Tabula* 2, 2004, S. 4–7, https://www.sge-ssn.ch/media/Vitamine.pdf, Zugriff am 21.3.2022. Bognár, A., und M. Schlich: »Lebensmittelverarbeitung im Haushalt – Teil IV«, Deutsche Gesellschaft für Hauswirtschaft e. V. (Hrsg.): *Hauswirtschaft und Wissenschaft* 69, 2021, S. 57–65.

15. Nährstoffe gehen durch Kochen verloren

1 Vgl. zum Beispiel Max Rubner-Institut – Bundesforschungsinstitut für Ernährung und Lebensmittel (Hrsg.): »Nationale Verzehrsstudie II«, a. a. O., S. 167–170.

2 Ebenda.

3 Bognár und Schlich, a. a. O., S. 57 ff.

16. Rohkost ist besonders nahrhaft

1 Rohkost-Suchanfragen bei Answer The Public, https://komma99.at/blog/answerthepublic/, Zugriff am 16.12.2021.

2 Spiekermann, U.: *Künstliche Kost: Ernährung in Deutschland, 1840 bis heute.* Umwelt und Gesellschaft, Band 17, Vandenhoeck & Ruprecht, 2018, S. 551 ff.

3 Deutsche Gesellschaft für Ernährung e. V. (Hrsg.): »13. DGE-Ernährungsbericht«, 2016, S. 220, https://www.dge.de/wissenschaft/ernaehrungsberichte/13-dge-ernaehrungsbericht/?L=0, Zugriff am 21.3.2022.

17. Röststoffe sind krebserregend

1   Deutsche Krebsgesellschaft: »Beim Grillen nichts verkohlen lassen«, 2015, https://www.krebs
    gesellschaft.de/onko-internetportal/basis-informationen-krebs/bewusst-leben/basis-
    informationen-krebs-bewusst-leben-ernaehrung/beim-grillen-nich.html, Zugriff am 16.12.2021.
2   Europäische Behörde für Lebensmittelsicherheit (Hrsg.): »EFSA erklärt. Risikobewertung
    Acrylamid in Lebensmitteln«, 2015, https://www.efsa.europa.eu/sites/default/files/corporate_
    publications/files/acrylamide150604de.pdf, Zugriff am 16.12.2021.
3   Berna, F., et al.: »Microstratigraphic evidence of in situ fire in the Acheulean strata of Wonder-
    werk Cave, Northern Cape province, South Africa«, *Proceedings of the National Academy of
    Sciences (PNAS)* 109 (20), 2012, E1215–20.
4   International Agency for Research on Cancer (IARC): Kanzerogenität-Klassifizierung, https://
    monographs.iarc.who.int/list-of-classifications, Zugriff am 16.12.2021.
5   Ebenda.

18. Smoothies verfetten die Leber

1   Mensink, G. B. M., et al.: »Obst- und Gemüsekonsum in Deutschland – Ergebnisse der Studie
    zur Gesundheit Erwachsener in Deutschland (DEGS1)«, *Bundesgesundheitsblatt* 56 (5–6), 2013,
    S. 779–785.
2   Roeb, E., et al., a. a. O., S. 680, 693.

III. DIÄTEN

19. Abnehm-Turbo mit Superfoods

1   Siehe zum Beispiel Klasen, J., et al.: *Die Ernährungs-Docs – Supergesund mit Superfoods: Die 10
    wichtigsten Lebensmittel, um körperlich und geistig fit und gesund zu bleiben.* ZS, 2019, S. 2. Oder
    die Website https://www.ndr.de/fernsehen/sendungen/die-ernaehrungsdocs/index.html, Zugriff
    am 22.3.2022.
2   »Superfood: Wie gesund sind Chia, Goji, Moringa & Co?«, NDR, 8.10.2021, https://www.ndr.de/
    ratgeber/verbraucher/Superfood-Wie-gesund-sind-Chia-Goji-Moringa-Co,superfood196.html,
    Zugriff am 17.12.2021.
3   »Test Superfood – Supertox«, *Öko-Test* 4, 2016, S. 29–36.
4   Pontzer, a. a. O., S. 209, 215 f.
5   Park, M.: »Twinkie diet helps nutrition professor lose 27 pounds«, CNN, 8.11.2010, https://
    edition.cnn.com/2010/HEALTH/11/08/twinkie.diet.professor/index.html, Zugriff am 22.3.2022.
6   Pontzer, a. a. O., S. 209.

20. Darmdiäten: charming or alarming?

1   Enders, G.: *Darm mit Charme. Alles über ein unterschätztes Organ.* Ullstein, 2014.
2   Blech, J.: »Guter Glitsch«, *Der Spiegel* 55, 2017, S. 110 f.
3   Blech, J.: »Ein gesunder Darm kann vor schweren Covid-19-Verläufen schützen«, 18.2.2021,
    https://www.spiegel.de/wissenschaft/mensch/corona-und-die-wunderwaffe-darm-gesunde-
    ernaehrung-kann-vor-schweren-covid-19-verlaeufen-schuetzen-a-b202c68f-b8b1-4881-8dd1-
    87a45ff6bc66, Zugriff am 18.12.2021.
4   Vgl. auch Pontzer, a. a. O., S. 86. Max Rubner-Institut – Bundesforschungsinstitut für Ernährung
    und Lebensmittel (Hrsg.): »Nationale Verzehrsstudie II«, a. a. O., S. 95 f.
5   Grolle, J.: »Interview mit John Cryan. ›Die Patienten können selbst etwas beitragen zu ihrer see-
    lischen Gesundung‹«, *Der Spiegel* 33, 2019, S. 94–98.
6   DGVS (Deutsche Gesellschaft für Gastroenterologie, Verdauungs- und Stoffwechselkrank-
    heiten): »Teuer und sinnlos: DGVS rät von Stuhltests zur Analyse des Darm-Mikrobioms ab«,
    Visceral Medicine 34, 2018, S. 393–397, https://www.karger.com/Article/Pdf/494108, Zugriff am
    22.3.2022.

21. Kalorie ist nicht gleich Kalorie (Trennkost)

1 Boytchev, H., und Moderatb. Borgeest: »Ernährung als Glaubensfrage«, *Focus* 3, 2021, https://www.focus.de/gesundheit/ernaehrung/spezialisten-im-streitgespraech-ernaehrung-als-glaubensfrage_id_12871498.html, Zugriff am 18.12.2021. Vgl. auch Kast, B.: »Richtig Essen«, *Focus* 16, 2018, S. 68 ff.

2 Rubach, M.: *Die Ich-Ernährung*. Herbig, 2017, S. 64 ff.

3 Ebenda.

4 Korem, T., et al.: »Bread Affects Clinical Parameters and Induces Gut Microbiome-Associated Personal Glycemic Responses«, *Cell Metabolism* 25 (6), 2017, S. 1243–1253.e5.

22. Kalorienzählen bringt nichts (Low Fat/Low Carb)

1 Rubach: *Die Ich-Ernährung*, a. a. O., S. 49 ff.

2 Ebenda.

3 Greger, M.: *How not to die*. PAN Books, 2018, S. IX ff.

4 Kast, B.: *Der Ernährungskompass. Das Fazit aller wissenschaftlichen Studien zum Thema Ernährung*. C. Bertelsmann, 2018, S. 111 ff., 137 ff., 159 ff.

5 Max Rubner-Institut – Bundesforschungsinstitut für Ernährung und Lebensmittel (Hrsg.): »Nationale Verzehrsstudie II«, a. a. O., S. 95, 99.

6 Hu, T., et al.: »Effects of Low-Carbohydrate Diets Versus Low-Fat Diets on Metabolic Risk Factors: A Meta-Analysis of Randomized Controlled Clinical Trials«, *American Journal of Epidemiology* 176 (Suppl. 7), 2012, S. S44–S54.

7 Dansinger, M. L., et al.: »Comparison of the Atkins, Ornish, Weight Watchers, and Zone Diets for Weight Loss and Heart Disease Risk Reduction: A Randomized Trial«, *JAMA* 293 (1), 2005, S. 43–53. Gardner, C. D., et al.: »Effect of Low-Fat vs Low-Carbohydrate Diet on 12-Month Weight Loss in Overweight Adults and the Association With Genotype Pattern or Insulin Secretion – The DIETFITS Randomized Clinical Trial«, *JAMA* 319 (7), 2018, S. 667 ff.

23. Nie mehr Jo-Jo-Effekt

1 Müller, M. J., und C. Geisler: »Warum ist eine Stabilisierung des Körpergewichts nach Gewichtsreduktion schwierig?«, *Ernährungs Umschau* 3, 2018, S. 150–155.

2 Fothergill, E., et al.: »Persistent metabolic adaptation 6 years after ›The Biggest Loser‹ competition«, *Obesity* 24 (8), 2016, S. 1612–1619.

3 Korczak, D., und C. Kister: *Wirksamkeit von Diäten zur nachhaltigen Gewichtsreduktion bei Übergewicht und Adipositas. Schriftenreihe Health Technology Assessment (HTA) in der Bundesrepublik Deutschland.* Hg. vom Deutschen Institut für Medizinische Dokumentation und Information (DIMDI), 2013, S. 25, 100 ff.

24. »Der Reis ist heiß«: Was kann die Reisdiät?

1 Rubach: *Die Ich-Ernährung*, a. a. O., S. 47 f.

2 Ebenda.

3 Rubach, M.: *Gesund mit Reis*. Herbig, 2016, S. 62 ff.

25. Schlafend schlank werden (Fasten)

1 Yoshii, S. R., und N. Mizushima: »Monitoring and Measuring Autophagy«, *International Journal of Molecular Sciences* 18 (9), 2017, https://www.mdpi.com/1422-0067/18/9/1865, Zugriff am 23.3.2022.

2 Glogowski, S.: »Deutsche Gesellschaft für Ernährung: Fasten eignet sich nicht als Diät«, *Ernährungs Umschau*, 11.4.2018, https://www.ernaehrungs-umschau.de/print-news/11-04-2018-deutsche-gesellschaft-fuer-ernaehrung-fasten-eignet-sich-nicht-als-diaet/, Zugriff am 23.3.2022.

3   Lowe, D. A., et al.: »Effects of Time-Restricted Eating on Weight Loss and Other Metabolic Para-
    meters in Women and Men With Overweight and Obesity: The TREAT Randomized Clinical
    Trial«, *JAMA Internal Medicine* 180 (11), 2020, S. 1491–1499.
4   »Heilfasten, Basenfasten, Intervallfasten – ein Überblick«, *dge-info* 2, 2018, S. 18–25, https://
    docplayer.org/72993154-Heilfasten-basenfasten-intervallfasten-ein-ueberblick.html, Zugriff am
    23.3.2022. Rubach: *Die Ich-Ernährung*, a. a. O., S. 35, 42 ff.
5   Lowe et al., a. a. O.
6   Rubach, M.: *Das Geheimnis des gesunden Alterns*. Knaur MensSana, 2020, S. 171 ff.

26. Schlank mit Monodiäten (Ei, Kohl und andere)

1   Rubach: *Die Ich-Ernährung*, a. a. O., S. 46 ff.

27. Schneller schlank mit Pulvern und Pillen

1   Vgl. auch Greger, M.: *How Not to Diet*. Allen Lane, 2019, S. 68 ff. Rubach: *Die Ich-Ernährung*,
    a. a. O., S. 37 ff.
2   Korczak und Kister, a. a. O., S. 25, 100 ff.
3   »Keinen Schuss Pulver wert«, *Öko-Test* 2, 2016, S. 47 ff.
4   »Schön wär's«, *Öko-Test* 1, 2018, S. 51 ff.

28. Stoffwechsel-Booster regen die Fettverbrennung an

1   »Nahrungsergänzungsmittel: nützlich oder sogar gefährlich?«, SWR-Doku, 16.10.2019, https://
    www.youtube.com/watch?v=-WDygK4KC2c, Zugriff am 22.12.2021.
2   Suchanfragen »Stoffwechsel Booster« bei Answer The Public, https://answerthepublic.com/
    reports/48eb193b-f98f-4f5c-bc0d-253bc332bbf8, Zugriff am 22.12.2021.
3   »Schön wär's«, a. a. O.

IV. ERNÄHRUNGSWEISEN

29. Ketogene Ernährung ist für jeden geeignet

1   Fischer, T., und T. Marquardt: »Dietary supplements based on the ketone body β-hydroxybuty-
    rate. Market analysis and evaluation of ingredients of supplements used in the USA«, *Ernährungs
    Umschau* 65 (12), 2018, S. 204–212.
2   Ebenda.
3   Suchanfragen »Ketogene Ernährung«, Answer The Public, https://answerthepublic.com/reports/
    48eb193b-f98f-4f5c-bc0d-253bc332bbf8, Zugriff am 22.12.2021.
4   Fischer und Marquardt, a. a. O.
5   Joshi, S., et al.: »The Ketogenic Diet for Obesity and Diabetes – Enthusiasm Outpaces Evidence«,
    JAMA Internal Medicine 179 (9), 2019, S. 1163 f.

30. Kohlenhydrate machen dick!

1   Eurostat: »Overweight and obesity – BMI statistics«, European Commission, 2019, https://ec.
    europa.eu/eurostat/statistics-explained/index.php?title=Overweight_and_obesity_-_BMI_
    statistics, Zugriff am 30.12.2021.
2   Dehghan, M., et al.: »Associations of fats and carbohydrate intake with cardiovascular disease
    and mortality in 18 countries from five continents (PURE): A prospective cohort study«, *The
    Lancet* 390 (10107), 2017, S. 2050–2062.

31. Mediterrane Ernährung ist die beste

1   Erkrankungshäufigkeiten in mediterranen Ländern im Vergleich zu Deutschland: Datenbank
    Global Burden of Disease, http://ghdx.healthdata.org/gbd-results-tool, 2022, Zugriff am

3.4.2022. Eurostat: »Overweight and obesity – BMI statistics«, 2019, European Commission, https://ec.europa.eu/eurostat/statistics-explained/index.php?title=Overweight_and_obesity_-_BMI_statistics, Zugriff am 30.12.2021.

2 »Seven Countries Study«, o. D., https://www.sevencountriesstudy.com/, Zugriff am 30.12.2021.

3 Rees, K., et al.: »Mediterranean-style diet for the primary and secondary prevention of cardiovascular disease«, Cochrane Library, 13.3.2019, https://www.cochranelibrary.com/cdsr/doi/10.1002/14651858.CD009825.pub3/full, Zugriff am 23.3.2022.

32. Nur »cleanes« Essen ist gutes Essen

1 Vgl. auch Rubach: *Die Ich-Ernährung*, a. a. O., S. 85.

2 *Berichte zur Lebensmittelsicherheit 2020 Monitoring*, gemeinsamer Bericht des Bundes und der Länder, Bundesamt für Verbraucherschutz und Lebensmittelsicherheit, 2021, S. 8 ff.

3 Monteiro, C. A., et al.: »Household availability of ultra-processed foods and obesity in nineteen European countries«, *Public Health Nutrition* 21 (1), 2017, S. 18–26.

33. Ohne Fleisch lebt man länger

1 »Wie Bill Clinton Veganer wurde«, *Stern*, 6.2.2014, https://www.stern.de/genuss/trends/ernaehrungsumstellung-wie-bill-clinton-veganer-wurde-3130288.html, Zugriff am 4.1.2022.

2 Vgl. auch Angele, M.: »Vegan leben bringt mehr als Elektroautos«, *Der Freitag* 18, 2021, https://www.freitag.de/autoren/michael-angele/vegan-leben-bringt-mehr-als-elektroautos, Zugriff am 4.1.2022.

3 WHO: »Cancer: Carcinogenicity of the consumption of red meat and processed meat«, 26.10.2015, https://www.who.int/news-room/questions-and-answers/item/cancer-carcinogenicity--of-the-consumption-of-red-meat-and-processed-meat, Zugriff am 4.1.2022.

4 The World Bank: »Life expectancy at birth, total (years)«, o. D. (2019), https://data.worldbank.org/indicator/SP.DYN.LE00.IN, Zugriff am 4.1.2022.

5 FAO: »Food and agriculture data«, 2022, https://www.fao.org/faostat/en/#home, Zugriff am 4.1.2022.

6 You, W., et al.: »Total Meat Intake is Associated with Life Expectancy: A Cross-Sectional Data Analysis of 175 Contemporary Populations«, *International Journal of General Medicine* 15, 2022, S. 1833–1851.

34. Steinzeit-Ernährung ist die natürlichste

1 Lieberman, D.: *The Story of the Human Body: Evolution, Health, and Disease*. Penguin Random House, 2013, S. 224.

2 Ebenda.

35. Tierische Lebensmittel übersäuern den Körper

1 Siener, R.: »Säure-Basen-Haushalt und Ernährung«, *Ernährungs Umschau* 10, 2011, S. 562–568.

2 Ströhle, A., und T. Remer: »Ernährung und Säure-Basen-Haushalt«, *Ernährung im Fokus* 11/12, 2014, S. 314–324.

3 Max Rubner-Institut – Bundesforschungsinstitut für Ernährung und Lebensmittel (Hrsg.): »Nationale Verzehrsstudie II«, a. a. O., S. 103 f.

4 FAO: »Food Balances (2010-)« (tierischer Proteinanteil in der deutschen Ernährung), a. a. O.

36. Veganer sind gesünder als Mischköstler

1 Willett, W. C.: *Harvard Medical School Guide. Gesunde Ernährung. Einfach und praktisch: erstklassige Wissenschaft für Ihre tägliche Ernährung*. TRIAS, 2022.

2 Greger, a. a. O.

3
Campbell, T. C., und T. M. Campbell: *China Study. Die wissenschaftliche Begründung für eine vegane Ernährungsweise,* Systemische Medizin, 2011.

4
Weikert, C., et al.: »Vitamin and Mineral Status in a Vegan Diet«, *Deutsches Ärzteblatt International* 117 (575), 2020, S. 575–582.

5
Tharrey, M., et al.: »Patterns of plant and animal protein intake are strongly associated with cardiovascular mortality: the Adventist Health Study-2 cohort«, *International Journal of Epidemiology* 47 (5), 2018, S. 1603–1612. Orlich, M. J., et al.: »Vegetarian Dietary Patterns and Mortality in Adventist Health Study 2«, *JAMA Internal Medicine* 173 (13), 2013, S. 1230–1238. Tonstad, S., et al.: »Vegetarian diets and incidence of diabetes in the Adventist Health Study-2«, *Nutrition, Metabolism and Cardiovascular Diseases* 23 (4), 2013, S. 292–299.

6
Rees, K., et al.: »Vegan dietary pattern for the primary and secondary prevention of cardiovascular diseases«, *Cochrane Database of Systematic Reviews* 2, 2021, https://www.ncbi.nlm.nih.gov/pmc/articles/PMC8092640/, Zugriff am 25.3.2022.

37. Vollwert-Ernährung ist immer die beste

1
Rubach: *Die Ich-Ernährung,* a. a. O., S. 93 f.

2
Deutsche Gesellschaft für Ernährung e. V. (DGE): »Vollwertige Ernährung«, https://www.dge.de/ernaehrungspraxis/vollwertige-ernaehrung/, Zugriff am 6.1.2022.

3
Spiekermann, a. a. O., S. 707 ff.

38. Wir müssen leben wie die Hundertjährigen aus den »Blue Zones«

1
Curtay, J.-P.: *Okinawa. Un programme global pour mieux vivre,* Anne Carrière, 2006, S. 18, 35.

2»Want to live a long, healthy life? 6 secrets from Japan's oldest people«, World Economic Forum, https://www.weforum.org/agenda/2021/09/japan-okinawa-secret-to-longevity-good-health/, Zugriff am 6.1.2022. Max Rubner-Institut – Bundesforschungsinstitut für Ernährung und Lebensmittel (Hrsg.): »Nationale Verzehrsstudie II«, a. a. O., S. 178 ff.

3
Destatis: »100 Jahre und älter: Zahl der Hochbetagten im Jahr 2020 auf Höchststand«, Pressemitteilung, 3.8.2021, https://www.destatis.de/DE/Presse/Pressemitteilungen/2021/08/PD21_N049_12.html, Zugriff am 6.1.2022.

4
Buettner, D.: *Blue Zones. The Science of Living Longer,* National Geographic (Special 2021), 2021.

5
Ebenda. Max Rubner-Institut – Bundesforschungsinstitut für Ernährung und Lebensmittel (Hrsg.): »Nationale Verzehrsstudie II«, a. a. O., S. 178 ff.

6
Krebs-, Diabetes-, Herz-Kreislauf-Erkrankungs-Raten in japanischen Präfekturen: Global Burden of Disease, http://ghdx.healthdata.org/gbd-results-tool, Zugriff am 6.1.2022.

V. ESSKULTUR

39. Snacken ist ungesund

1
Statista: »Wie häufig konsumierst du aktuell Süßwaren und Snacks?«, 2022, https://de.statista.com/statistik/daten/studie/1170022/umfrage/haeufigkeit-des-konsums-von-suesswaren-und-snacks-deutschland/, Zugriff am 7.1.2022.

2
Bayerisches Staatsministerium für Ernährung, Landwirtschaft und Forsten: »Erhebung zur Ernährung in Bayern – Schlussbericht 2021«, 2021, https://www.stmelf.bayern.de/ernaehrung/253378/index.php, Zugriff am 25.3.2022.

3
Gesellschaft für Konsumforschung (GfK): »Die Welt des Snackens«, *Consumer Index Total Grocery* 03, 2019, https://cdn2.hubspot.net/hubfs/2405078/cms-pdfs/fileadmin/user_upload/dyna_content/de/documents/news/consumer_index/consumer_index_03_2019.pdf, Zugriff am 25.3.2022.

4
Deutsche Gesellschaft für Ernährung e. V. (Hrsg.): »13. DGE-Ernährungsbericht«, a. a. O., S. 220, 228, 239, 242 f. Pagliai, G., et al.: »Consumption of ultra-processed foods and health

status: A systematic review and meta-analysis«, *British Journal of Nutrition* 125 (3), 2021, S. 308–318.

40. Biolebensmittel sind gesünder

1 BÖLW: »Branchen Report 2021. Ökologische Lebensmittelwirtschaft«, 2021, https://www.boelw. de/fileadmin/user_upload/Dokumente/Zahlen_und_Fakten/Brosch%C3%BCre_2021/ B%C3%96LW_Branchenreport_2021_web.pdf, Zugriff am 26.3.2022.

2 Anfang, S.: »Die Bio-Abrechnung: Wo es sich lohnt – und wo nicht«, *Abendzeitung*, 30.12.2015, https://www.abendzeitung-muenchen.de/panorama/die-bio-abrechnung-wo-es-sich-lohnt-und-wo-nicht-art-321467, Zugriff am 15.4.2022.

3 Smith-Spangler, C., et al.: »Are Organic Foods Safer or Healthier Than Conventional Alternatives? A Systematic Review«, *Annals of Internal Medicine* 157 (5), 2012, S. 348–366. »Die Bio-Milch macht's«, *Öko-Test* 2, 2021, S. 30 ff. Bundesamt für Verbraucherschutz und Lebensmittelsicherheit: »Weniger Pflanzenschutzmittelrückstände in Lebensmitteln«, 14.1.2021, https:// www.bvl.bund.de/SharedDocs/Pressemitteilungen/01_lebensmittel/2021/2021_01_14_PI_ Pflanzenschutzmittelrueckstaende.html, Zugriff am 7.1.2022.

4 Ebenda.

41. Fast Food ist ungesund

1 Spurlock, M. (Regie und Besetzung): »Super Size Me« (Film), 2004.

2 Monteiro, C., et al.: »Household availability of ultra-processed foods and obesity in nineteen European countries«, *Public Health Nutrition* 2017, S. 18–26.

3 Moosburger, R., et al.: »Fast-Food-Konsum bei 12- bis 17-Jährigen in Deutschland – Ergebnisse aus EsKiMo II«, *Journal of Health Monitoring* 2020, S. 3 ff.

4 Deutsche Gesellschaft für Ernährung e. V. (Hrsg.): »13. DGE-Ernährungsbericht«, a. a. O., S. 220, 228, 239, 242 f.

5 Pagliai et al., a. a. O.

42. Fünf Mahlzeiten am Tag sind perfekt

1 »Tödliche Licht-Esoterik? Warum Finn Bogumil starb«, 12.3.2019, https://www.youtube.com/ watch?v=AStJAePPhUI, Zugriff am 9.1.2022.

2 Deutsche Gesellschaft für Ernährung: »Essenshäufigkeit und Gewichtsregulation bei Erwachsenen. Zusammenhang ist wissenschaftlich nicht belegt«, 2022, https://www.dge.de/wissenschaft/ weitere-publikationen/fachinformationen/essenshaeufigkeit-und-gewichtsregulation-bei-erwachsenen/, Zugriff am 9.1.2022.

3 Gill, S., und S. A. Panda: »A Smartphone App Reveals Erratic Diurnal Eating Patterns in Humans that Can Be Modulated for Health Benefits«, *Cell Metabolism* 22 (5), 2015, S. 789–798.

43. Die Süßkartoffel von Okinawa

1 Curtay, J.-P.: *Okinawa. Un programme global pour mieux vivre.* Anne Carrière, 2006, S. 18, 35.

2 Buettner, a. a. O.

3 »Want to live a long, healthy life? …«, a. a. O.

4 Willcox, D. C., et al.: »The Okinawan Diet: Health Implications of a Low-Calorie, Nutrient-Dense, Antioxidant-Rich Dietary Pattern Low in Glycemic Load«, *Journal of the American College of Nutrition*, August 2009 (Suppl.), S. 500–516.

5 Kast, a. a. O., S 213.

6 Miyagi, S., et al.: »Longevity and Diet in Okinawa, Japan: The Past, Present and Future«, *Asia-Pacific Journal of Public Health* 15 (S1), 2003, S. S3–S9.

44. In Indien ernähren sich alle Menschen vegetarisch

1 Spiekermann, a. a. O., S. 512 ff.

2 Fuchs, C.: »Anmerkungen zur Geschichte und Gegenwart des Yoga in Deutschland«, Yoga-Akademie, http://www.yoga-akademie.de/YoInDeutsch.htm, Zugriff am 11.1.2022.

3 Choubey, J.: »Das vegetarische Diktat«, *Le Monde diplomatique* 24, 2018, S. 45 ff.

4 Indien, Welthunger-Index, 2021, https://www.globalhungerindex.org/de/india.html, Zugriff am 11.1.2022.

5 India Sample Registration System Baseline Survey 2014, 2014, S. 22, https://ghdx.healthdata.org/record/india-sample-registration-system-baseline-survey-2014, Zugriff am 15.4.2022.

6 FAOSTAT, https://www.fao.org/faostat/en/#data/QCL, Zugriff am 11.1.2022.

45. In Gesellschaft i(s)st man bescheiden

1 Waal, F. de: »Gerechtigkeitssinn: Affen wollen Trauben – keine Gurken«, *Welt online*, 30.8.2015, https://www.welt.de/videos/video145802995/Affen-wollen-Trauben-keine-Gurken.html, Zugriff am 12.1.2022.

2 Zielinski, J.: »Die Bedeutung von ›Social Eating‹ für die Gesundheit«, *Ernährung & Medizin* 33 (4), 2018, S. 170–173.

3 Babauta, L.: »12 Tips For Beating the Social Overeating Habit«, *Zen Habits*, o. D., https://zenhabits.net/full/, Zugriff am 12.1.2022.

46. Morgens essen wie ein König, abends wie ein Bettler

1 Home to go: »So frühstückt Europa«, o. D., https://www.hometogo.de/media/fruehstueck-in-europa/, Zugriff am 12.1.2022.

2 Gibney, M., et al.: »Breakfast in Human Nutrition: The International Breakfast Research Initiative«, *Nutrients* 10 (5), 2018, S. 559.

3 Greger, M., a. a. O., S. 377.

4 Gill, S., und S. A. Panda: »A Smartphone App Reveals Erratic Diurnal Eating Patterns in Humans that Can Be Modulated for Health Benefits«, *Cell Metabolism* 22 (5), 2015, S. 789–798.

47. Religiöses Fasten ist gesünder als Trendfasten

1 Trepanowski, J. F., und R. J. Bloomer: »The impact of religious fasting on human health«, *Nutrition Journal* 9 (57), 2010, https://nutritionj.biomedcentral.com/articles/10.1186/1475-2891-9-57, Zugriff am 16.4.2022.

2 Schübel, R., et al.: »Effects of intermittent and continuous calorie restriction on body weight and metabolism over 50 wk: A randomized controlled trial«, *American Journal of Clinical Nutrition* 108 (5), 2018, S. 933–945. Petridou, A., et al.: »Effects of Periodic Religious Fasting for Decades on Nutrient Intakes and the Blood Biochemical Profile«, *Nutrients* 13 (11), 2021, S. 3963.

3 »Heilfasten, Basenfasten, Intervallfasten – ein Überblick«, a. a. O., S. 19–25.

4 Ebenda. Destatis: »Internationales. Lebenserwartung bei Geburt«, 2022 (Datenquelle: World Development Indicators, Weltbank), https://www.destatis.de/DE/Themen/Laender-Regionen/Internationales/Glossar/Lebenserwartung.html, Zugriff am 16.4.2022.

5 Papazoglou, A. S., et al.: »Impact of religious fasting on metabolic and hematological profile in both dyslipidemic and non-dyslipidemic fasters«, *European Journal of Clinical Nutrition*, 1.12.2021, https://www.nature.com/articles/s41430-021-01053-7, Zugriff am 27.3.2022.

VI. LANDWIRTSCHAFT UND UMWELT

48. Alle unsere Lebensmittel sind mit Pestiziden belastet

1 Heinrich-Böll-Stiftung: »Pestizidatlas. Daten und Fakten zu Giften in der Landwirtschaft«, 2022, https://www.boell.de/de/pestizidatlas, Zugriff am 27.3.2022.

2 »Glyphosat ist systemrelevant«, *Focus* 49, 2021, S. 58 ff.

3 Ebenda.

4 *Berichte zur Lebensmittelsicherheit 2020 Monitoring*, a. a. O., S. 40 ff.

49. Das Essen reicht nicht für zehn Milliarden Menschen

1 The World Bank: »Nowcast of the Global Poverty Rate at the $1.90 Line 2015–21«, https://www.worldbank.org/en/publication/poverty-and-shared-prosperity, Zugriff am 14.1.2022.

2 FAO: »The State of Food Security and Nutrition in the World 2021. Transforming food systems for food security, improved nutrition and affordable healthy diets for all«, 2021, S. 10, https://www.fao.org/documents/card/en/c/cb4474en/, Zugriff am 27.3.2022.

3 »Wir sind weiter auf dem Weg in eine gefährliche Zukunft«, *Spiegel-plus*, https://www.spiegel.de/wissenschaft/mensch/johan-rockstroem-zur-uno-klimakonferenz-in-glasgow-wir-sind-weiter-auf-dem-weg-in-eine-gefaehrliche-zukunft-a-7248bbad-01cb-4912-8ee1-e886b2bc85fd, Zugriff am 14.1.2022.

4 Hic, C., et al.: »Food Surplus and Its Climate Burdens«, *Environmental Science & Technology* 50 (8), 2016, S. 4269–4277.

5 Willett, W., et al.: »Food in the Anthropocene: The EAT-*Lancet* Commission on healthy diets from sustainable food systems«, *The Lancet* 393 (10170), 2019, S. 447–492.

50. Allein die Massentierhaltung ist für das Artensterben und Pandemien verantwortlich

1 WHO: »10 global health issues to track in 2021«, https://www.who.int/news-room/spotlight/10-global-health-issues-to-track-in-2021, Zugriff am 15.1.2022.

2 WHO: »10 threats to global health 2019«, https://www.who.int/news-room/spotlight/ten-threats-to-global-health-in-2019, Zugriff am 15.1.2022.

3 Settele, J.: *Die Triple Krise – Artensterben, Klimawandel, Pandemien*. Edel Books, 2020, S. 254.

4 Bélanger, J., und D. Pilling (Hrsg.): *The State of the World's Biodiversity for Food and Agriculture*, FAO Commission on Genetic Resources for Food and Agriculture Assessments, 2019, S. 128.

5 Bar-On, Y. M., et al.: »The biomass distribution on Earth«, *PNAS* 115 (25), 2018, S. 6506–6511. Elhacham, E., et al.: »Global human-made mass exceeds all living biomass«, *Nature* 558, 2020, S. 442 ff.

6 Elhacham, a. a. O.

7 Bundesamt für Verbraucherschutz und Lebensmittel: »Vergleich der Antibiotika-Abgabemengen bezogen auf die Wirkstoffklassen 2011 bis 2020 (Tabelle)«, 2021, https://www.bvl.bund.de/SharedDocs/Bilder/09_Presse/01_Bilder_Pressemitteilungen/Tabelle_%20Antibiotika-Abgabemengen_2011–2020_Print.html, Zugriff am 16.4.2022.

51. Landwirtschaft ist ein Klimakiller

1 The Shift Data Portal: »Daten zu Emissionen der Landwirtschaft weltweit, Frankreich, Deutschland«, https://theshiftdataportal.org, Zugriff am 16.1.2022. Schmidt et al.: *Wege zur Reduzierung von Lebensmittelabfällen*, a. a. O., S. 52.

2 Saunois, M., et al.: »The Global Methane Budget 2000–2017«, *Earth System Science Data* 12, 2020, S. 1561–1623.

3 Deutscher Bauernverband e. V.: »Faktencheck: Methanemissionen in der Rinderhaltung«, 2020, https://www.bauernverband.de/fileadmin/user_upload/dbv/faktenchecks/Methanemissi-

onen_in_der_Rinderhaltung/Faktencheck_MethanemissionenRinderhaltung.pdf, Zugriff am 27.3.2022.

4   Smedman, A., et al.: »Nutrient density of beverages in relation to climate impact«, *Food & Nutrition Research* 54, 2010, https://www.ncbi.nlm.nih.gov/pmc/articles/PMC2924839/, Zugriff am 27.3.2022.

5   Poore, J., und T. Nemecek: »Reducing food's environmental impacts through producers and consumers«, *Science* 360 (6392), 2018, S. 987–992.

52. Landwirtschaft ist ein Landräuber

1   Weizsäcker, E. U. v.: »Der neue Bericht an den Club of Rome: Die volle Welt braucht eine neue Aufklärung«, 20. 6.2018, http://www.postwachstumsoekonomie.de/termine/weizsaecker-club-of-rome/, Zugriff am 27.3.2022.

2   FAO: Landnutzung weltweit, FAOSTAT, 2022, https://www.fao.org/faostat/en/#data/RL, Zugriff am 16.1.2022.

3   Vgl. auch Rahmstorf, S.: »Warum der unaufhaltsame Anstieg der Emissionen ein Ende hat«, *Spiegel Online*, 9.11.2021, https://www.spiegel.de/wissenschaft/mensch/uno-klimagipfel-warum-der-unhaufhaltsame-anstieg-der-emissionen-ein-ende-hat-a-2dc7e80b-f9e0-4626-a964-8f69d5f67289, Zugriff am 16.1.2022. Destatis (Hrsg.): »Umweltökonomische Gesamtrechnungen. Flächenbelegung von Ernährungsgütern tierischen Ursprungs 2010–2017«, 2019, https://www.destatis.de/DE/Themen/Gesellschaft-Umwelt/Umwelt/UGR/landwirtschaft-wald/Publikationen/Downloads/flaechenbelegung-pdf-5851309.pdf?_blob=publicationFile, Zugriff am 27.3.2022.

4   Destatis: »Bodenfläche insgesamt nach Nutzungsarten in Deutschland«, 31.12.2020, https://www.destatis.de/DE/Themen/Branchen-Unternehmen/Landwirtschaft-Forstwirtschaft-Fischerei/Flaechennutzung/Tabellen/bodenflaeche-insgesamt.html, Zugriff am 27.3.2022.

5   Schmidt et al.: *Wege zur Reduzierung von Lebensmittelabfällen*, a. a. O., S. 52.

6   Destatis: »Bodenfläche insgesamt nach Nutzungsarten in Deutschland«, a. a. O.

53. Landwirtschaft ist ein Wasserverschwender

1   FAO: Angaben zu Frischwasserverbräuchen weltweit, Aquastat Database, 2022, http://www.fao.org/nr/water/aquastat/data/query/index.html?lang=en, Zugriff am 27.3.2022.

2   Statistisches Bundesamt: »Wassergewinnung der öffentlichen Wasserversorgung, Bergbau und verarbeitendes Gewerbe, der Energieversorgung und der Landwirtschaft«, Fachserie 19, R. 2.1.1 und 2.2, Wiesbaden, div. Jahrgänge, https://www.umweltbundesamt.de/sites/default/files/medien/384/bilder/dateien/3_abb_wassergewinnung_1991–2016_2019–08–13.xlsx, Zugriff am 17.1.2022.

3   Water Footprint Network: »Fair & smart use of the world's fresh water« (Wasserfußabdruck einzelner Lebensmittel), https://waterfootprint.org/en/, Zugriff am 17.1.2022.

4   Destatis (Hrsg.): »Wasserfußabdruck von Ernährungsgütern in Deutschland«, 12.9.2012, https://www.destatis.de/DE/Themen/Gesellschaft-Umwelt/Umwelt/UGR/rohstoffe-material fluesse-wasser/Publikationen/Downloads/wasserfussabdruck-5851301129004.html. Dräger de Teran, T.: »Wasserverbrauch und Wasserknappheit«, WWF Deutschland, August 2021, S. 33 f., https://www.wwf.de/fileadmin/fm-wwf/Publikationen-PDF/Landwirtschaft/WWF-Studie-Kulinarischer-Kompass-Wasser.pdf, Zugriff beide am 27.3.2022.

54. Ökologischer Landbau ist immer besser

1   Spiekermann, a. a. O., S. 511.

2   BÖLW, a. a. O.

3   FAO: »Food and agriculture data«, https://www.fao.org/faostat/en/, Zugriff am 17.1.2022.

4 Hirschfeld, J.: »Klimawirkungen der Landwirtschaft in Deutschland. Diskussionspapier des IÖW 66/06«, Studie im Auftrag von Foodwatch e. V., 2008.

5 Niggli, U.: *Alle satt? Ernährung sichern für 10 Milliarden Menschen.* Residenz, 2021, S. 133.

6 Ebenda.

55. Unsere Nutztiere fressen nur noch Soja

1 Bundesverband Rind und Schwein e. V.: Informationen zu Soja, o. D., https://www.dialog-rindundschwein.de/faktencheck/grafiken.html, Zugriff am 17.1.2022.

2 Bundesanstalt für Landwirtschaft und Ernährung: »Bericht zur Markt- und Versorgungslage Futtermittel 2020«, April 2020, https://www.ble.de/SharedDocs/Downloads/DE/BZL/Daten-Berichte/Futter/2020BerichtFuttermittel.pdf?__blob=publicationFile&v=3, Zugriff am 29.3.2022.

3 »Sojaimporte nach Deutschland. Antwort der Bundesregierung auf die Kleine Anfrage der Abgeordneten Steffi Lemke, Uwe Kekeritz, Harald Ebner, weiterer Abgeordneter und der Fraktion BÜNDNIS 90/DIE GRÜNEN – Drucksache 19/22377 –«, Drucksache 19/23345 vom 13.10.2020, https://dserver.bundestag.de/btd/19/233/1923345.pdf, Zugriff am 17.4.2022.

VII. LEBENSMITTELVERARBEITUNG

56. Erhitzte Milch enthält keine Nährstoffe mehr

1 Deutsche Forschungsanstalt für Lebensmittelchemie, a. a. O.

2 Anses (Agence nationale de sécurité sanitaire de l'alimentation, de l'environnement et du travail): »Étude des liens entre facteurs de croissance, consommation de lait et de produits laitiers et cancers.« Maisons-Alfort, April 2012, S. 33, https://www.anses.fr/fr/system/files/NUT2009 sa0261Ra.pdf, Zugriff am 29.3.2022.

57. Fermentation ist der neueste Trend

1 Shankman, S.: »Fermentation Goes Mainstream with Speciality Shops from LA to London«, https://table.skift.com/2018/05/17/fermentation-goes-mainstream-with-speciality-shops-from-la-to-london/, 17.5.2018, Zugriff am 22.5.2018.

2 Askew, K.: »›There is a mega-trend around fermentation‹: The rising star of fermented foods«, 4.5.2018, https://www.foodnavigator.com/Article/2018/05/04/There-is-a-mega-trend-around-fermentation-The-rising-star-of-fermented-foods, Zugriff am 30.3.2022.

3 Klabin, S., und J. Wiedemann: *Food & Drink Infographics. A Visual Guide to Culinary Pleasures.* Taschen, 2021, S. 35 ff.

58. Zusatzstoffe sind ungesund

1 McCann, A. W.: *Kultursiechtum und Säuretod. Vollernährung als Schicksalsfrage für die weiße Rasse.* Verlag für angewandte Lebenspflege, 1927.

2 Balzli, H.: *Kunst und Wissenschaft des Essens. Band 1–2.* Otto Reichl, 1930.

3 Lenzner, C.: *Gift in der Nahrung.* Dyk,1933.

4 Martin, H.-H.: »Glutamat: Wie riskant ist es wirklich?«, *UGB-Forum* 4, 2010, S. 192–195, https://www.ugb.de/lebensmittel-im-test/glutamat-wie-riskant-ist-es-wirklich/, Zugriff am 30.3.2022.

5 Deutsche Gesellschaft für Ernährung e. V. (Hrsg.): »13. DGE-Ernährungsbericht«, a. a. O., S. 242 f.

6 Österreichische Agentur für Gesundheit und Ernährungssicherheit GmbH (AGES): »Aufnahme von Lebensmittelzusatzstoffen in Österreich, Stufe 2«, 2014, S. 3, https://www.sozialministerium. at/dam/jcr:460fd230-6577-4f0c-a0bc-d418f26cfec5/Bericht_Absch%C3%A4tzung_Zusatzstoffe_Stufe_2_01.pdf, Zugriff am 30.3.2022.

7 Martin, a. a. O.

59. Konservierungsstoffe sind giftig

1   Lebensmittelverband Deutschland: »Liste der Zusatzstoffe und E-Nummern«, 2022, https://www.lebensmittelverband.de/de/lebensmittel/inhaltsstoffe/zusatzstoffe/liste-lebensmittelzusatzstoffe-e-nummern, Zugriff am 22.1.2022.

2   Spiekermann, a. a. O., S. 327, 575.

60. Weißmehl ist ungesund

1   Zentgraf, H.: »Weizen: Krankmacher oder Grundnahrungsmittel?«, *Ernährung im Fokus* 2, 2021, S. 83.

2   Deutsche Forschungsanstalt für Lebensmittelchemie, a. a. O.

3   Nguyen, H.: »Gute Typen«, *Öko-Test* 9, 2020, S. 30 ff.

4   Statista: »Volume of bread consumed per person per year in selected European countries in 2013 (in Kilograms)«, https://www.statista.com/statistics/454885/bread-consumption-volume-in-selected-european-countries/, Zugriff am 22.1.2022.

5   Ebenda.

6   Destatis: »Internationales. Lebenserwartung bei Geburt«, a. a. O.

61. Salz, Zucker und Fett sind unnötige Zutaten für Lebensmittel

1   Deutsche Gesellschaft für Ernährung e. V.: »Ausgewählte Fragen und Antworten zu Speisesalz«, o. D., https://www.dge.de/wissenschaft/faqs/salz/, Zugriff am 23.1.2022.

2   Deutsche Gesellschaft für Ernährung e. V.: »Empfehlung zur maximalen Zuckerzufuhr in Deutschland«, 20.12.2018, https://www.dge.de/presse/pm/empfehlung-zur-maximalen-zuckerzufuhr-in-deutschland/, Zugriff am 23.1.2022.

3   Max Rubner-Institut, a. a. O., S. 99 ff.

4   Lebensmittelverband Deutschland: »Funktion von Zucker, Fett und Salz in Lebensmitteln (Infografiken)«, 29.1.2020, https://www.lebensmittelverband.de/de/aktuell/20200129-funktionen-von-zucker-fett-salz-in-lebensmitteln, Zugriff am 23.1.2022.

5   Bundesministerium für Ernährung und Landwirtschaft: »Nationale Reduktions- und Innovationsstrategie: Weniger Zucker, Fette und Salz in Fertigprodukten«, 3.8.2021, https://www.bmel.de/DE/themen/ernaehrung/gesunde-ernaehrung/reduktionsstrategie/reduktionsstrategie-zucker-salz-fette.html, Zugriff am 30.3.2022.

62. Tiefkühlprodukte sind ungesund

1   Bundesanstalt für Landwirtschaft und Ernährung: »Verbrauch von Tiefkühlkost (2010–2020)«, Excel-Tabelle, https://www.bmel-statistik.de/ernaehrung-fischerei/tabellen-kapitel-d-und-hiv-des-statistischen-jahrbuchs, Zugriff am 30.3.2022.

2   Deutsches Tiefkühlinstitut e. V.: »Ergebnisbericht. Vergleich von Angebotsformen und Identifikation der Optimierungspotentiale für ausgewählte Tiefkühlprodukte«, 6.9.2012, https://www.tiefkuehlkost.de/tk-fuer-alle/nachhaltigkeit-qualitaet/studien/klimabilanz-studie/klimabilanz-ergebnisbericht. Dass.: »Frische genießen mit Tiefkühlkost«, 2007, https://www.tiefkuehlkost.de/tk-fuer-alle/aktuelles/broschueren/frische-broschuere, Zugriff beide am 30.3.2022. Deutsche Gesellschaft für Hauswirtschaft (Hrsg.): »Lebensmittelverarbeitung im Haushalt – Teil V (2021)«, 14.7.2021, S. 37 ff., https://www.dghev.de/fileadmin/user_upload/LMViH_Teil_V_2021.pdf, Zugriff am 17.4.2022.

3   Bundesanstalt für Landwirtschaft und Ernährung: »Verbrauch von Tiefkühlkost (2010–2020)«, a. a. O.

63. Verpackung von Lebensmitteln ist unnötig

1 Elhacham, E., et al.: »Global human-made mass exceeds all living biomass«, *Nature* 588, 2020, S. 442 ff. Bar-On et al., a. a. O.

2 »Nachhaltigkeit: Lebensmittelverpackung Glas – Vor- und Nachteile«, *Ernährungs Umschau*, 15.8.2017, https://www.ernaehrungs-umschau.de/print-news/15–08–2017-nachhaltigkeit-lebens mittelverpackung-glas-vor-und-nachteile/?type=98&cHash=6ce73194ce09f4d356a24e2a6a 3b5d72, Zugriff am 24.1.2022.

3 Ebenda.

4 »Packstoffe für Lebensmittel im Überblick«, *Österreich isst informiert*, 1.12.2021, https://www. oesterreich-isst-informiert.at/herstellung/packstoffe-fuer-lebensmittel-im-ueberblick/, Zugriff am 24.1.2022.

5 Verbraucherzentrale Bundesverband: »Aktive Verpackungen: längere Haltbarkeit bei Lebensmitteln«, 21.6.2021, https://www.verbraucherzentrale.de/wissen/lebensmittel/lebensmittelpro duktion/aktive-verpackungen-laengere-haltbarkeit-bei-lebensmitteln-7066, Zugriff am 24.1.2022.

VIII. LEBENSMITTELHANDEL

64. Der Handel wirft die meisten Lebensmittel weg

1 Bundesministerium für Ernährung, Landwirtschaft und Verbraucherschutz und Universität Stuttgart, Institut für Siedlungswasserbau, Wassergüte- und Abfallwirtschaft: »Ermittlung der weggeworfenen Lebensmittelmengen und Vorschläge zur Verminderung der Wegwerfrate bei Lebensmitteln in Deutschland«, März 2012, https://www.bmel.de/SharedDocs/Downloads/ DE/_Ernaehrung/Lebensmittelverschwendung/Studie_Lebensmittelabfaelle_Langfassung. pdf?__blob=publicationFile&v=3, Zugriff am 17.4.2022.

2 Energiebereitstellung aus erneuerbaren Energien (Grafik), Umweltbundesamt auf Basis AGEE-Stat, Stand 10/2021, https://www.umweltbundesamt.de/themen/klima-energie/erneuerbare-energien/erneuerbare-energien-in-zahlen, Zugriff am 1.4.2022.

3 Laganda, G.: »2021 is going to be a bad year for world hunger«, United Nations, Food Systems Summit 2021, https://www.un.org/en/food-systems-summit/news/2021-going-be-bad-year-world-hunger, Zugriff am 25.1.2022.

4 Schmidt et al.: *Wege zur Reduzierung von Lebensmittelabfällen*, a. a. O., S. 37, 39.

65. Der Kunde will Vielfalt im Angebot

1 Spiekermann, a. a. O., S. 665.

2 IFH Köln: »Handelsreport Lebensmittel. Fakten zum Lebensmitteleinzelhandel«, HDE Handelsverband Deutschland e. V., 2018, S. 19, 23 f., 29, https://einzelhandel.de/images/HDE-Publikationen/HDE_IFH_Handelsreport_Lebensmittel_2018.pdf, Zugriff am 1.4.2022.

3 Vgl. auch Schwartz, B.: *The Paradox of Choice. Why More Is Less.* Harper Perennial, 2005 (2004), S. 11, 20 (dt.: *Anleitung zur Unzufriedenheit. Warum weniger glücklicher macht.* Econ, 2004).

4 Statista: »Anzahl gekaufter Artikel pro Einkauf im Lebensmitteleinzelhandel in Deutschland in den Jahren 2008, 2014 und 2017«, https://de.statista.com/statistik/daten/studie/303179/ umfrage/gekaufte-artikel-pro-einkauf-im-lebensmitteleinzelhandel-in-deutschland/, Zugriff am 26.1.2022.

5 Neuscheler, T.: »Die Qual der Marmeladenwahl«, *Frankfurter Allgemeine Zeitung*, 14.4.2014, https://www.faz.net/aktuell/finanzen/meine-finanzen/2.2465/denkfehler-die-uns-geld-kosten-10-die-qual-der-marmeladenwahl-11717665.html, Zugriff am 1.4.2022.

6 Schwartz, a. a. O.

7 IFH Köln, a. a. O.

66. Discounter liefern schlechte Qualität

1 »Bayern–Besiktas: Erinnerungen an den ›Aldi‹-Skandal«, *Kicker*, 11.12.2017, https://www.kicker.de/bayern-besiktas_erinnerungen-an-den-aldi-skandal-712817/artikel, Zugriff am 28.1.2022.

2 Stiftung Warentest:»Marken nicht besser«, *test* 11, 2011, S. 24 ff.

3 Stiftung Warentest:»Preiswert hält mit«, *test* 8, 2018, S. 12 ff.

4 Deutsches Institut für Service-Qualität:»Studie: Lebensmittelmärkte 2020«, 10.10.2020, https://disq.de/2020/20201008-Lebensmittelmaerkte.html, Zugriff am 1.4.2022.

67. Lebensmittel in Deutschland sind zu billig

1 Eurostat:»Consumer price levels in the European Union, 2019«, o. D., https://ec.europa.eu/eurostat/cache/infographs/pricelevels/pricelevels_2019/, Zugriff am 2.4.2022. Eurostat:»Price level index for food and non-alcoholic beverages, 2019«, o. D., https://ec.europa.eu/eurostat/statistics-explained/index.php?title=File:Price_level_index_for_food_and_non-alcoholic_beverages,_2019_(EU-27%3D100).png&oldid=485668, Zugriff am 28.1.2022.

2 »Politik für eine nachhaltigere Ernährung«, Gutachten des Wissenschaftlichen Beirats für Agrarpolitik, Ernährung und gesundheitlichen Verbraucherschutz beim Bundesministerium für Ernährung und Landwirtschaft 2020, 21.8.2020, S. 458, https://www.bmel.de/SharedDocs/Downloads/DE/_Ministerium/Beiraete/agrarpolitik/wbae-gutachten-nachhaltige-ernaehrung.html, Zugriff am 2.4.2022.

3 Gaugler, T.:»Die wahren Kosten von Lebensmitteln«, Universität Augsburg https://www.uni-augsburg.de/de/campusleben/neuigkeiten/2020/09/04/2735/, Zugriff am 29.1.2022.

68. Wir geben zu wenig Geld für Lebensmittel aus

1 Eurostat:»Final consumption expenditure of households by consumption purpose (COICOP 3 digit) [NAMA_10_CO3_P3__custom_271244]«, 19.1.2022, https://appsso.eurostat.ec.europa.eu/nui/show.do?dataset=nama_10_co3_p3&lang=en, Zugriff am 17.4.2022.

2 Ebenda.

3 Eurostat:»Adjusted gross disposable income of households per capita«, https://ec.europa.eu/eurostat/databrowser/view/sdg_10_20/default/table?lang, Zugriff am 1.5.2022.

4 Eurostat:»Final consumption …«, a. a. O.

5 Eurostat:»Price level index for food …«, a. a. O.

69. Wir kaufen meistens gezielt ein

1 Ideenschupser:»Wie Marketing unseren Einkauf beeinflusst«, https://www.ideenschupser.de/agenturblog/77-wie-marketing-unseren-einkauf-beeinflusst, Zugriff am 30.1.2022.

2 GfK:»Aktuelle Studie der GfK: 70% aller Kaufentscheidungen fallen am POS«, *AdSolution*, 10.5.2011, https://www.adsolution.net/newsblog/gfk-kaufentscheidungen-pos/, Zugriff am 30.1.2022.

3 Ebenda.

4 Wilhelm, S.:»Eingekauft wird einmal die Woche«, *e-tailment*, 20.10.2015, https://etailment.de/news/stories/Eingekauft-wird-einmal-die-Woche-16417, Zugriff am 30.1.2022.

5 Ideenschupser, a. a. O.

6 Gesellschaft für Konsumforschung:»Sortimente für den ›budgetierenden Romantiker‹«, *Consumer Index Total Grocery 09*, 2021, S. 3 ff., https://www.gfk.com/hubfs/cms-pdfs/fileadmin/user_upload/dyna_content/de/documents/news/consumer_index/CI_09_2021.pdf, Zugriff am 2.4.2022.

IX. LEBENSMITTEL

70. Wo »regional« draufsteht, ist auch »regional« drin

1 Nöhle, U. (Hrsg.): *Food Fraud. Lebensmittelbetrug in Zeiten der Globalisierung.* Behr's, 2016, S. 94, 104.

2 »Auf der Spur der Lebensmittelmafia«, *Focus* 3, 2022, S. 79 ff. Nöhle, a. a. O.

3 Bundeszentrum für Ernährung: »Regional einkaufen«, 2022, https://www.bzfe.de/nachhaltiger-konsum/orientierung-beim-einkauf/regional-einkaufen/, Zugriff am 17.4.2022.

71. Wein verlängert das Leben

1 FAO: »Food Balances (2010-)« (tierischer Proteinanteil in der deutschen Ernährung), a. a. O.

2 Kröger, K.: »Lebenserwartung: Der Mythos vom Rotwein«, *Deutsches Ärzteblatt* 100 (42), 2003, A-2706 / B-2260 / C-2120, https://www.aerzteblatt.de/archiv/38885/Lebenserwartung-Der-Mythos-vom-Rotwein, Zugriff am 31.1.2022.

3 Li, K., et al.: »Lifestyle risk factors and residual life expectancy at age 40: A German cohort study«, *BMC Medicine* 12 (59), 2014, S. 59.

72. Böses Gemüse wegen Lektinen

1 Rieber, D.: »Lektine: Warum jetzt alle Angst vor Tomaten und Vollkorn haben«, *La Vita Magazin*, 2022, https://www.lavita-magazin.de/lektine, Zugriff am 1.2.2022.

2 »The Nutrition Source: Lectins«, Harvard T. H. Chan, o. D., https://www.hsph.harvard.edu/nutritionsource/anti-nutrients/lectins/, Zugriff am 1.2.2022.

3 Rieber, D.: »Lektine: Warum jetzt alle Angst vor Tomaten und Vollkorn haben«, *La Vita Magazin*, 2022, https://www.lavita-magazin.de/lektine, Zugriff am 1.2.2022.

4 Destatis: »Internationales. Lebenserwartung bei Geburt«, a. a. O. FAO: »Food Balances (2010-)« (tierischer Proteinanteil in der deutschen Ernährung), a. a. O.

73. Eier erhöhen den Cholesterinspiegel

1 »Seven Countries Study«, a. a. O.

2 Deutsche Gesellschaft für Ernährung e. V.: »Auch zu Ostern: Eier ab und zu genießen«, 17.4.2019, https://www.dge.de/nachrichten/detail/auch-zu-ostern-eier-ab-und-zu-geniessen/, Zugriff am 4.2.2022.

3 Entwicklung der Todesfälle durch ischämische Herzkrankheit und andere Herzkrankheiten, Gesundheitsberichterstattung des Bundes, 2011, https://www.gbe-bund.de/gbe/pkg_olap_tables. prc_set_svg?p_uid=gast&p_aid=81332110&p_sprache=D&p_help=2&p_indnr=8&p_indsp=&p_ansnr=10546840&p_version=4&p_svg=2#SVG, Zugriff am 4.2.2022.

4 Ruidavets, J.-B., et al.: »Repositioning of the global epicentre of non-optimal cholesterol«, *Nature* 582, 2020, S. 73–77. Kerschner, B.: »Cholesterin: fünf Eier pro Woche unbedenklich«, medizin transparent, Cochrane Österreich, 19.3.2018, https://www.medizin-transparent.at/cholesterin-eier/, Zugriff am 4.2.2022.

74. Fleisch ist krebserregend

1 WHO: »Cancer: Carcinogenicity of the consumption of red meat and processed meat«, 26.10.2015, https://www.who.int/news-room/questions-and-answers/item/cancer-carcinogenicity-of-the-consumption-of-red-meat-and-processed-meat, Zugriff am 4.2.2022. WHO: »IARC Monographs on the identification of carcinogenic hazards to humans«, https://monographs.iarc.who.int/agents-classified-by-the-iarc/, Update am 7.3.2022, Zugriff am 3.4.2022.

2 WHO: »IARC Monographs on the identification of carcinogenic hazards to humans«, a. a. O.

3 World Cancer Research Fund/American Institute for Cancer Research: »Colorectal cancer statistics«, o. D., https://www.wcrf.org/dietandcancer/colorectal-cancer-statistics/, Zugriff am 5.2.2022.

4   Robert Koch-Institut: statistische Angaben des Zentrums für Krebsregisterdaten, o. D., https://www.krebsdaten.de/Krebs/DE/Datenbankabfrage, Zugriff am 4.2.2022.

5   Robert Koch-Institut: statistische Angaben des Zentrums für Krebsregisterdaten, o. D., https://www.krebsdaten.de/Krebs/DE/Datenbankabfrage, Zugriff am 4.2.2022. Bundesanstalt für Landwirtschaft und Ernährung: »Versorgungsbilanz Fleisch 2021: Pro-Kopf-Verzehr sinkt auf 55 Kilogramm«, 30.3.2022, https://www.ble.de/SharedDocs/Pressemitteilungen/DE/2022/220330_Versorgungsbilanz-Fleisch.html, Zugriff am 23.4.2022.

75. Kaffee ist ungesund

1   DGE: »Bei großer Hitze: Ausreichend Flüssigkeit für Senioren«, Presseinformation vom 30.6.2015, https://www.dge.de/presse/pm/bei-grosser-hitze-ausreichend-fluessigkeit-fuer-senioren/, Zugriff am 3.4.2022.

2   Poole et al., a. a. O.

3   Ebenda.

76. Milch ist krebserregend

1   Zentrum für Krebsregisterdaten: »Krebsarten«, 29.11.2021, https://www.krebsdaten.de/Krebs/DE/Content/Krebsarten/krebsarten_node.html, Zugriff am 23.4.2022.

2   Deutsche Gesellschaft für Ernährung e. V. (DGE): »13. DGE-Ernährungsbericht«, 6.4.2016, https://www.dge.de/wissenschaft/ernaehrungsberichte/13-dge-ernaehrungsbericht/?L=0, Zugriff am 18.4.2022.

3   Max Rubner-Institut: »Ernährungsphysiologische Bewertung von Milch und Milchprodukten und ihren Inhaltsstoffen«, 2014, https://www.mri.bund.de/fileadmin/MRI/News/Dateien/Ern%C3%A4hrungsphysiolog-Bewertung-Milch-Milchprodukte.pdf, Zugriff am 18.4.2022.

4   Ebenda, S. 40.

5   Destatis: »Internationales. Lebenserwartung bei Geburt«, a. a. O. FAO: »Food Balances (2010-)« (tierischer Proteinanteil in der deutschen Ernährung), a. a. O.

6   Deutsche Forschungsanstalt für Lebensmittelchemie, a. a. O. Deutsche Gesellschaft für Ernährung: »Referenzwerte für die Nährstoffzufuhr«, 2022, https://www.dge.de/wissenschaft/referenzwerte/?L=0, Zugriff am 23.4.2022.

77. Nüsse schützen vor Herzerkrankungen

1   Kerschner, B.: »Mediterrane Diät: gut fürs Herz«, medizin transparent, Cochrane Österreich, 25.9.2018, https://www.medizin-transparent.at/mediterrane-kost-fur-ein-gesundes-herz/, Zugriff am 6.2.2022.

2   Estruch, R., et al.: »Primary Prevention of Cardiovascular Disease with a Mediterranean Diet Supplemented with Extra-Virgin Olive Oil or Nuts«, The New England Journal of Medicine 378, 2018, https://www.nejm.org/doi/full/10.1056/nejmoa1800389, Zugriff am 2.4.2022. Schwing-shackl, L., et al.: »Food Groups and Risk of Hypertension: A Systematic Review and Dose-Response Meta-Analysis of Prospective Studies«, Advances in Nutrition 8 (6), 2017, S. 793–803. Bechthold, A., et al.: »Food groups and risk of coronary heart disease, stroke and heart failure: A systematic review and dose-response meta-analysis of prospective studies«, Critical Reviews in Food Science and Nutrition 59 (7), 2019, S. 1071–1090.

3   Statista: »Pro-Kopf-Konsum von Nüssen und Schalenobst in Deutschland in den Jahren 2010/11 bis 2020/21 (in Kilogramm)«, https://de.statista.com/statistik/daten/studie/1090182/umfrage/pro-kopf-konsum-von-nuessen-und-schalenobst-in-deutschland/, Zugriff am 6.1.2022. Statistisches Bundesamt (RKI und Destatis): »Todesursachenstatistik«, 31.3.2021, https://www.gbe-bund.de/stichworte/Todesursachenstatistik.html, Zugriff am 18.4.2022.

4   Schwingshackl, L., et al.: »Food groups and risk of all-cause mortality: A systematic review and

meta-analysis of prospective studies«, *The American Journal of Clinical Nutrition* 105 (6), 2017, S. 1462–1473.

5 Statista: »Pro-Kopf-Konsum von Nüssen und Schalenobst in Deutschland in den Jahren 2010/11 bis 2020/21 (in Kilogramm)«, 6.12.2021, https://de.statista.com/statistik/daten/studie/1090182/umfrage/pro-kopf-konsum-von-nuessen-und-schalenobst-in-deutschland/, Zugriff am 18.4.2022.

6 Martin, N., et al.: »Eating nuts to prevent cardiovascular disease (Review)«, Cochrane Library, 28.9.2015, https://www.journalslibrary.nihr.ac.uk/downloads/other-nihr-research/cochrane-programme-grants/Nut-consumption-for-the-primary-prevention-of-cardiovascular-diseases.pdf, Zugriff am 3.4.2022. The World Bank: »Life expectancy at birth, total (years)«, a. a. O. FAO: »Food Balances (2010-)« (tierischer Proteinanteil in der deutschen Ernährung), a. a. O.

78. Weizen macht dick und dumm

1 »IQ compared by countries«, o. D., https://www.worlddata.info/iq-by-country.php. »Countries by IQ – Average IQ by Country 2022«, 2022, https://worldpopulationreview.com/country-rankings/average-iq-by-country, Zugriff beide am 18.4.2022.

2 Ebenda. FAO: »Food Balances (2010-)« (tierischer Proteinanteil in der deutschen Ernährung), a. a. O.

3 Daten zu Alzheimer und Demenz 2016, GBD Results Tool, http://ghdx.healthdata.org/gbd-results-tool, Zugriff am 6.2.2022. FAO: »Food Balances (2010-)« (tierischer Proteinanteil in der deutschen Ernährung), a. a. O.

4 The World Bank: »Life expectancy at birth, total (years)«, a. a. O.

5 FAO: »Food Balances (2010-)« (tierischer Proteinanteil in der deutschen Ernährung), a. a. O.

X. NAHRUNGSERGÄNZUNGSMITTEL

79. Basenpulver hilft gegen Zivilisationskrankheiten

1 Spiekermann, a. a. O.

2 Balzli, a. a. O.

3 Young, R. O.: *Die pH-Formel*, Goldmann, 2003.

4 Viswanathan, S.: »Warning Letter to Robert O. Young«, US Federal Trade Commission, 22.9.2020, https://www.ftc.gov/system/files/warning-letters/ftc-covid-19-letter-robert_o_young.pdf, Zugriff am 6.2.2022. Tatro, S.: »›pH Miracle‹ Author Robert O. Young Sentenced«, 29.6.2017, https://www.nbcsandiego.com/news/local/ph-miracle-author-robert-o-young-sentence-d/19346/, Zugriff am 3.4.2022. Figueroa, T.: »pH Miracle author Robert Young ordered to pay cancer patient \$US105 million«, *Financial Review*, 5.11.2018, https://www.afr.com/world/north-america/ph-miracle-author-robert-young-ordered-to-pay-cancer-patient-us105-million-20181105-h17i9u, Zugriff am 6.2.2022.

5 GI Society: »Four Myths About Food and Nutrition«, Canadian Society of Intestinal Research, o. D., https://badgut.org/information-centre/health-nutrition/4-myths-food-nutrition/, Zugriff am 6.2.2022.

6 Kerschner, B.: »Basenfasten – die Kur für Ihre Geldbörse«, medizin transparent, Cochrane Österreich, 15.6.2016, https://www.medizin-transparent.at/basenfasten-die-kur-fur-ihre-geldborse/, Zugriff am 3.4.2022.

80. B-Vitamine sind gut gegen Demenz

1 Malouf, R., und J. G. Evans: »Folic acid with or without vitamin B12 for the prevention and treatment of healthy elderly and demented people«, *Cochrane Database of Systematic Reviews* 4, 2008, https://pubmed.ncbi.nlm.nih.gov/18843658/. Dies.: »The effect of Vitamin B6 on cognition«, *Cochrane Database of Systematic Reviews* 4, 2003, https://pubmed.ncbi.nlm.nih.gov/14584010/, Zugriff beide am 3.4.2022.

2 McCleery, J., et al.: »Vitamin- und Mineralstoffsupplemente zur Vorbeugung von Demenz oder zur Verzögerung des kognitiven Abbaus bei Menschen mit leichter kognitiver Beeinträchtigung«, Cochrane Library, 1.11.2018, https://www.cochranelibrary.com/cdsr/doi/10.1002/14651858.CD011905.pub2/full/de, Zugriff am 3.4.2022.

3 Burckhardt, M., et al.: »Omega-3 fatty acids for the treatment of dementia«, Cochrane Library, 11.4.2016, https://www.ncbi.nlm.nih.gov/pmc/articles/PMC7117565/, Zugriff am 3.4.2022.

4 Birks, J., und J. G. Evans: »Ginkgo biloba for cognitive impairment and dementia«, *Cochrane Database of Systematic Reviews* 2, 2007, https://pubmed.ncbi.nlm.nih.gov/17443523/, Zugriff am 3.4.2022.

5 Chan, E. S. Y.: »Traditional Chinese herbal medicine for vascular dementia«, Cochrane Library, 6.12.2018, https://pmclegacy.ncbi.nlm.nih.gov/pmc/articles/PMC6516869/, Zugriff am 3.4.2022.

81. Eiweißpulver lässt die Muskeln wachsen

1 Bundeszentrum für Ernährung: »Proteintrend bei Lebensmitteln. Wie sinnvoll ist die Extraportion Eiweiß?«, 2022, https://www.bzfe.de/lebensmittel/trendlebensmittel/proteintrend-bei-lebensmitteln/, Zugriff am 8.2.2022.

2 Ebenda.

3 Ebenda.

4 Moch, K.-J.: »Proteinsubstitution?«, Vortrag bei *Sporternährung Kompakt*, München, 5.6.2014.

5 Milne, A. C., et al.: »Protein and energy supplementation in elderly people at risk from malnutrition«, *Cochrane Database of Systematic Reviews* 2, 2009, https://pubmed.ncbi.nlm.nih.gov/19370584/, Zugriff am 3.4.2022.

6 Moch, a. a. O.

7 Stiftung Warentest: »Eiweißreiche Lebensmittel im Check. Unnötig und teils kalorienreicher«, 4.2.2020, https://www.test.de/Eiweissreiche-Lebensmittel-im-Check-Unnoetig-und-teils-kalorienreicher-5568165-0/, Zugriff am 3.4.2022.

82. Omega-3-Kapseln schützen vor Herzinfarkt

1 Scrinis, a. a. O., S. 259 f.

2 Abdelhamid, A. S., et al.: »Omega-3 fatty acids for the primary and secondary prevention of cardiovascular disease«, *Cochrane Database of Systematic Reviews* 3 (7), 2018, https://pubmed.ncbi.nlm.nih.gov/30019766/, Zugriff am 4.4.2022.

3 Stiftung Warentest: »Kein Grund für Kapseln«, *test* 6, 2020, S. 86.

83. Pflanzenextrakte steigern die Gesundheit

1 Lebensmittelverband Deutschland: »Botanicals: 10 Pflanzen, die eine gesunde Ernährung ergänzen können. Pflanzenextrakte in Nahrungsergänzungsmitteln«, 29.5.2019, https://www.lebensmittelverband.de/de/aktuell/20190529-botanicals-diese-10-pflanzen-koennen-eine-gesunde-ernaehrung-ergaenzen, Zugriff am 10.2.2022.

2 Vgl. zum Beispiel Hinneburg, I.: »Gesünder mit LaVita?«, medizin transparent, Cochrane Österreich, https://www.medizin-transparent.at/lavita/. Verbraucherzentrale Bundesverband: »Wieder Ärger mit LaVita: Homepage vermittelt falschen Eindruck über natürliche Zutaten«, Lebensmittel Klarheit, Portal für mehr Durchblick, 22.4.2021, https://www.lebensmittelklarheit.de/news/wieder-aerger-mit-lavita-homepage-vermittelt-falschen-eindruck-ueber-natuerliche-zutaten, Zugriff beide am 10.2.2022.

3 Verbraucherzentrale Bundesverband: »Sind Gemüse- und Obstextrakte wirklich so gesund?«, 9.8.2021, https://www.verbraucherzentrale.de/wissen/lebensmittel/nahrungsergaenzungsmittel/sind-gemuese-und-obstextrakte-wirklich-so-gesund-13388. Niedersächsisches Landesamt für Verbraucherschutz und Lebensmittelsicherheit: »Nahrungsergänzungsmittel mit Pflanzen und

Pflanzenextrakten. Gesundheit ohne Risiko?«, o. D., https://www.laves.niedersachsen.de/startseite/lebensmittel/lebensmittelgruppen/nahrungsergaenzungsmittel/pflanzen-und-pflanzenextrakte-151084.html, Zugriff beide am 10.2.2022.

84. Q10 sorgt für schöne Haut und mehr

1   Kerschner, B.: »Coenzym Q10 – das Möchtegern-Wundermittel«, medizin transparent, Cochrane Österreich, 14.3.2012, https://www.medizin-transparent.at/coenzym-q10-das-mochtegern-wundermittel/, Zugriff am 10.2.2022.

2   Flowers, N., et al.: »Co-enzyme Q10 supplementation for the primary prevention of cardio-vascular disease«, Cochrane Library, 4.12.2014, https://www.cochranelibrary.com/cdsr/doi/10.1002/14651858.CD010405/references. Ho, M. J., et al.: »Blood pressure lowering efficacy of coenzyme Q10 for primary hypertension«, Cochrane Database of Systematic Reviews 3, 2016, https://pubmed.ncbi.nlm.nih.gov/26935713/, Zugriff beide am 4.4.2022.

85. Vitamin B₁₂ hilft gegen Stress

1   Verbraucherzentrale Bundesverband: »Werbeprospekte für Dr. Hittich Super Vitamin B₁₂«, Lebensmittel Klarheit, Portal für mehr Durchblick, 9.2.2017, https://www.lebensmittelklarheit.de/produktmeldungen/werbeprospekte-fuer-dr-hittich-super-vitamin-b12, Zugriff am 11.2.2022.

2   Lebensmittelverband Deutschland: »Infografik: Bewusster Umgang mit Nahrungsergänzungs-mitteln. Studienergebnisse auf einen Blick«, 2022, https://www.lebensmittelverband.de/de/lebensmittel/nahrungsergaenzungsmittel/20151110-studie-bewusster-umgang-verwendung-nahrungsergaenzungsmittel/infografik-studie-nahrungsergaenzungsmittel, Zugriff am 11.2.2022.

3   Max Rubner-Institut – Bundesforschungsinstitut für Ernährung und Lebensmittel (Hrsg.): »Nationale Verzehrsstudie II«, a. a. O., S. 123 f.

86. Vitamin C ist ein Mangelvitamin

1   Lebensmittelverband Deutschland: »Infografik: Bewusster Umgang mit Nahrungsergänzungs-mitteln«, a. a. O.

2   Spiekermann, a. a. O., S. 43 f., 80 f., 398 ff., 593.

3   Pauling, L.: Das Vitamin Programm – Topfit bis ins hohe Alter. Goldmann, 1992.

4   Hemilä, H., und E. Chalker: »Vitamin C for preventing and treating the common cold«, Cochrane Database of Systematic Reviews 1, 2013, https://pubmed.ncbi.nlm.nih.gov/23440782/, Zugriff am 4.4.2022.

5   Al-Khudairy, L., et al.: »Vitamin C supplementation for the primary prevention of cardiovascular disease«, Cochrane Database of Systematic Reviews 3 (3), 2017, https://pubmed.ncbi.nlm.nih.gov/28301692/, Zugriff am 4.4.2022.

6   Schwingshackl, L., et al.: »Dietary Supplements and Risk of Cause-Specific Death, Cardiovascular Disease, and Cancer: A Systematic Review and Meta-Analysis of Primary Prevention Trials«, Advances in Nutrition 8 (1), 2017, S. 27–39.

7   Max Rubner-Institut – Bundesforschungsinstitut für Ernährung und Lebensmittel (Hrsg.): »Nationale Verzehrsstudie II«, a. a. O., S. 125 f.

87. Zusätzliches Vitamin D stärkt Knochen und Gesundheit

1   Bouillon, R., et al.: »The health effects of vitamin D supplementation: Evidence from human studies«, Nature Reviews Endocrinology 18 (2), 2022, S. 96–110. Bjelakovic, G., et al.: »Vitamin D-Nahrungsergänzungsmittel zur Prävention der Sterblichkeit bei Erwachsenen«, Cochrane Library, 10.1.2014, https://www.cochrane.org/de/CD007470/ENDOC_vitamin-d-nahrungsergaenzungsmittel-zur-pravention-der-sterblichkeit-bei-erwachsenen. Rabenberg, M., et al.: »Vitamin D status among adults in Germany – results from the German Health Interview

and Examination Survey for Adults (DEGS1)«, *BMC Public Health*, 11.7.2015, S. 641, https://bmcpublichealth.biomedcentral.com/articles/10.1186/s12889-015-2016-7, Zugriff beide am 4.4.2022.

2   Straube, S., et al.: »Vitamin D zur Behandlung von chronischen Schmerzerkrankungen bei Erwachsenen«, Cochrane Library, 6.5.2015, https://www.cochranelibrary.com/cdsr/doi/10.1002/14651858.CD007771.pub3/epdf/full. Stroehlein, J. K., et al.: »Vitamin D supplementation for the treatment of COVID-19: A living systematic review, *Cochrane Database of Systematic Reviews* 5 (5), 2021, https://pubmed.ncbi.nlm.nih.gov/34029377/, Zugriff beide am 4.4.2022.

3   Amrein, K., et al.: »Vitamin D deficiency 2.0: An update on the current status worldwide«, *European Journal of Clinical Nutrition* 74 (11), 2020, S. 1498–1513.

4   Max Rubner-Institut – Bundesforschungsinstitut für Ernährung und Lebensmittel (Hrsg.): »Nationale Verzehrsstudie II«, a. a. O., S. 109 f., 145 f.

5   International Osteoporosis Foundation (IOF): ohne Titel (Landkarte weltweites Knochenbruchrisiko), a. a. O. Dies.: ohne Titel (Landkarte weltweiter Vitamin-D-Status), a. a. O. Avenell, A., et al.: »Vitamin D und verwandte Vitamin-D-Verbindungen zur Vorbeugung von Frakturen bei Osteoporose bei älteren Menschen«, Cochrane Library, 14.4.2014, https://www.cochrane.org/de/CD000227/MUSKINJ_vitamin-d-und-verwandten-vitamin-d-verbindungen-zur-vorbeugung-von-frakturen-bei-osteoporose-bei, Zugriff am 4.4.2022.

6   »Lieber in die Sonne«, *Öko-Test* 12, 2018, S. 44 ff. »Das Märchen vom Mangel«, *Öko-Test* 12, 2018, S. 50 ff.

88. Wir brauchen Magnesium gegen Wadenkrämpfe

1   Lebensmittelverband Deutschland: »Infografik: Bewusster Umgang mit Nahrungsergänzungsmitteln«, a. a. O.

2   Max Rubner-Institut – Bundesforschungsinstitut für Ernährung und Lebensmittel (Hrsg.): »Nationale Verzehrsstudie II«, a. a. O., S. 133 f., 155 f.

3   Garrison, S. R., et al.: »Magnesium for skeletal muscle cramps«, *Cochrane Database of Systematic Reviews* 9 (9), 2020, https://pubmed.ncbi.nlm.nih.gov/32956536/. Dickinson, H. O., et al.: »Magnesium supplementation for the management of primary hypertension in adults«, *Cochrane Database of Systematic Reviews* 3, 2006, https://pubmed.ncbi.nlm.nih.gov/16856052/, Zugriff beide am 4.4.2022.

ÜBER DEN AUTOR

Der Ernährungswissenschaftler Dr. Malte Rubach hat nach Stationen in Gießen, San Diego und Madison im Bereich der Kaffee-Forschung an der Technischen Universität München promoviert. Er ist ein gefragter Experte, wenn es rund um die Themen Lebensmittel, Ernährung, Nachhaltigkeit und Innovation geht. Seine Arbeiten wurden in internationalen Fachzeitschriften und Fachbüchern veröffentlicht sowie in Publikumsmedien wie der *New York Times* und der *Folha de S. Paulo*. Als Gastwissenschaftler an der Technischen Universität München lehrt Dr. Rubach außerdem in der »Angewandten Biochemie und Ernährungslehre« für Lebensmittelchemiker, und er ist aktiv im Mentoring-Programm der Ludwig-Maximilians-Universität München.

In seinen Büchern ist es ihm eine Herzensangelegenheit, über Ernährungs-Mythen neutral und objektiv aufzuklären.